ZHECHAN

DAODI YAOCAI BAOHU HE FAZHAN DUICE

浙产道地药材
保护和发展对策

何伯伟　主编

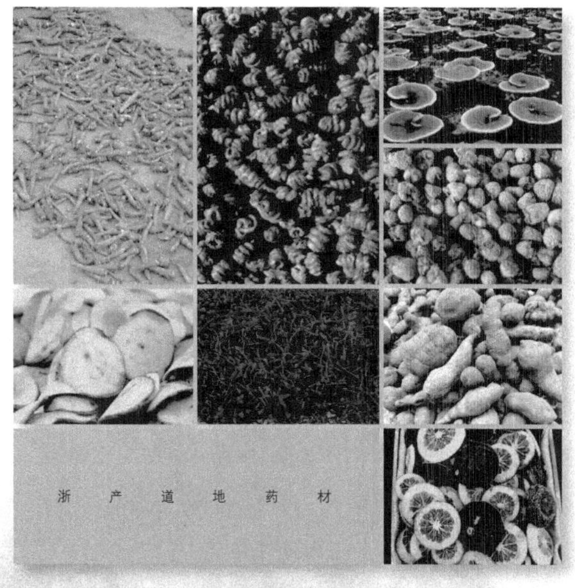

中国农业科学技术出版社

图书在版编目(CIP)数据

浙产道地药材保护和发展对策 / 何伯伟主编 .-- 北京：中国农业科学技术出版社，2019.3

ISBN 978-7-5116-4068-0

Ⅰ. ①浙… Ⅱ. ①何… Ⅲ. ①中药材－质量管理－浙江 Ⅳ. ① R282

中国版本图书馆 CIP 数据核字(2019)第037739号

责任编辑 闫庆健 王思文
文字加工 李功伟
责任校对 李向荣

出 版 者 中国农业科学技术出版社
北京市中关村南大街12号 邮编：100081
电 话 (010)82106632(编辑室) (010)82109704(发行部)
(010)82109703(读者服务部)
传 真 (010)82106625
网 址 http://www.castp.cn
经 销 者 各地新华书店
印 刷 者 北京建宏印刷有限公司
开 本 787mm×1 092mm 1/16
印 张 16.75
字 数 300千字
版 次 2019年3月第1版 2019年3月第2次印刷
定 价 58.00元

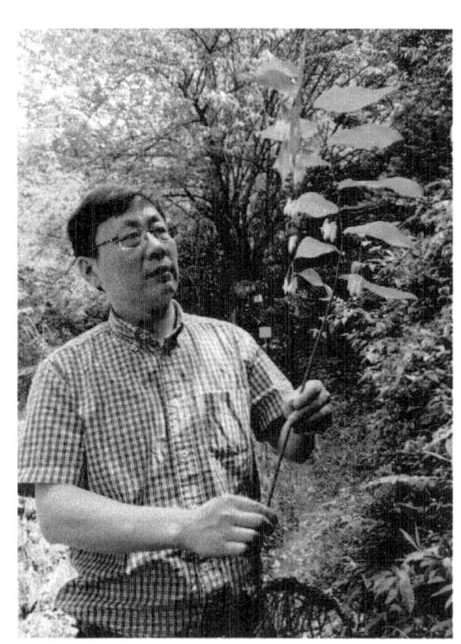

主编简介

何伯伟　研究员。浙江省农业农村厅中药材领域首席专家、浙江省农业产业技术创新与推广服务团队中药材首席专家、浙江省中药材产业协会副会长、中药材基地共建共享联盟浙江省联络站主任等。从事中药材等经济作物生产管理和技术推广工作26年。组织编制浙江省中药材产业发展规划和实施（方案）意见，撰写浙江省中药材、食药用菌等产业发展报告，主编《浙江中药材》《浙南山区大型真菌》《白术标准化生产技术与加工应用》等专著10多部；发表"浙江省中药材产业转型升级措施的探讨""浙南山区药用真菌资源调查及主要功效评价"等论文20多篇；主持和参加制定《铁皮石斛生产技术规程》等地方标准、团体标准20个，获发明专利5项，主导制定的《铁皮石斛生产技术规程》系列标准项目荣获2018年首届浙江省标准创新优秀贡献奖；主持组织完成"'浙八味'良种选育及规范化基地建设与示范""铁皮石斛新品种选育、快繁及产业化研究"等省重大科研推广项目10多项，成果获省科学技术奖二等奖2项、三等奖6项。获国家科学技术部"中药现代化科技产业基地建设十周年先进个人"、浙江省农业科技成果转化推广奖、中国民族医药学会"科普贡献奖"等荣誉称号，主编的《浙南山区大型真菌》入选国家第四届"三个一百"原创图书出版工程（科学技术类）并获二十二届浙江树人出版奖等。

编辑委员会

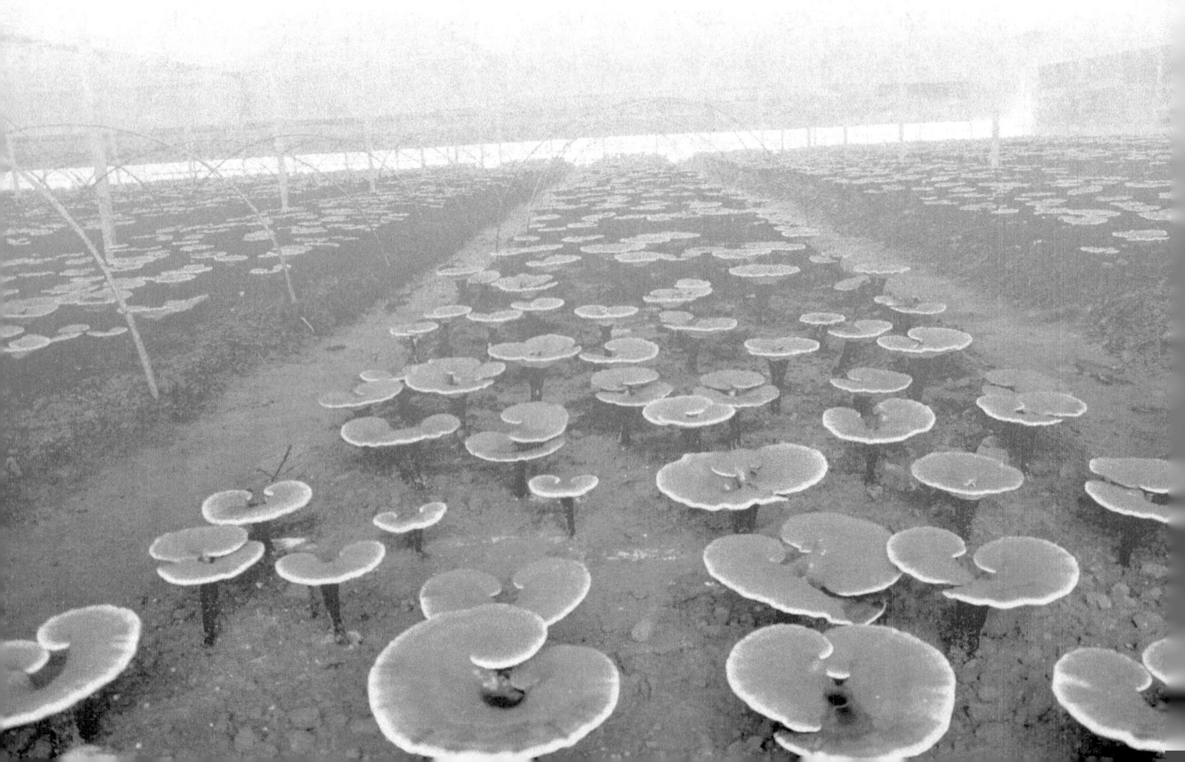

前言

2017年7月1日开始施行的《中华人民共和国中医药法》明确提出要保护与发展道地中药材。“道地中药材”是指经过中医临床长期应用优选出来的，产在特定地域，与其他地区所产同种中药材相比，品质和疗效更好，且质量稳定，具有较高知名度的中药材。浙江省历来重视和保护发展道地中药材，制定实施了《浙江省中药材保护和发展规划（2015—2020）》、《浙江省现代农业发展“十三五”规划 中药材子规划》、《浙江省中药材产业提升发展三年行动计划（2015—2017）》等规划和计划。近年来，全省各地积极出台关于扶持中药材产业发展的政策措施，组建了全省中药材产业技术服务团队，联合开展全产业链科技协作攻关，在中药材资源调查保护和开发利用、推进华东药用植物园创建、提升产地精深加工技术、推广应用生产全过程质量安全管控技术、创新“互联网＋道地药材”新型产销模式等方面取得明显成效。同时申请保护了一批“浙产好药”国家地理标志登记保护产品，创建了一批浙江省道地优质中药材示范基地，培育了一批中药材产业县（乡）和特色强镇；通过连续举办中国·磐安中药材博览会和中国千岛湖中药材交易博览会等，积极宣传浙产药材健康养生和中医药文化，大力开展中医药“一带一路”建设等，大力推进“道地优质中药材全产业链发展新模式”创建，提升了全省中药材整体质量安全水平和产业综合竞争力，引导了中药材产业有序、有效、安全发展。中药材已成为高效生态农业强省建设最具亮点的特色优势产业之一，有力促进了山区农民增收和当地经济发展，也为浙江省打造中医药强省和健康服务大省提供了优质资源保障。

《浙产道地药材保护和发展对策》一书主要包括了产业发展现状及中药材特色强镇建设、主产区工作举措及经验、浙药好药介绍及浙江省中药材发展大事记等，可供各地学习参考。

本书编写过程中得到了浙江省农业农村厅领导和省中药材产业技术团队专家的指导和帮助，同时得到浙江省2018年度重点研发计划项目——“浙产特色药材质量安全控制技术研究与示范”（2018C02034）资助，在此一并表示感谢！

共创共享『浙产好药』品牌行动倡议

中医药是中华民族的瑰宝，中药材是中医药事业发展的基础，当前中医药健康产业正面临前所未有的机遇和挑战。

为紧跟大健康产业发展新形势，构筑大平台，发挥新优势，2018年11月16日，浙江省政府批准成立了浙江省中医药健康产业集团，全力推动全省中医药健康产业振兴发展。

为更加明确全省中医药产业发展新定位、新作为，加强合作创新，浙江省药学会、浙江省中药材产业协会、浙江省中医药健康产业集团有限公司联合在杭州举办了“浙江省中医药健康产业发展座谈会”。参加会议的有省级行业管理部门、浙江省中药饮片协会、浙江省中医药学会、浙江省医学会、浙江省医药行业协会、浙江省健康服务业促进会、浙江中医药大学等单位，涵盖了中药农业、中药工业、中药流通、中医保健、健康服务等中医药领域及相关社会团体。

会议达成了充分利用全省涉及中医药领域的学会和协会的科技与人才资源、聚集各方力量、组成协同创新联盟形成合力推动浙江省中医药产业发展的共识。会议提出：在全省中医药行业积极开展共创共享“浙产好药”品牌行动，努力拓展大中药产业协调发展的新格局，提升服务健康浙江建设、服务产业振兴发展的新水平，努力推进浙江省中医药健康产业做大做强。

共创共享“浙产好药”品牌行动倡议如下：

1.大力推进“浙产好药”全产业链标准化生产

以新老“浙八味”等道地药材为重点，加强全产业链技术协同创新和共享互通，研究制定“浙产好药”的浙江制造团体标准（浙江省的创新标准）、行业标准和国际标准，构建“浙产好药”质量标准体系，以标准引领产业发展，提升全行业标准化水平。

2.积极创建一批“道地药园”，树立“浙产好药”样板

大力推广道地药材良种、生态绿色生产技术、产品精深加工技术、全过程质量管控制度等，推进中药材新GAP实施，达到“三无一全”（无硫加工、无黄曲霉毒素、无高毒农药及全程可追溯）要求，提升中药材质量安全水平。

3.全力打造“浙产好药”品牌，建立品牌共建共享新模式

加强“浙派中医”和“浙产好药”携手并进，探索建立“浙产好药”产需结合、质量可控、优质优价、品牌响亮的共建共享新模式；鼓励中药生产企业和流通企业采购好药、做好药；鼓励中医药馆、中医院采购好药，积极引导“浙产好药”实行优质优价，全领域打造品牌，全面提升品牌综合竞争力。

4.积极促进一二三产业融合发展的良好氛围

合力推进中医药（中药材）健康特色强镇建设，支持“旅游养生、康养农业、健康服务”等全方位融入大健康产业发展。

5.营造“政企学研”合力推动中医药健康产业发展

努力提升“浙产好药”相关的中医药产品、保健产品等科研水平，提高科研成果转化水平和应用；加强中医药文化保护、传承发展和宣传力度，努力发挥“浙产好药”在中医药产业“一带一路”建设中的作用，为乡村振兴、产业兴旺做出积极贡献。

浙江省药学会　浙江省中药材产业协会　浙江省中医药健康产业集团有限公司
浙江省中药饮片协会　浙江省中医药学会　浙江省医学会　浙江省医药行业协会
浙江省健康服务业促进会　浙江省保健品化妆品行业协会

二〇一八年十一月十九日

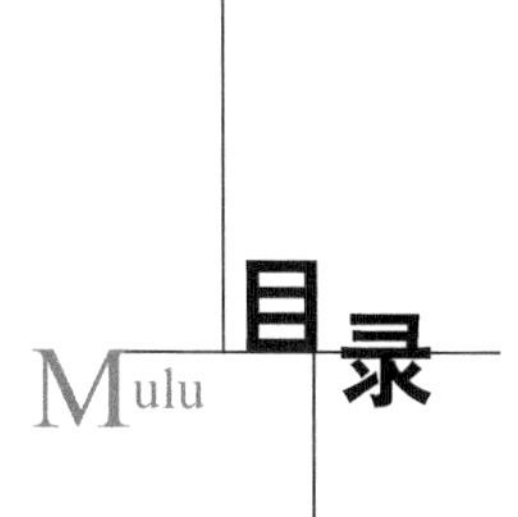

目录

第一章　产业发展现状及中药材特色强镇建设

第二章　主产区工作举措及经验

第三章　浙产好药

第四章　大事记

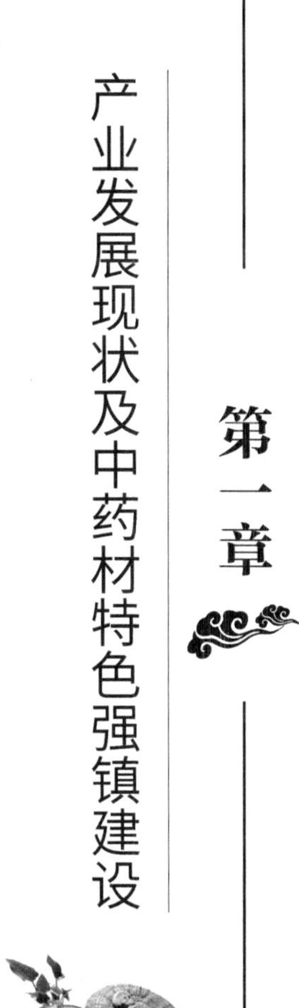

第一章

产业发展现状及中药材特色强镇建设

浙江省历来重视和保护发展道地中药材，在全国率先把中药材列入“十大”农业主导产业之一进行规划扶持，制定实施了《浙江省中药材保护和发展规划（2015—2020年）》《浙江省现代农业发展“十三五”规划中药材子规划》《浙江省中药材产业提升发展三年行动计划（2015—2017）》等规划和实施计划，浙江省农业农村厅、省中药材产业协会等加强产业调研，合力解决产业短板问题；以生产关键环节为重点，着力推进中药材安全生产；开展全产业链协作攻关，增强科技兴药作用；搭建产销对接平台，扩大“浙产好药”品牌影响力，有力促进了全省中药材产业持续稳定发展。据2017年农业统计年报，全省中药材种植面积72.9万亩（1亩≈667平方米，15亩=1公顷。全书同），总产量21.4万吨，总产值58.7亿元，达到历史最高水平。同时，按照“中药材主导产业强、生产生态环境美、中医药文化底蕴深、三产融合发展紧”的要求，合力创建了磐安县新渥“江南药镇”和淳安县临岐“中药名镇”2个中药材特色农业强镇，达到了中药材产业项目建设成效明显，一产种植形成规模，市场集聚能力提升，品牌影响扩大，带动农民增收显著的目标。现将浙江省保护和发展道地中药材举措及对策建议、磐安县新渥镇和淳安县临岐镇中药材特色农业强镇创建工作举措及成效介绍于后，供各地学习借鉴。

一、浙江省保护和发展道地中药材举措及对策建议

浙江是全国中药材重点产区之一，亚热带季风气候“四季分明”，生态类型多样的“七山一水二分田”地理地貌，造就了中药材资源丰富，全省共有药用资源2 385种，资源总量和道地药材种数均列全国第3位，素有“东南药用植物宝库”之称；浙江中药材采集与栽培历史悠久，中医药文化源远流长，《桐君采药录》是最早的制药学专书，中国中医药科学院通过对余姚市田螺山遗址出土的史前灵芝样本“本草考古”，发现浙江先民使用灵芝养生保健距今有6 800年历史；浙江历代名医辈出，中药商业兴旺，清末以前浙江有史可考的名医有1.79万余人，有案可稽的中医药著作达1 800多种，均列全国前茅；明清时代形成了著名的“杭十八”“笕桥十八味”，清代树立了以“浙八味”为代表的浙产道地药材在全国的重要地位，药材品质上乘，至今在国内外享有盛誉；自古医药不分家，质量和诚信为浙药的发展奠定了坚实的基础，胡庆余堂的“戒欺”祖训为全行业所推荐。浙江省历来重视和保护发展中药材生产，2007年，浙江省在全国率先把中药材列入十大农业主导产业之一加以扶持，全省上下形成合力，在资源保护、良种选育、规范化基地建设、产地精深加工、质量标准、科技支撑、互联网＋、品牌建设等方面加大扶持引导，全省中药材产业得到持续快速发展，并成为绿色生态农业强省建设最具亮点的特色优势产业之一，有力促进了山区农民增收和乡村经济发展。

（一）产业发展概况

1. 生产效益稳步增长

近年来，浙江省中药材生产保持良好发展势头，2017年，全省中药材种植面积72.9万亩（农业统计数），总产量21.4万吨，总产值58.7亿元，达到历史最高水平，与2014年的54.9万亩、15.4万吨、46.1亿元相比，分别

增加了32.8%、39.1%、27.3%（表1-1）。中药材产业基本实现从数量型向质量效益型转变，药材种植效益较好，每亩基本稳定在8 000~10 000元，为40万山区农民增收和当地经济发展发挥了重要作用，也为中医药健康产业提供了优质的原料。据不完全统计，2017年全省中成药及中药饮片加工总产值201.3亿元，利润总额28.4亿元，其中中成药总产值173.5亿元，中药饮片加工总产值27.8亿元，与2014年相比，分别增加了17.7%、7.6%、14.7%、40.4%。

表1-1　浙江省2015—2017年中药材产业主要经济指标

主要经济指标	单位	2015年	2016年	2017年
种植面积	万亩	57.9	64.5	72.9
单产（干品）	千克/亩	308.0	313	293.8
总产量	万吨	17.9	20.2	21.4
总产值	亿元	52.9	58.3	58.7
亩产值	元	9 135.0	9 034.3	8 046.6

2. 产区集聚明显

目前，浙江省基本形成了以“浙八味”（浙贝母、杭白菊、白术、浙麦冬、杭白芍、延胡索、玄参、温郁金）为主的传统道地药材和以铁皮石斛、西红花、灵芝等“新浙八味”特色药材两大优势产业区。主要分布在磐安、东阳、武义、新昌、桐乡、淳安、建德、天台、龙泉、莲都、缙云、安吉、海曙区、仙居、乐清、瑞安、江山、开化等43个县（区）的山区或半山区，种植面积约占全省总面积的90%。中药材生产正由传统的单家独户生产向规模化、合作化产业订单式方向发展，规模化基地建设快速发展，全省建成近30万亩标准化、规范化生产基地，50个主导产业示范区和精品园；铁皮石斛、薏苡、山茱萸、温郁金等5个生产基地通过国家GAP基地认证。省中药材产业协会组织评定了50家“浙江省优质道地药材示范基地”，24家A、AA、AAA级“浙江省铁皮石斛生产基地信用等级基地”，为全省中药材规范化基地建设树立了典范。同时，全省有近20万亩中药材基地实行粮—药轮作（套种）和林—药套（间）种，既稳定了粮食生产，又增加了种植效益。

3. 优势品种突出

（1）2017年，“浙八味”全省种植面积21.25万亩，比2014年增0.85万亩，总产量为5.35万吨，比2014年增2.1万吨。其中浙贝母种植面积和产量占全国总量的90%左右，杭白菊产量约占全国总量的50%，延胡索、白术、玄参约占全国总量的三分之一，浙产白术、麦冬、杭白芍等质量居全国之首。全省利用“浙八味”开发的中成药参麦注射液、生脉胶囊等，中成药销售20多亿元，年增长15%以上。

（2）2017年，浙江省经信委、省农业厅等单位联合开展“新浙八味”药材遴选工作，遴选出的“新浙八味”中药材培育品种具道地性强、临床疗效好、总量规模大、产业化基础扎实、带动全省及区域农民增收明显等特点。“新浙八味”种植面积22.1万亩，产业产值77.1亿元，亩均种植效益超1万元。

铁皮石斛。2017年全省铁皮石斛种植基地面积达4.3万亩，比2014年增加2.3万亩，增长115%，鲜品产量1.046 8万吨，全省产业总产值达50亿元，比2014年增加15亿元，增长42.9%，规模占全国的70%强。种植企业及产业合作社基地100余家，基地规模1 000亩以上7家，产业产值超亿元的生产企业有6家，浙江省多家企业还在云南、广西、贵州、福建等地建设了3万亩以上种植基地，引领着全国铁皮石斛产业的发展。

西红花。全省种植面积6 000余亩，约占全国西红花种植面积的50%，农业产值2亿多元，产地花丝产新价格可达每千克3万~5万元。建德是中国西红花之乡、全国最大的产区，西红花实行水旱轮作，是“千斤粮万元钱”高效模式，浙江省花丝品质质量好，深受国内外市场欢迎。

灵芝。全省种植面积3 000亩，比2014年增700亩，生产基地60多家，产业总产值15亿元，约占全国总量的30%，龙泉是中国灵芝核心产区，浙江以段木栽培灵芝，采收孢子粉为主，品质好，国内外市场需求量大，同时浙江省企业在湖南、湖北、云南等外省建立基地4 000亩，产品全部回收加工，带动了全国产业发展。

覆盆子。2014年前以野生为主，行情更多受天气因素的影响，2015年家庭种植业开始迅速发展，种后2~3年投产，行情持续上涨。2017年覆盆子全省面积约7.38万亩，比2016年增加5万亩。淳安种植面积约2.9万亩，投产面积2.085万亩，产量约520吨，天台覆盆子从2016年180亩直接增加到2017年的2 500亩。主要是由于近年市场行情好，2017年最高涨至每千克300元，目前市场价格回归合理价位每千克100元。

三叶青。全省三叶青种植面积在8 100亩，同比2016年增32.8%；产量680吨，同比上年增74.36%。人工仿生态栽培三年采收产量每亩可高达500

千克，市场收购价格每千克400~500元，每亩产值可达6万~10万元，同时林下套种复合经营模式，科学管理，可取得较好经济效益。

薏苡。全省种植面积2万多亩，主要分布在泰顺、缙云、庆元、江山山区。以浙江康莱特药业订单标准化生产为主，用于生产抗肿瘤的康莱特注射液已进入美国Ⅲ期临床试验，目前市场销售额达20亿元，同时薏苡仁中药标准成为第一批中美两国承认的中药材标准之一。

此外，天台乌药、庆元灰树花、平阳黄栀子、遂昌菊米等道地药材（药用菌）品质居全国之首，已成为全国种植、加工主产区，产业发展和市场前景十分看好。

4. 质量明显提升

近年来，通过制定并实施标准化生产，实施“三品”认证和“二维码”追溯管理，积极推进中药材农药试验登记，推广产后安全加工技术，浙江省中药材质量水平明显提升，杭白菊、铁皮石斛等抽查合格率连续几年达到99%以上。截至2017年，全省中药材“三品”认证基地面积达到35万亩，占总种植面积的51.5%；组织制定并实施了省级中药材系列地方标准、团体标准30多个，认（审）定中药材品种34个，良种应用率明显提高；组织开展中药材农药登记试验，规范农药使用，完成10个农药产品的登记试验，缓解了中药材无药可用的问题。全省合力推进浙贝母、元胡产地无硫加工设备和技术提升，浙贝母无硫加工比例提高到99%。桐乡市共建立了60台（套）自动蒸汽杀青流水线及隧道式烘道，企业鲜菊花收购量达到3万吨，占杭白菊总产量的95%以上，整个生产过程做到洁净无污染，从而全面提升了杭白菊产品质量，增强了市场竞争力。常山县加大对胡柚产品加工设施设备扶持，全县共加工胡柚鲜青果及青胡柚籽1.976万吨，提升了产品档次，销售干胡柚籽1 450吨，销售胡柚青果干片3 600吨，实现了胡柚“药食同源”“一果三用”的全产业资源化利用，当地农民增收2亿多元。

（二）保护发展措施及成效

1. 出台系列规划意见，加大产业扶持力度

2015年，浙江省出台了《浙江省中药材保护和发展规划（2015—2020）》《关于加快推进浙江省中药产业传承发展的指导意见》《浙江省中药材产业提升发展三年行动计划（2015—2017）》等文件，提出中药材产业发展重点

工作和措施，强化政策扶持、科技支撑、主体培育、品牌引领、农业保险和中医药文化促进，凝聚要素资源向中药材产业集聚。省、市、县各级中药材现代农业专项、中药现代化专项、林下产业经济专项等扶持力度加大，其中“十二五”期间，通过现代农业、中药现代化、重大育种项目等省级财政专项安排资金2亿元左右，主要扶持规范化基地建设、产地绿色加工、标准化安全生产和品牌创建等，目前有磐安浙贝母等4种药材列入省特色农业保险品种。各地加强中药材规划制订实施，中药材主产县从原来的16个发展到43个。同时省农业厅组织召开了全省中药材产业发展现场推进会、全省灵芝安全生产座谈、三叶青产业发展论坛、全省中药材新技术新模式现场观摩会等，进一步落实各项工作措施，努力构建新型生态道地优质中药材产业体系。

2. 加强产业调研，合力解决产业短板问题

深入开展产业调研，查找短板，合力解决制约产业的共性问题。浙江省农业厅、省中药材产业协会积极组织开展调研，并向省政府专报了“关于我省铁皮石斛产业发展有关情况的汇报”“关于推动我省铁皮石斛产业发展工作情况的汇报”“关于‘浙八味’产业发展情况”“浙江省灵芝产业发展现状存在问题及建议”等调研报告，得到省委、省政府领导的肯定和支持，为中药材产业发展理清了思路，全省把药用资源保护、优质药材生产、中药材质量保障、标准研制、品牌创建等产业发展短板列为重点，多措并举，逐步补齐，促进了全省中药材产业健康发展。省中药材产业协会联合组织申报了铁皮石斛花、叶为新食品原料，同时申报提供了铁皮石斛列入食药同源物质的安全评价研究材料，得到国家的批准，目前正抓紧制订省食品标准，积极拓展产业发展空间。

3. 以关键环节为重点，着力推进中药材安全生产

以生产过程和产后初加工两个关键环节为重点，实施了铁皮石斛、浙贝母、杭白菊等风险评估和“一品一策”全产业链风险管控项目，着力推进中药材安全生产，提升中药材质量安全水平。组织金华寿仙谷药业有限公司等30多个生产基地开展了中药材生产基地信息体系建设，实现生产全过程“二维码”追溯管理，带动全省246家中药材生产合作社建立了主体追溯合格管理制度。组织制订并实施了省级中药材系列地方标准30多个，编制了16种《中药材全过程标准化操作手册》和“生产技术模式图”，连续5年举办了全省中药材安全生产培训班，提高了全省中药材标准化生产水平，产品质量明

显提升。大力推广浙贝母、元胡产地无硫加工技术和杭白菊自动蒸汽杀青流水线及隧道式烘道烘干技术，药材质量安全水平和品质明显提高。

4. 开展协作攻关，增强科技兴药作用

以浙江省中药材产业技术创新与推广服务团队和省中药材产业协会专家服务团队为平台，联合“三农六方”和省市县三级的专家，针对产业发展技术瓶颈，开展联合协作攻关。2016—2018年组织实施中药材产业技术创新与推广服务团队项目，建立了区域试验站3个，在11个县（市）建立示范基地12个，试验示范优良品种10个，示范技术模式15项，示范新技术14项，示范推广中药材间套轮作高效模式10万亩。省农业新品种选育重大科技专项（中药材）成效明显，自2012年起，省科技厅组织实施重大育种专项，全省24家科研院校、企业、推广部门成立省中药材新品种选育协作组，先后育成11个中药材新品种，创新了“浙八味”药材道地性及质量评价技术体系、铁皮石斛抗寒功能基因挖掘与利用、集成了新品种配套的良种技术和种植技术规程，并开展了新品种、新技术的示范推广。截至目前，全省有34个中药材品种通过省非主要农作物品种审（认）定，彻底改变了全省中药材长期依赖农家品种的历史，初步建立了12个道地药材良种繁育基地，良种平均增产10%~15%。同时，全省各地建立了药用植物种资源圃25个，总面积2 163.75亩，收集保存浙产道地药材、珍稀濒危药材资源数5 533份。全省有28种珍稀药用资源列入保护名录，野生变家种药材品种50余种，全省种（养）品种达到130多种。华东药用植物园建设项目被列入财政部第三批 PPP示范项目，总投资8.4亿元，目前已全面开展建设。

5. 搭建产销平台，扩大浙产药材影响力

中药材特色小镇和“一区一镇”建设稳步推进。2014年磐安县“江南药镇”列入省第一批特色小镇建设计划，“浙八味”特产市场基础设施和服务水平得到明显改善，并成功举办了十一届中国（磐安）中药材交易博览会；2017年创建了乐清市铁皮石斛产业集聚区等中药材为主的集聚区3个，创建了磐安新渥和淳安县临岐中药材特色农业强镇等2个，成功举办了两届中国浙西（千岛湖）中药材交易博览会，通过推进中药材交易市场建设、特色药材乡镇创建、举办展览展会和线上线下结合等措施，搭建中药材产销平台，扩大浙产药材影响力。有力推动三产融合发展和产业富农增收。依托中医药文化旅游养生示范基地（目前认定了54家），联合举办了三届中国浙江铁皮石斛文化节、两届中国灵芝大会、浙江铁皮石斛精品展等活动，取得良好的宣传效果。大力推进品牌建设和保护，“桐乡杭白菊”“天台乌药”“磐安中药材”（诸源牌、科信牌）、“樟村浙贝”“天目山铁皮石斛”，“龙泉灵芝”“瑞安温郁金”“武义铁皮石斛”和“缙云米仁”等26个药材产品先后获得国家原产地保护。

为促进浙江中药产业走出去，省中药材产业协会连续三年组织会员单位参加了浙江健康产品（台湾）展览会，参展的主要品种有“浙八味”、灵芝、铁皮石斛、菊米、玫瑰花、杜仲茶等浙产道地药材，通过举办浙台健康产业对接洽谈会、浙台中药健康产业合作项目恳谈会，双方一致认为中药材产业合作前景广阔，也有力促进了浙台两地中药材经贸直通和中医药“一带一路”建设。同时协会组团赴青海、陕西、四川、贵州等中药材主产区开展产业对接和帮扶发展，取得双方共赢的明显成效。

（三）制约产业发展的问题

近年来，国家高度重视和扶持中药材产业发展，把中药资源列入国家战略资源，把药用资源保护、优质药材生产、中药材质量保障等列为重点工作。但从全省实际情况来看，中药材产业发展还存在诸多不足，甚至制约着产业发展。

1. 中药材资源保护开发和利用相对滞后

浙江省虽然是中药材资源大省，但中药资源立法保护相对滞后，野生珍稀资源逐年消失；中药材种业主体缺乏，中药材种子种苗行业基本处于“企业自繁自用、农户自产自销及乱引种苗”的状况；中药材种子种苗质量标准体系和生产监管体系不健全，劣种、假种害农、坑农事件时有发生。良种繁育不能满足产业基地快速发展的需求。

2. 产品质量安全生产隐患多

山区药材生产基地基础设施薄弱，科学用肥用药水平有待进一步提高。由于中药材质量标准归属卫计委制订，中药材产品质量标准体系不完善，大部份药材还缺乏农药、重金属的残留限量国家和行业标准。全程质量追溯管理制度还未有效建立，部分产品农药残留、重金属含量超标现象时有发生；同时，受产地、种植年限、生产季节、制作工艺的影响，药材品质相差较大，迫切需要研究建立品质鉴定评价体系与质量标准体系。

3. 抗市场风险能力较弱

中药材是一二三产紧密相连的特殊产业，全省中药材“低、小、散”的种植方式与中药材生产成本、技术要求较高的矛盾突出；产品订单率较低，市场信息不对称，定价权由深加工企业掌握；农民小额贷款难，难以形成规模经营，并受自然灾害和市场波动双重影响，抗市场风险能力较弱。中药材人才匮乏、技术短缺、科技创新力不强等问题突出，不能满足产业快速发展的迫切需求。

4. 产地初（精）加工受制约

中药材加工产品必须通过国家审批，且审批程序复杂、周期长（3年）、费用高（不同中介30万~40万元），而中药材产地加工企业（合作社）大部分未通过GMP认证，加工设施、设备、工艺参差不齐，很难通过国家审批，这些情况严重制约着产品的精品加工、产品研发，阻碍了产业链延伸和产业增效。

5. 品牌保护意识不强

在国内很多中药材市场，以“浙八味”药材品种标注销售的比比皆是，而有些实际并非浙产药材。全省铁皮石斛企业品牌有20多个，缺乏有浙江特色的区域公共品牌，市场上时有云南、广西壮族自治区（全书简称广西）等地产品冒充浙江铁皮石斛的现象。

（四）对策建议

正确把握中药材产业发展形势，随着农业供给侧改革和粮食价格的低迷，中药材种植成为全国推广的重点项目，由于中药材具有经济、生态、旅游和医疗等多种资源属性，中药材也成为精准扶贫和发展林下经济的首要选择。目前，从全国中药材生产形势分析会上了解到，2017年，全国中药材面积6 799.2万亩，总产量1 850.3万吨，产值3 563.3亿元，河北、江苏、江西、云南等中药材主产省种植面积、产量和产值普遍增长，预计2018年我国中药材种植规模仍将保持较快增长，同比增长10%以上。当各级政府都纷纷把中药材产业列为地方支柱产业时，中药材的种植面积将呈现井喷式增长，盲目引种和扩充产区的现象比较普遍。而中药材市场需求和中药材生产及库存量又缺乏权威的信息统计数据，由于供需信息的不对称造成的种植跟风现象在所难免。据中药材天地网市场信息，目前，中药材供过于求和供需错位现象日趋严重，新一轮中药材价格下跌现象已经于2017年下半年逐步显现，将会造成中药材的库存的大量积压和价格的新一轮暴跌，伤害中药材生产从业者的利益，进而危害中医药的持续健康发展。2018年上半年中药材市场行情指数继续下行，同时国家药监局加大对全国中药材市场的集中整治，打击生产环节违法违规行为，产业发展面临巨大的调整和挑战，因此，必须坚持高质量、高水平发展，大力推进中药材生产供给侧结构性改革，提升高品质药材供给能力。

按照浙江省现代农业发展“十三五”规划的总体要求，以建成“高效生态、特色精品、绿色安全的高质量、高水平现代农业强省”为目标，把握大健康产业发展新机遇，立足“大产业、大平台、大企业、大项目”的建设新任务，引领新型生态道地优质中药材产业体系新发展，拉高“浙产药材”标杆，整体提升全省中药材产品质量安全水平和产业综合竞争力，保护和振兴浙江中药材产业，争取走在全国前列。

1. 做优产业发展规划和意见

浙江省正着手制订《浙江省特色农产品优势区建设规划》（2018—2022年），各地要强化产业调研和措施落实，坚持中药材道地性要求，要强调“特色”、更要突出“优势”的原则，指导调整中药材生产品种，43个中药材重点县（市、区）要按照优势区域、资源禀赋、现有基础和产业特征，制定科学合理的特色农产品优势区域发展规划和产业扶持政策，鼓励在道地产区和主产区优先发展道地优质药材，限制中药材盲目引种。并在设立专项资金、金融、税收、农业保险、品牌战略及推进药食同源、强化市场监管等方面制定了一系列政策措施，凝聚各方力量，引导资本、技术、人才资源向中药材产业集聚，优化产业发展政策环境。

2. 加大药用资源保护与良种推广应用

组织和配合做好第四次全国中药资源普查（试点）工作，开展道地性资源评价，提出浙江省第二批中药材资源保护品种名录，整合各方资源，创建“华东药用植物园”等资源保护体系。启动“十三五”浙江省农业新品种（中药材）选育重大科技专项，组织实施好浙江省农业（中药材）重大技术协同推广项目，组织实施好第二轮中药材产业技术创新与推广服务团队项目等，加强协同创新，加快中药材资源开发利用，培育有规模、服务强的种子（健康种苗）企业和示范性合作社，提升中药材良种应用率。满足企业发展规模基地对优质种苗的迫切需求，确保产业链源头质量提升。

3. 加强“道地药园”创建

以“绿色生态、道地优质”为导向，着力推进中药材生产“八化”建设，即法制化、道地化、良种化、生态化、机械化、信息化、品牌化、集约化，打造一批有较高知名度和良好信誉的道地药园，实现“绿色、安全、有效、增收”的目标。重点发展具有浙江特色的新、老“浙八味”等，品种纯正率达到100％，质量追溯全覆盖，药材道地性、品质及药效具有较高的社会认可度。其中2018年创建10个，2019年创建20个，2020年创建20个。

4. 大力推进标准化安全生产

按照《浙江省中药炮制规范》（2015年版）等要求，提升中药材的质量标准和安全性指标；继续把中药材生产质量安全作为日常监管重点，加强行业团体标准制订，发布“浙江省中药材安全用药规范手册”，指导合理科学使用农药，推行统防统治。加强行业自律，全面推进中药材生态化、标准化、清洁化生产和产地无硫加工技术，实现“三无一全”的安全管理目标。扩大“浙江省中药材生产基地信息体系”应用范围，完善生产全过程追溯管理制度，提升基地管理和产品质量安全水平。组织全省中药材生产基地信用等级评价，满足市场对优质安全安心药材原料的迫切需求。

5. 做大做强铁皮石斛产业

合力推进铁皮石斛产业转型发展，制定实施浙江省食品标准《铁皮石斛花》和《铁皮石斛叶》，实施省级标准化试点项目“铁皮石斛全产业链标准化生产示范”，力求协会在科技创新、服务创新、能力创新等方面有新突破。开展品质研究、产品研发，加快实现铁皮石斛从药品到食品、从药房到厨房、从治疗到保健的历史性跨越。开展公共区域品牌创建，合力申报并打造“钱塘铁皮石斛”区域品牌。满足做优做强铁皮石斛健康产业的迫切需求。

6. 着力培育“浙产好药”品牌

加大政府推动力量，积极培育“新浙八味”等区域性公共品牌的注册和保护，积极实施“互联网＋道地药材”产销模式，提升浙江中药材电子商务平台建设，以品牌为引领，积极拓展产业发展空间。扶持磐安“浙八味”特产市场、临岐“淳六味”产地市场等硬件和软件的配套建设，提升市场的药材仓储设施和现代物流服务能力，规划建设浙西南（龙泉）中药材产地市场建设，引导产业集聚。加强中药文化挖掘，推进浙江中药旅游养生示范基地、旅游养生文化项目建设，举办中药材交易博览会、铁皮石斛文化节等活动，推广中药健康养生文化，推进浙产中药国际化交流合作和“一带一路”建设，拓展中药材国际市场，缓解国内供需矛盾。

7. 加强科技人才培养

加强中药材生产管理、科研、教育、推广队伍建设，加强技术培训，健全基层生产管理、技术推广和产业协会体系建设。充分发挥技术创新与推广服务团队、省中药材产业协会专家团队等科技创新平台作用，主动设计中药材产业链关键技术攻关项目，着力培养一支强有力的中药材资源保护、种植养殖、加工、鉴定技术和信息服务队伍。满足产业快速发展对科技和人才的迫切需求。

（浙江省种植业管理局　浙江省中药材产业协会　何伯伟　马　蕾　姜娟萍　徐丹彬）

二、磐安县新渥中药材特色农业强镇创建工作举措及成效

磐安县新渥镇（现为新渥街道）是中药材传统生产名镇。自2016年9月开展浙江省特色农业强镇创建以来，按照“主导产业强、生态环境美、农耕文化深、农旅融合紧”的要求，依托良好的生态环境、悠久的种植历史、扎实的产业基础，以“浙八味”中药材市场为引擎，以“磐五味”中心品牌为引领，以“江南药镇”特色小镇为平台，全力推动中药材全产业链融合发展。2017年8月，新渥中药材特色农业强镇圆满完成各项创建任务，顺利通过省级验收。

（一）新渥中药材特色农业强镇概况

新渥位于磐安县西南部，是浙江省传统的中药材生产名镇，是“浙八味”中药材市场和省级特色小镇“江南药镇”所在地。2018年2月，磐安县撤销原新渥镇、深泽乡建制，合并组建新渥街道，下辖42个行政村、3.2万人口，区域面积99.9平方千米。全镇特产资源丰富，中药材产业是其最重要的支柱产业，农民收入的70％来源于中药材产业。新渥文化底蕴丰厚，非遗项目多达120余项，其中“磐五味生产加工技艺”为省级非遗项目，为中医药产业向休闲旅游、中医养生的多元化发展提供了基础保障。长期以来，该镇深入实施“药材富镇、工业强镇、商贸活镇”战略，经济发展迅速。在创建工作中，为促进中药材产业更加合理布局，专门设置了标准化种植、产地绿色加工、流通服务保障、休闲观光四个功能区，并以中药材种植、加工、流通、销售及农业多功能开发全产业链服务为重点，开展了省好溪流域现代农业示范园区提升、珍稀药材设施栽培示范基地建设、中药材种苗繁育及标准化种植基地、中药材无硫加工基地建设、磐安县“浙八味”中药材质

量检测中心升级改造、“互联网＋道地药材”网络平台、灵山乡村文化休闲农业观光园7个重点项目的建设。

（二）创建工作措施

1. 强化领导，建立创建工作协调机制

明确新渥镇的创建主体责任，县、镇两级政府成立中药材产业发展领导小组和特色强镇创建工作领导小组，农业、科技、市场监管、财政等相关部门共同参与，切实加强对创建工作的领导。建立重点项目服务制度，落实“一个重点项目、一名牵头领导、一个团队服务”，协调县、镇、村（其他实施主体）关系的工作机制，形成推进合力，提高服务效率。建立督查考核制度，量化考核工作进度，完善考核评估和监督检查机制。健全项目和资金管理制度，加大项目和资金监管力度，确保财政扶持资金规范有效使用。

2. 统筹推进，提高创建工作整体绩效

做好“三个结合”，统筹推进新渥中药材特色强镇建设。一是把农业特色强镇建设与特色小镇建设相结合，以中药材历史经典产业为依托，围绕中医药大健康产业核心，加快重点项目建设、景观打造、功能融合，全面推进“江南药镇”建设；二是把农业特色强镇建设与新农村建设、小城镇整治、农村环境综合治理相结合，改善城镇生产条件和生活环境，为各类经营主体提供良好的发展空间；三是把农业特色强镇建设与美丽田园建设相结合，引导药农全程实施标准化、无公害化技术管理，增强药农的质量意识，控制农业面源污染，改善生态环境，提升中药材内在品质。

3. 创新驱动，培育产业发展内生动力

依托“江南药镇”专家工作站，新成立浙江省中药研究所磐安分所、金华市农科院磐安分院等科研院所及大晟药业、一方制药等企业研发中心资源，整合各类中药产业创新资源，构建服务体系，建设产学研合作平台。在种植环节，示范推广“浙贝1号”等优良中药材品种，全面推广标准化生产模式和病虫绿色防控技术，努力打造磐安精品道地药材品牌；在加工环节，示范应用中药材产地绿色无硫初加工技术等科研成果，提高规范化水平，实现质量安全可控；在流通环节，利用区块链及物联网等技术手段，建立“来源追溯、去向可查、责任可究”的中药材质量追溯体系，用科技手段提高管理水平。

4. 重点扶持，保障重点项目顺利实施

磐安县委、县政府先后出台了《关于加快现代农业发展的实施意见》《关于加快推进特色小镇规划建设的实施意见》《关于促进全域旅游发展的政策意见》等一系列政策，对特色农业强镇创建的产业发展、科技创新、主体培育等各类项目予以政策支持。全力向上争取上级财政资金和项目扶持，围绕主体培育、基地建设、设施农业、品牌建设等重点领域，整合现代农业发展资金、农业综合开发资金、“一事一议”等各类项目资金，加大对特色农业强镇建设的投入力度，特色农业强镇7个重点项目累计完成投资6 287万元。

（三）创建工作成效

1. 重点项目建设成效明显

浙江省好溪流域现代农业示范园区核心基地——新渥祠下浙贝母设施栽培示范基地2017年12月被省中药材产业协会评定为浙江省道地优质中药材示范基地，推广“浙贝母 /甜玉米 /小番薯”“浙贝母 /西瓜 /大豆”等新型轮作模式，示范设施栽培、节水灌溉、测土配方施肥、农药化肥减量等综合技术；珍稀药材设施栽培示范基地——石秀铁皮石斛基地建立铁皮石斛仿野生种植模式，综合开发石斛酒、石斛面、石斛月饼等产品，举办铁皮石斛花采摘节，实现农旅融合；建设中药材产地绿色无硫加工基地3个，全面实现县域禁止硫磺熏蒸中药材；完成“浙八味”中药材质量检测中心提档升级，正式挂牌成立磐安县中药材检验检测中心；开展“互联网 +道地药材”网络平台建设，建立中药材规范化生产管理溯源系统；建成新渥“灵山悠谷”中药产业生态休闲体验区、卢氏寻根文化溯源胜地和都市家庭假日旅游目的地。

2. 产业基础更加扎实

2017年，新渥街道中药材种植面积1.27万亩，实现产值1.64亿元，中药材产值占农业总产值的73.1％。从事中药材产业的农户5 220户，占农村总户数的85.1％，农民人均可支配收入18 164元，高于全县农民人均可支配收入（16 160元）12.4％，比2015年增长24.4％。培育中药材产业农业龙头企业12家，其中省级1家（磐安县外贸药业有限公司）。中药材产业由传统生产型向产业经营型转变，科技创新和成果应用步伐加快，大力推广“磐五味”“新磐五味”标准化生产技术，良种覆盖率达到100％，农业标准实施率达到90％。

3. 市场集聚能力显著提升

以“千家药企聚小镇”为目标，在“江南药镇”范围内引进入驻各类中药制药、配方颗粒、饮片加工企业67家，中药保健营销企业574家。其中投资亿元以上的一方制药、大晟药业已竣工投产；俞同春药业等4家药企通过GMP认证已投产。中药材天地网、九州通等中药材龙头电商企业入驻磐安，建立“互联网+道地药材+基地农户”全新服务模式。改造提升“浙八味”中药材市场，启动3A级景区创建，改善各项服务环境和硬件设施，2017年市场交易额25亿元，接待游客60万人次。“江南药镇”获评为2016年度浙江省优秀特色小镇。

4. 品牌创建成绩突出

磐安县中药材区域公用品牌“磐五味”证明商标获认定为中国驰名商标；新渥以东道主身份连续多年举办“中国·磐安中药材交易博览会”，已成为磐安中药材对外交流的重要展示平台；2017年，新渥以“磐五味”中药材入选全国第七批“一村一品”示范村镇；“天地良药万里行”首站活动在新渥成功举办，向全国推介了磐安“药乡+药市+药镇+药园”四位一体的中药材产业发展模式；磐安县获评浙江省专业商标品牌基地和浙江省中药材产业基地，4个基地获评浙江省道地优质中药材示范基地。

5. 农旅融合更为紧密

新渥以中药材产业为基础，以“江南药镇”为中心，围绕打造“药材天地、医疗高地、养生福地、旅游胜地”的目标，发展全域休闲生态旅游。建成“灵山悠谷”休闲农业观光园和朱村“江南药镇”药文化主题公园。完成大山下、翠坞A级景区村和森屋、金钩等县“十美村”创建。优化提升沿线村庄环境。通过做深做透“中药材+”文章，推动农旅融合，打造“江南生态养生源”。

（磐安县中药材研究所　宗侃侃　张岑容）

三、淳安县临岐中药材特色农业强镇创建工作举措及成效

淳安县临岐中药材特色农业强镇于2016年列入第一批浙江省级特色农业强镇创建对象名单。创建三年来，该镇按照创建要求，在省、市、县等上级部门的指导帮助下，以中药材产业为主导，通过政策扶持，加大宣传等举措，不断夯实产业基础、发挥市场集聚、推进三产融合，全面构建以中国千岛湖中药材交易市场为核心的中药材全产业链发展格局，全力打造临岐中药材产业特色农业强镇，特色强镇建设取得了预期效果。今年8月，临岐中药材特色农业强镇圆满完成各项创建任务，顺利通过省级验收。

（一）临岐中药材特色农业强镇概况

淳安县临岐镇地处淳安北部，是淳安北部的政治、经济和文化中心。全镇区域面积222平方千米，辖区17个行政村，139个自然村，常住人口2.1万余人，是淳安县首个国家级生态镇。该镇境内森林资源非常丰富，地理气候环境独特，非常适合中药材生长，镇辖区内道地药材品种达到400余种，是浙江省中药材主产区之一。临岐中药材产业在业内有较大的知名度和影响力，是浙江省“山茱萸之乡”“浙江中药材之乡”“浙江覆盆子之乡”和“浙江白花前胡之乡”。一直以来，临岐镇始终坚持走“一产规范化、二产完善化、三产特色化”的三产融合之路，积极和相关科研院校开展产学研合作，开展技术合作攻关，发展标准化规模种植基地和种苗繁育基地，建成浙西唯一的中药材交易市场和中药材博物馆，完善中药材仓储冷库烘房等配套设施，开展互联网 +农业试点，发掘新安医药文化，推广中医药健康旅游，逐步形成了以中药材种植、加工、流通、旅游为一体的全产业链发展格局。

（二）创建工作措施

1. 组织保障，合力推进

2017年根据中药材产业发展的需要，县专门成立淳安县中药材产业发展领导小组，2018年县农业局下属农业技术推广中心增设中药材发展服务中心。临岐镇成立由镇党委书记为组长的临岐镇特色农业强镇建设领导小组，各村成立由村书记为组长的领导小组，一级抓一级，一级对一级负责的管理体制。镇组建中药材产业发展办公室，配备专职工作人员4名，成立淳安县临岐中药材产业协会。此外，积极借势借力，利用省中药材产业协会开展专业指导，拓展交流平台，协会在举办药交会、产业发展高峰论坛、与天地网等对外合作、中药材质量标准制定等方面都给予临岐极大的指导帮助。

2. 制定政策，加大扶持

淳安县将新兴的中药材产业列为农业主导产业，组织编制《淳安县中药材产业发展规划》，并出台《关于扶持林下种植业发展的若干意见》及《关于进一步促进生态农业产业发展的实施意见》等中药材产业扶持政策。同时临岐镇也组织编制《临岐镇中药材产业发展规划》，并先后出台《临岐镇中药材市场招商引资扶持奖励政策管理办法》《临岐镇中药材产业扶持奖励政策的管理办法》等中药材产业发展扶持政策，镇财政每年安排200余万元专项资金用于种苗、基地、药企、品牌等方面扶持。此外，县镇两级财政整合各类项目资金向强镇建设倾斜，同时围绕中药材市场，狠抓招商引资，积极引导社会资本和工商资本参与特色强镇建设。

3. 加大宣传，扩大影响

多头并举，做大产业营销宣传，持续推广“百草临岐　中药名镇”的镇域品牌和“淳六味”道地药材品牌。第一，元素融合，构建氛围：临岐镇在集镇建设、美丽庭院、环境整治、美丽乡村建设等项目中，融入中药材元素，体现中药文化，构建中药材特色小镇氛围。第二，会议会展，媒体推动：每年通过举办药交会、覆盆子节、道地药材保质研讨会、中医药高峰论坛等重大节会活动，邀请国家、省、市等主流媒体对临岐镇中药材产业发展进行广泛宣传。第三，专业营销，扩大影响：与天地网、药通网等专业网站开展产业营销合作等举措，不断对外宣传推介，快速增强临岐中药材产业在业内的影响力。

（三）创建工作成效

1. 一产种植形成规模，农户增收显著

在一产种植上持续扩量增类，保质增效，做强产业支撑，实现生态富民。统一规划全镇产业发展和种植布局，制订道地药材引种目录，出台县镇两级种植补助政策，通过壮大主打产品、丰富林下经济、低产改造、引进新品种等模式，不断引导农户扩大种植，由点及面，引导连片发展。同时通过土地流转，招商引资，引进一批具有较强实力的外地客商来临岐投资建设药材示范基地，如顺益农业、一纯农业等，通过示范辐射带动周边农户种植药材。目前，临岐镇发展中药材种植达5万余亩，全镇17个行政村实现中药材种植全覆盖，村村有基地，一村一品形成特色，如半夏村覆盆子面积达4 000余亩，是淳安覆盆子产业的发源地。全镇建成以“淳六味”道地药材为主的示范基地12个，逐步形成规模和集聚示范效应。药材种植带动农户增收显著，中药材产业成为临岐镇的富民主导产业，2017年仅覆盆子一项人均增收5 000余元，农村居民人均可支配收入18 529元，位居全县前列。

2. 道地药材提升品质，业内打响品牌

“药材好，药才好”，围绕提升“淳六味”道地药材品质，通过加大培训指导、开展技术合作、制定标准等举措不断保障药材品质，打响品牌。技术培训上，通过镇药材办、产业协会或邀请相关科研单位技术人员到村现场技术指导，推广种植品种和种植标准，引导农户标准化种植，三年来，共举办各级种植技术培训60期，受训3 000余人。在科研合作方面，积极与浙江中医药大学、中医药研究所、绿城检测等科研单位和专业院校开展产学研合作，签订合作协议，开展技术合作攻关。围绕“淳六味”道地药材品牌，积极开展标准化制定、地理标志产品登记、地理证明商标申请，持续扩大业界影响力，争取淳安道地药材业内话语权。目前，制定覆盆子、黄精等市、县栽培技术规程标准，取得山茱萸有机、覆盆子绿色、树莓无公害认证4个，临岐镇主产的淳安覆盆子已通过农产品国家地理标志登记，淳覆盆子、淳萸肉、淳前胡、淳木瓜、淳半夏等国家地理证明商标认证已经被国家商标局受理，2018年“淳六味”中的“前胡、覆盆子、三叶青”三味成功入选“新浙八味”。

3. 市场集聚作用发挥，辐射带动周边

2017年3月16日，投资4 000余万元的浙西唯一的中国千岛湖中药材交易市场在临岐建成投入使用，建筑面积15 145平方米，入驻市场药商70余家。同时围绕中药材市场，不断完善市场配套，建成淳六味道地药材展览馆、2 700立方米的市场配套冷库、2 000多平方米的千岛湖369地产药材交易市场、中国中医药博物馆、中药材线上电子商务平台、市场药材检测室等，提升市场服务能力，市场的人流、物流、信息流的集聚作用充分发挥，以市场为核心的中药材特色强镇基础全面构建。市场开业以业，先后接待县内外中药材产业参观考察2万余人，迅速集聚周边资源，成为浙西、赣北、皖南等中药材主要交易集散地，吸引江西汇仁药业集团等著名药企常驻收购，2017年市场交易额达3亿元，是大众药材山茱萸、前胡、覆盆子的主要销售市场。临岐中药材产业在市场的带动下，不仅辐射带动瑶山、屏门、王阜、左口等周边乡镇药材种植近2万亩，更成为全县药农交易主平台。中药材产业将成为全县及周边地区乡村振兴的主导产业，富民增收的“新引擎”。

4. 三产融合有力推进，临岐特色彰显

临岐镇在创建中药材特色强镇时牢牢把握自身优势特色，围绕中药材一二三产业，以中药材市场为核心，充分利用千岛湖生态品牌优势、淳北产业资源以及2018年后的“两高”区位优势，大力推进三产融合发展，形成“产业 +文化 +养生 +旅游”相互融合的临岐中药材强镇发展特色。临岐镇目前也是杭州市健康（养老）产业集聚区培育点。一是农旅融合紧。一产围绕中药材种植，通过建设中药材观赏园，休闲采摘示范基地，并定期举办各类节庆活动，拓展中药材休闲观光功能。建立“百草园”中药材观光园、覆盆子、芍药等中药材休闲观光基地3个，定期举办覆盆子节、芍药花节，吸引游客到临岐采摘观光旅游。二是产业配套全。为加大三产融合力度，临岐镇开展小城镇环境综合整治，深入挖掘新安医药文化，药食两用大健康产品的开发，临岐特色药膳的开发，精品酒店民宿建设等，为旅游产业提供支撑。投资2 000余万元的中国千岛湖中药材博物馆2018年5月建成并投入运营，完成4家养生主题精品民宿、“岐妙上谷”康美养生村建设，淳味堂、顺益农业等企业主体成功研发黄精、覆盆子、三叶青等药食两用大健康产品并投放市场。三是具体推动实。和西子国旅等知名旅行社合作，以千岛湖中药材市场为核心站点，将基地、市场、博物馆、民宿酒店（药膳）、体验区串点成线，开发淳北中医药养生特色休闲游线路，具体推进三产发展，预计2018年接待游客14万人次。

下一步，临岐镇将围绕产业振兴，进一步加强农业经营主体培育，以中药材为载体，挖掘休闲农业潜力，拉长产业链条，提高产品附加值，完善中药材利益联结机制，推动现代农业高质量发展，更好发挥特色农业强镇引领、示范和带动作用，做大做强中药材产业，使之成为淳安两高时代最具产业支撑、最具发展潜力的“浙西明珠”。

（淳安县临岐镇人民政府　方必胜　汪利梅　郑平汉　徐明星　陈颖君）

第二章

主产区工作举措及经验

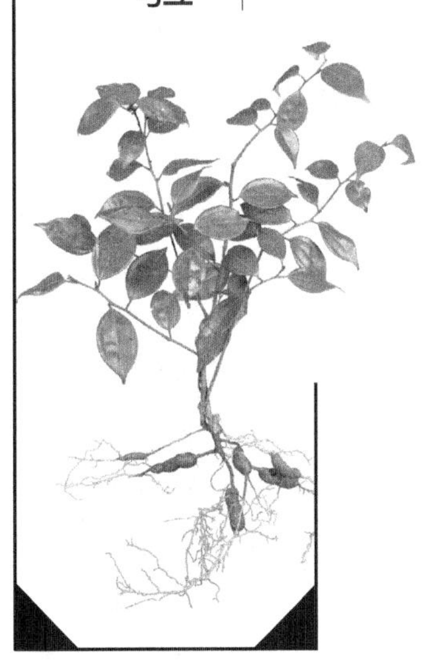

近年来，浙江省中药材主产区人民政府和当地管理部门充分发挥资源优势、生态优势和市场优势，积极出台产业发展规划和指导意见，在资源保护、良种推广、规范化基地建设、产地精深加工、质量标准、科技创新、互联网+、品牌建设等方面加大扶持引导，涌现了一批独具特色的发展模式和成功经验，如淳安加强政策扶持，挖掘“淳六味”资源；磐安加强产业集聚，打造“江南药镇”；乐清注重品牌，打造铁皮石斛全产业链；丽水发挥生态优势，建设浙西南“天然药园”等，有力促进了中药材生产由传统的单家独户生产向规模化、合作化产业订单式方向发展，有力推动了中药材由数量型向高质量、品牌竞争力方向发展。目前，浙江全省基本形成了以“浙八味”（浙贝母、杭白菊、白术、浙麦冬、杭白芍、延胡索、玄参、温郁金）为主的传统道地药材和以铁皮石斛、西红花、灵芝等“新浙八味”特色药材两大优势产业区，主要分布在磐安、东阳、武义、新昌、桐乡、淳安、建德、天台、龙泉、莲都、缙云、安吉、海曙、仙居、乐清、瑞安、江山、开化等43个县（区）的山区或半山区，种植面积约占全省总面积的90%。全省建成近30万亩标准化、规范化生产基地，50个主导产业示范区和精品园；铁皮石斛、薏苡、山茱萸、温郁金等5个生产基地通过国家GAP基地认证。省中药材产业协会组织评定了50家“浙江省优质道地药材示范基地”，24家A、AA、AAA级“浙江省铁皮石斛生产基地信用等级基地”，为全省中药材规范化基地建设树立了典范。现将淳安县、磐安县、乐清市、桐乡市及丽水市、衢州市等保护和发展道地中药材的工作举措与对策建议介绍于后，供各地交流学习和借鉴。

一、淳安县中药材产业发展措施及成效

童健全　　张　薇

（淳安县中药材发展服务中心，浙江　淳安　311700）

摘　要　淳安中药材种植历史悠久、资源丰富，道地药材“淳六味”蕴藏量丰富。淳安县采取政策扶持、发展基地、科技创新、市场引导以及精深加工等措施促进中药材产业健康、持续发展。针对中药材发展出现的“缺加工、缺信息、缺集聚、缺技术”等问题，提出健全服务体系、强化主体培育、推进基地建设、提升道地药材品牌等措施，探索“淳味”中药材的发展模式。

关键词　淳安　中药材　产业发展

（一）产业发展总体概述

2015年，淳安县中药材生产面积83 900亩，总产量5 981吨，总产值2.21亿元；2016年生产面积83 915亩，总产量5 090吨，总产值2.358亿元；2017年种植面积109 060亩（投产面积9.02万亩），总产量6 179.9吨，产值36 879万元，详见表2–1。

表2–1　中药材产业主要生产经济指标

主要经济指标	单位	2015年	2016年	2017年
种植面积	亩	83 900	83 915	109 060
单产（干品）	千克/亩	71.3	60.7	59.68
总产量	吨	5 981	5 090	6 179.9
总产值	万元	22 100	23 580	36 879
亩产值	元	2 634.1	2 810.0	3 381.5

在2015—2017年，全县中药材产业在县委县政府的高度重视下发展迅速，面积与产值持续稳定增长，增幅较大的品种有：覆盆子种植面积由2015年的2 000亩增加到2017年29 000亩，产值增加约14 516万元；黄精种植面积增加6 250亩，产值增加3 458万元。随着产业进一步发展，种植品种结构不断变化，除覆盆子、黄精等品种种植面积增长以外，也有部分品种种植面积减少（由于菊花连作障碍等原因，种植面积不断减少）：贡菊种植面积减少6 500亩，产值减少5 700万元，老鹳草、薄荷等特色草本药材，面积减少1 440亩，产值减少635.6万元。全县中药材生产品种主要受市场价格波动影响，并且以本地适栽品种为主。

山茱萸：生产面积4.15万亩，年产量500吨以上，以农村散户种植为主。有2000多年栽培历史，为全国3个山茱萸栽培基地县之一，主要产区以临岐、瑶山、屏门、王阜、威坪等乡镇为主，其中临岐镇2002年被浙江省列为“浙江省山茱萸之乡”。“淳萸肉”以其粒大、肉厚、质柔之品质著称，但生产粗放，效益低。由于较长阶段萸肉价格不稳定，价格偏低，如2016年每千克单价16元，2017年每千克单价30元，农户采摘效益低，积极性不高，实际采收面积约占50%。

白花前胡：生产面积1万余亩，年产量约1 500吨，以农村散户种植为主。“淳胡”以根黑柔软、头大尾长、粗壮味浓而见长著称，主要产区以王阜、临岐、左口等乡镇为主。近几年来，前胡价格保持在较高的水平，生产效益较稳定，如2016年单价每千克42元，2017年底上升至每千克50元，受价格拉动，全县前胡种植面积保持稳定并略有增加。

覆盆子：多年生木本药材，淳安种植历史悠久，野生资源丰富，生产成本低，效益好。种植品种主要是华东掌叶覆盆子，主要栽植于山地，采收青果作药材为主，也有部分栽植于田地，用于休闲观光采摘。生产模式以散户为主，合作社及家庭农场经营为辅。2016年覆盆子价格上涨至每千克170元，种植面积涨至5 000亩，2017年市场价格维持在每千克290元左右，种植面积增加至29 000亩。

（二）产业发展主要措施及成效

1. 出台产业政策

2015年，县政府出台了《淳安县人民政府关于加快生态农业产业发展的实施意见》（淳政发〔2015〕6号）文件，对新发展或提升改造的中药材产业基地连片50亩以上给予相应的补助，该政策出台对连片的中药材基地发展起到推动作用，但对于中药材发展的短板——种苗、加工等并未涉及。县委县政府高度重视中药材产业的发展，2017年县政府出台《淳安县人民政府办公室关于扶持林下种植业发展的若干意见》（淳政办发〔2017〕21号），对林下种植中药材符合文件规定的每亩补助600元。除了林下种植中药材给予补助外，2017年9月县政府出台《淳安县人民政府关于进一步促进生态农业产业发展的实施意见》，对中药材发展从种子种苗、基地种植、生产加工、良种保护全生产链给予补助。

2. 发展产业基地

2016年7月，临岐镇申报浙江省中药材特色小镇建设，旨在将临岐镇打造成为集生产种植、加工交易、休闲养生、观光体验为一体的中药材产业小镇。2017年临岐镇中药材生产面积约3.5万亩，总产量3 000吨，产值约3个亿。2015—2017年，全县共立项实施省、市级主导精品园、示范园4个，总面积780亩，种植产品均为铁皮石斛，产量共40吨，产值约2 250万元，建设枫树岭镇无公害黄栀子基地一个，面积850亩，产量127.5吨，产值191.25万元。

3. 推进科技创新

（1）种质资源情况。据1986年淳安县中药资源普查，全县具有药用价值的动植物有1 677种，其中植物类1 510种，动物类167种，现已开发利用的有420种《淳安县药用动植物名录》。道地药材主要有山茱萸、前胡、覆盆子。据史料记载，早在2000多年前的汉代，临岐一带就盛产山茱萸，光绪年间的《续撰淳安县志》写到“山茱萸产邑北九都十都，藩岭者为道地”；前胡在唐代就有种植，明代早期的《救荒本草》写到“前胡，……孟、越、衢、婺、睦等州皆有”。覆盆子种植在宋代就有记载，据宋·苏颂《本草图经》记载：“覆盆子旧不著所出州土，今并处处有之，而秦吴地尤多”，淳安旧属吴地。

（2）种子种苗生产情况。品种主要局限于铁皮石斛和白及两个品种的组培苗（表2-2）。

表2-2　淳安县种子种苗生产企业

企业	种苗品种	良种覆盖率（%）	种业产值（万元）
浙江方鼎生物科技有限公司	铁皮石斛	100	50
杭州千岛湖逸之园生物科技有限公司	铁皮石斛	100	30
淳安县竹源铁皮石斛有限公司	铁皮石斛	100	30
杭州美澳生物技术有限公司	铁皮石斛	100	100
浙江科兰农业开发有限公司	铁皮石斛、白及	100	300

（3）新品种、新技术、新模式示范。2016年组织开展了白及、黄精林下种植，三叶青根器及林下栽培试验，探索适宜中药材生产的种植技术；2017年开展三叶青、重楼、前胡等野生品种人工栽培试种，建立种质资源保护基地。组织开展了农民技术培训，推广覆盆子、黄精等品种的规范化栽培技术，推广中药材绿色防控技术，提高种植户的生产水平和安全生产意识。推广药粮套/轮种、经济幼林、果园套种等种植模式，提高单位复种指数和产出效益，促进粮药双丰收，实现农民增产致富。其中药粮间套/轮作技术主要有：前胡/春玉米2 000亩，春玉米/贡菊700亩，薄荷—单季稻200亩，西红花—单季稻50亩，浙贝母—番薯100亩。经济幼林套种技术主要有：山核桃幼林套种前胡5 000亩，套种黄精3 000亩。果园套种有：猕猴桃套种三叶青100亩，桃树套种白及100亩。

4. 精深加工

2016年引进浙江敬存仁生物科技有限公司，公司位于王阜乡新合村，是一家以金紫尖菊花、黄精、覆盆子等产品种植、加工、贸易为主体的富民惠农企业。主要产品包括紫菊茶、雪梨膏、杞菊膏等。2017年，该公司建设中药材种植和紫菊育苗基地500余亩，与淳安千岛湖新源野菊花专业合作社农户签订紫菊合作协议，解决附近村民就业110余人，收购当地各类中药材140余吨，有效增加了农户的收入，在助农增收和带动产业发展等方面做出了较大贡献。

5. 安全生产

制订了7个标准，其中浙江省地方标准《无公害山茱萸栽培技术规程》1个；杭州市地方标准《无公害药材黄栀子》《无公害薄荷》《无公害食品　饮用贡菊》《掌叶覆盆子生产技术规程》4个；淳安县地方标准《无公害前胡生产技术规程》《无公害吊瓜技术规程》2个。

6. 品牌建设

全县拥有省级著名商标2个，分别是枫树岭中药材专业合作社的“千岛时珍”和美澳生物科技有限公司的“美得亨”品牌。2017年，县委县政府高度重视中药材产业发展，并开始针对山茱萸、前胡、覆盆子三个道地药材品种申报地理标志农产品，截止目前为止，覆盆子地标产品申报已完成专家评鉴，并形成申报材料提交省农业厅审核。

7. 文化宣传

2017年，在临岐镇举办“中国浙西（千岛湖）首届中药材交易博览会”，博览会共邀请了450家全国各地的药企参展，参展人数达到2 000余人。同时，省中药材产业协会四届二次理事会在千岛湖召开。

8. 社会化服务

2015—2017年，县中药材产业协会共组织相关工作人员参与科技下乡活动10余次，发放技术资料千余份。举办中药材产业培训3次，培训500余人次。

（三）产业发展过程中的主要问题和建议

淳安县是浙江省中药材资源大县和生产大县，但却是一个中药材产值的弱县，综观全县中药材产业存在的主要问题，概括起来有“四缺”，即“缺加工、缺信息、缺集聚、缺技术”。

1. 缺加工

全县中药材产品现在90%以上都是以原料药的形式出售，生产的中药材主要是靠贩销户销售，中药材生产者根本没有话语权，中药材产业链短，附加值低，缺乏竞争力。

2. 缺信息

淳安中药材生产者，绝大多数是难以离乡的农民，受年龄、文化程度、技术、资金、土地等多因素限制，中药材种植有一定的盲目性，对种植什么样的中药材大多是人云亦云，缺少自己的判断，因此没有很好的销路。缺少对中药材市场信息的收集、整理、判断能力和条件，没有形成与药企（药企代理商）签订单的方式组织生产的以销定产的生产方式。

3. 缺集聚

尽管全县山茱萸、前胡、覆盆子等中药材种植的面积大、品质优，但由于缺少龙头企业（或专业合作社）带动、加之农户居地分散、生产主体多、户均生产规模小，技术培管水平差异大等因素影响，真正的中药材产业一村（乡）一品尚未形成气候。道地药材产业集聚程度低，没有形成明显的产地优势。如生产的白花前胡虽被业界称为“淳胡”，以根黑柔软、头大尾长、粗壮味浓深受药企欢迎，年种植面积1万余亩，年产量1 500吨左右，市场占比不高，但由于不是订单生产的，基本上是靠贩销户上门收购，因在干燥技术（前胡烘干温湿度难撑控，产品难以符合《药典》要求）上存在问题，常常被其他产地所假冒，价格难以上去。又如山茱萸，被称为“淳萸肉”，我国三大主产地之一的临岐镇2002年被浙江省列为“浙江省山茱萸之乡”，全县生产面积4.15万亩，受价格巨跌和劳力上涨的双重持续影响，农户生产积极性急剧下降。

4. 缺技术

淳安中药材产业技术力量较为薄弱，其生产主体多为年龄较大，文化程度较低的农民，种植技术力量较为缺乏；在中药材主产区缺少一支县乡村三级中药材技术服务队伍，更是缺少中药材技术方面的领军人才；缺少与省级科研院校中药材方面专家的有效对接；缺少以点带面、辐射带动性强的中药材科技示范点（基地）。

（四）下一步产业发展思路

总体目标：新发展、改造提升淳六味和特色中药材1万亩，全面开展淳六味及特色中药材“十百示范工程”建设，全县新建和改造提升10个连片面积100亩以上规范化高效中药材示范基地；培育100个种植、加工等科技示范大户；在主产区规划建设道地药材种质资源圃和良种繁育基地。

1. 继续加强领导，建立健全产业服务体系

加强政策扶持、保障运行经费、支持人才技术等多个方面强化引导，同时在中药材重点乡镇落实中药材发展领导小组和办公室的发展机制，切实加强产业服务网络体系建设，尽快实现全县规模中药材基地（村）服务体系“三有”目标，即有产业信息联络员、有技术服务人员覆盖和有发展绩效考核。

2. 强化主体培育，不断增强产业发展后劲

以产业化带动的思路推动中药材产业加快发展，特别注重扶持、鼓励道地优势的“淳六味”主要品种开展产业化发展的深入探索，不断优化服务，力争通过联合建基地、定向扶持建基地等方式，加快县内外中药材企业、专业合作社的培育，并不断加强招商引资，抓实项目落地，切实加快中药材的精深加工业发展，增强产业发展后劲。

3. 开展技术服务，不断推进中药材基地规范建设

强化技术和管理人员的业务培训，协助重点中药材乡镇抓好生产技术培训，引导农户加强中药材质量意识，加强主要品种技术标准推广，推动中药材生产肥药双控，组织开展淳六味及特色中药材“十百示范工程”建设，引导道地中药材的规范化种植和规模化发展。全年力争建成10个连片100亩以上的规范化高效示范基地，培育100个种植、加工等科技示范大户；在积极调整品种结构的基础上不断做大中药材优势基地、做精中药材优势产品、做强中药材优势品种。

4. 持续强化宣传，不断提升“淳”味中药材品牌

继续开展产业高峰论坛等大型中药材宣传推介活动，进一步落实中药材的地理标志保护工作，多形式、多渠道开展中药材产业发展扶持政策和示范典型的宣传，鼓励企业、合作社开展技术创新和品牌创建工作，切实加强中药材品牌建设，不断提升“淳”味中药材品牌影响力，以强品牌促强企业。

5. 组织技术攻关，不断促进产业持续发展

质量是中药材的最大竞争力和持续发展的根本，要针对目前覆盆子、前胡等道地中药材的质量控制关键环节，组织生产与初加工环节的技术攻关活动，加快建立质量监督检测服务体系，积极开展道地和特色优势中药材的良种保护与繁育工作，不断促进中药材产业持续发展。

6. 探索产业融合，不断推进康美新业态发展

充分发挥淳安覆盆子、黄精、铁皮石斛等药食同源药材和药用菌类资源等优势，以临岐中药材市场和中药材特色小镇为重点，结合淳北中药材省级示范园区的建设，选择2~3特色中药材基地和一批有中药养生、药旅融合发展意愿和实力的业主，通过政策优惠、项目扶持、市场引导等办法，切实加快具有广阔市场前景的中药功能性食品、药膳系列产品和休闲体验项目开

发，不断完善中药材特色小镇、中药材特色乡村的生态旅居配套功能，初步建成1~2个产业融合发展的康美中药材示范小区，推进全县康美中药材新业态的发展，提升中药材产业的附加值，进一步推动农民有效增收。

7. 推进产品加工，不断提高产业附加值

在中药材生产重点乡镇，重点村建立一批产品初级加工点，对道地药材进行初加工，提高产品附加值。通过招商引资，引进一批大中型药企，开发中药产品，提高中药材产业抵御市场风险能力。

全年发展情况预测：

预计2018年全县中药材生产面积将达到11万亩左右，种植面积较大的预计有：覆盆子，2017年种植面积2.9万亩，目前市场价格持续在每千克250~300元，因此预计2018年覆盆子种植面积将进一步增加；前胡，适宜在山地或林地种植，且种植成本低，技术简单，近年价格在每千克45~50元，预计2018年种植面积增加。

近年，县委县政府高度重视中药材产业发展，2017年出台新一轮产业政策，对规模基地、普通散户、良种繁育、产品加工等各方面进行补助，将极大的提高农户种植积极性，扩大种植面积，实现中药材产业从出售初加工产品向精深加工产品跨越，通过农旅结合等，提高产业附加值。

二、余杭区中药材产业现状、发展举措与建议对策

黄锡志　　施鸿鑫

（余杭区农业技术推广中心，浙江　余杭　311104）

摘　要　余杭区中药材种植历史悠久、资源丰富，目前中药材是余杭区的一个较为特殊的产业，所占比例很小但具有一定特色。全区种植的中药品种有铁皮石斛、三叶青、百合、金银花、红豆杉、厚朴等。近年来，余杭区中药材发展通过政策引导、科技创新推动了几种特色中药材发展，针对产业发展过程中出现问题，本文提出了通过建立标准、完善基地建设等发展对策。

关键词　余杭　中药材　发展

（一）产业发展总体概述

中药材是余杭区的一个较为特殊的产业，所占比例很小，但具有一定特色。全区种植的中药材品种有铁皮石斛、三叶青、百合、金银花、红豆杉、厚朴等。其中种植面积较大的有：铁皮石斛、三叶青和红豆杉。2015—2017年全区中药材种植面积分别为1 944亩、1 638亩和1 676亩；总产量分别为570吨、269吨和266吨；总产值分别为1 957万元、3 468万元以及3 977万元。道地药材销售主要渠道有与知名的医药公司签订合同收购，在大型网络平台线上销售以及与保健品专营合作直销等等。

表2-3　余杭区2015—2017年中药材产业主要经济指标

主要经济指标	单位	2015年	2016年	2017年
种植面积	亩	1 944	1 638	1 676
单产（干品）	千克/亩	293	164	158
总产量	吨	570	269	266

（续表）

主要经济指标	单位	2015年	2016年	2017年
总产值	万元	1 957	3 468	3 977
每亩产值	元	1 006	2 117	2 373

（二）产业发展的主要措施及成效

1. 产业政策推动

近年来本区出台了一系列优农惠农政策扶持产业发展，将上规模上档次基地认定为余杭区现代农业园区，并享受专门的政策扶持，达到家庭农场规模的基地积极引导业主申报家庭农场相关政策等等。例如余杭径山创耀铁皮石斛种植园区不仅得到区级现代农业园区项目资助，还积极引导业主申报并完成了2016年余杭区省级财政农业专项资金储备项目；杭州三叶青农业科技有限公司完成了区级2016年现代农业园区建设。通过一系列产业项目建设有力地促进了产业发展。

2. 产业基地建设

（1）特色小镇建设。2015年浙江物产集团选址大径山长乐林场打造以养老养生为主题，融合生态养老、医疗康复、健康度假三大功能为一体的高端生态养老养生度假小镇——创龄小镇；创龄中草药基地作为小镇配套的一个养生旅游项目，基地利用林场的生态优势，以栽种仿生态铁皮石斛为主，其他中草药为辅，目前已建设基地300亩。

（2）规范化基地建设。目前本区已建成中草药规范化基地两家，分别为百丈三叶青基地和径山创耀铁皮石斛基地。杭州三叶青农业科技有限公司拥有自有三叶青产育基地550亩，其品种为道地浙江种，2017年被评选为"浙江省道地优质中药材示范基地"，现已带动浙江省内贫困户种植三叶青450亩，并且将在2018年以扶贫的方式完成缙云等地合作基地的开拓，合作基地将达1 200亩以上。杭州创耀铁皮石斛基地拥有基地580亩，目前主栽品种为圣兰8号；基地总投资近3 000万元目前已全部完成了基地建设。

3. 科技创新驱动

科技创新是企业内在的驱动力。近年来，一直通过园区建设、产学研合作等方式支持企业加快转型升级。例如杭州创耀农业科技有限公司通过园区建设以及省现代农业发展资金项目建设等方式壮大企业发展。杭州三叶青农业科技有限公司独立研发三叶青人工种植方法专利，解决了国内人工种植浙江三叶青存活率低、块根产量低、栽培管理难等难题；公司还独立承担了2015版《浙江省中药炮制规范》三叶青部分的修订，制定并报批发布了杭州市地方标准规范《三叶青生产技术规程》；另外公司还通过与浙江理工大学、浙江大学进行产学研合作加快三叶青高科技产品研发，企业发展势头良好。杭州怡诚实业有限公司致力于铁皮石斛育苗技术研发，通过与浙江大学等科研单位合作，研发原生质体悬浮培养繁育技术，目前课题已进入中期，如试验成功可大大降低种苗培育成本，并且有利于提高种苗品质。

（三）产业发展过程中的主要问题

中药材产业近年来虽然发展较快，但由于规模较小也遇到了不少困难。

1. 农技人员及专业人才较为缺乏

目前中药材方面农技人员仅1名还身兼数职，服务力量较为薄弱；企业的专业人才也较为缺乏，真正懂技术懂管理的人才很少。

2. 缺乏针对性政策

全区中药材产值占整个农业产值比例较少，一直未出台专门针对中药材产业扶持政策。

3. 产品特色不够突出

铁皮石斛产值在整个中药材产业中所占比重近70%，但由于受制于整个铁皮石斛产业不景气影响，存在着产销过剩现象，比较效益不明显。

（四）产业发展建议及思路

1. 建立和完善中药材标准示范基地

目前全区种植面积较大的中药材主要有三叶青、铁皮石斛、百合等。在今后的工作中要按照“区域化布局、科学化管理、规范化生产、集约化经营”的要求，采取规模种植为主，分散种植为辅，建立中药材标准化基地。做优做强百丈三叶青浙江省道地优质中药材示范基地；完善径山创耀铁皮石斛基地建设，积极申报浙江省道地优质中药材示范基地。加强本地有影响力中药材如三叶青、百合培育，因地制宜，将中药材的种植生产向优势区域集中，实行规模化种植，形成专业化水平较高的中药材种植区域。

2. 因地制宜发展林下套种模式

本区西部山区森林覆盖率高，土地资源有限，人均耕地面积少，山地资源较为丰富。近年来随着林下经济的兴起，积极引导企业及林户利用林地资源优势，因地制宜试种中药材；目前主要有长乐林场与物产集团合作开发养生谷项目试种铁皮石斛及白及面积已达300余亩；杭州三叶青农业科技有限公司拟与当地农户合作套种三叶青，同时引导山区农民利用当地野生药材如白及、七叶一枝花等品种开展经济林下套种，增加产出效益，为山区农民致富提供新的途径。

3. 进一步增强技术交流与合作

鼓励和引导中药材企业、专业合作社与省市科研院所、大专院校加强合作，从品种的选育、栽培技术、附加产品的开发、加工技术等方面进行研究，通过制定标准，实施标准化生产。继续支持三叶青种植企业加大产学研合作力度，加大产品有效成分分析，延长产业链，提升产业的附加值；起草制定行业生产标准，目前铁皮石斛已采取浙江省行业标准生产，如三叶青区级标准已制定发布，下一步将加大力度制定其他产品相关标准，做到生产有标可依，引导行业健康发展。

4. 加大产业政策扶持力度

加大财政资金对中药材产业支持力度，每年都安排一部分高新农业资金支持规模化有前景的农业企业，全区的中药材企业目前正按规模化布局，争取列入规模化扶持园区。积极向上级争取资金、项目扶持，用好国家、省市中药产业化和现代化发展的有关政策，做好项目申报工作。通过多渠道筹措资金、增加投入，推动中药材产业健康发展。

5. 加强培训，提高中药材产业科技水平

目前中药材产业偏小、经营主体偏弱，营销体系也不够完善，种植户种植水平参差不齐。在今后的工作中应加强调研，有针对性进行培训解决生产、加工、销售等各个环节上遇到问题，逐步提高中药材产业科技水平。

三、桐乡市杭白菊产业发展情况与对策建议

周建松　冯明慧

（桐乡市农业技术推广服务中心，浙江　桐乡　314500）

摘　要　杭白菊是桐乡市农业传统特色产业，种植历史悠久，产业化程度较高。桐乡市农业等部门对桐乡杭白菊采取了政策扶持引导、科研支撑、产业宣传及品牌创建等措施建设杭白菊产业，取得明显成效。针对劳动力短缺，效益相对偏低、同质竞争、高附加值产品缺乏等问题，提出采用省工栽培、行业自律、维护地理标志，打造特色品牌，促进产业健康发展。

关键词　桐乡市　杭白菊　发展

桐乡杭白菊是著名中药材“浙八味”之一，具有清心解渴、散风清热、平肝明目等功能，长期泡饮能增强体质，轻身延年，已有300多年的栽培历史。在国内外市场已有较高的知名度。本文通过了解桐乡市主栽中药材杭白菊生产发展现状，总结近年来产业发展的主要措施和成效，并就存在的问题提出一些对策和建议，以促进中药材产业健康平稳发展。

（一）概述

桐乡市中药材品种单一，近年来杭白菊种植占比99%，其余中药材极少种植，据2015—2017年统计数据来看，种植面积基本稳定在5万亩（见表2-4）。2017年桐乡市中药材总面积50 750亩、总产量9 131吨，以杭白菊为主，其他只有铁皮石斛、半夏、杜瓜等百余亩面积。

2017年，桐乡市杭白菊面积微增，为5.05万亩，比上年同期5.008万亩，增0.8%；杭白菊平均亩产量（干品）180.1千克，每亩产值8 932.7元。

外地白菊花种植面积逐年增加，在传统江苏盐城、湖北麻城、山西运城三个种植区形成稳定生产规模，新种植区域山东、河南、安徽等也有很大发展，全国范围的白菊面积15万亩以上。2017年受天气影响较大，种植期遇高温，雨水偏少，6月下旬入梅后雨量集中，且持续时间长。7月初至8月的连续高温晴天，9月下旬至10月中旬连续阴雨，10月中旬开始到采收前期以晴天为主，总体病虫害属轻发，且采摘天气较好，杭白菊品质较好。2014—2016年杭白菊收购价格稳中有降，2017年有所恢复，价格较上年增长，胎菊每千克约12.5元，朵花每千克6.8元，分别增加11.6%和21.4%。鲜花收购价分别比江苏盐城及麻城高出50%以上、比运城高20%~25%。经调查，杭白菊亩产干花约120千克，亩产值5 520元。比去年亩产值4 628.1元，增加19%。生产加工后每千克成本胎菊80~90元，朵花45~50元，相对于外地产干花每千克成本胎菊多数在65元左右，朵花35元以下，桐乡花价格较高。

为了提高本市鲜花加工产能，满足需求，极力推广和普及隧道式烘道，鲜花加工能力提高、产品质量档次上升，减少采摘期间天气的影响。2017年，按照经信、环保部门要求，全部加工企业对燃煤锅炉进行了改造，采用工业蒸汽或天然气、生物质、液化气燃料，减少了大气污染，但加工企业生产成本略有增加。

销售市场仍以广东、福建等南方大中城市为主（湿热天气及消费习惯），出口仍以东南亚华人地区为主。当前药用菊花占比有所减少，而饮用菊市场占有率逐年提高，因此产业更加注重拓展饮品市场销售。受全国白菊花大面积发展的影响，一些非原产地白菊花冒用原产地区域保护品牌“杭白菊”，造成供应量大幅增加，本地菊花销售面临巨大挑战。

表2–4 产业主要生产经济指标

主要经济指标	单位	2015年	2016年	2017年
种植面积	亩	49 000	50 330	50 750
单产（干品）	千克/亩	112.12	180.4	179.9
总产量	吨	5 494	9 079	9 131
总产值	万元	27 350	44 330	45 690
亩产值	元	5 582	8 851.8	9 003
出口额	万美元	1 020	1 120	1 200

注：2016年、2017年按桐乡市统计局统计数核算

（二）主要措施及成效

1. 加强政策保障，引导产业健康发展

杭白菊产业是桐乡市传统优势产业，政府为了鼓励发展杭白菊产业，出台了一系列扶持政策，引导杭白菊产业健康发展。主要涉及到下面几方面。

（1）对符合产业发展规划的主导产业示范基地内开展基地建设，按照竞争性分配原则，经立项后，按其基础性设施和生产性设施设备实际投资额的25%~35%，限额150万元给予奖励。按照竞争性分配原则，对签约土地流转承包经营合同5年以上，新建成连片15 000平方米以上的单体标准钢管大棚基地给予每平方米7~9元奖励；对于新建连片4 000平方米以上的标准连栋大棚给予每平方米20~25元奖励；对于新建连片500平方米以上的玻璃温室给予每平方米220~260元奖励。

（2）对新增收购本地农产品为原料的先进加工设备或引进购置现代新型成套精深加工设备，投资在20万元（含）以上的农业龙头企业、示范性农民专业合作社，给予投资额20%~30%限额100万元的奖励。

（3）符合农业产业发展导向，不享受农产品精深加工项目的，当年度新（扩）建、技术改造投资额在50万元以上（不包括土地征用费用）的农业龙头企业、示范性农民专业合作社、示范性家庭农场，按投资额的3%~5%给予奖励（单个最高限额50万元）。

（4）对列入本市新型农业现代化试点建设或符合智慧农业发展方向，并经市领导小组认定为市级农业物联网基地的智慧农业项目，按单个基地或项目建设的实际投资额，市级（含市级以上补助）按实际投资建设额的30%~50%给予财政补助，单个项目最高补助不超过100万元，镇（街道）财政适当给予配套。

（5）按照竞争性择优原则，对参加当年度由市农业部门组织推荐的国内重点农业展会的主体给予摊位费全额奖励，单个主体限额5万元；对参加当年度由省农业厅和商务厅指定的境外重点农业展会的主体给予摊位费全额奖励和2万以内的人员费补助。

2. 加快示范基地创建，引领产业规模发展

以产业发展规划为引领，实施产业区域布局，在石门、凤鸣、乌镇（原龙翔）三个杭白菊种植比较集中的优势镇先后创建六个示范性基地，以点带面，辐射周边地区，实行重点优势种植区域保护，稳定种植面积，引领产业

规模化发展。

3. 加大科技应用，驱动产业创新发展

（1）建立品种资源圃，强保护，重开发。在桐乡市良种场建立了品种资源圃5亩，收集整理了桐乡市杭白菊品种及全国白菊品种20多个，并得到有效保护和利用开发。

（2）夯实科研基础，抓项目，强合作。参与“十三五”中药材新品种选育科技专项的推广工作，与浙江省中药研究所、南京农业大学、浙江大学、浙江农林大学、中国计量学院等科研院校开展多方面合作。实施“浙江省中药材产业技术项目——杭白菊健康种苗应用”项目，在石门春丽桥建立示范基地面积100亩，2017年10月15日的全省中药材会议上作为示范基地的进行参观考察。建立脱毒育苗杭白菊繁育及推广体系，先后在凤鸣建胜、石门白马塘、春丽桥基地、乌镇翔厚建立了脱毒种苗繁育点。两年共示范种植杭白菊130亩，共增产2 030千克，增收12.82万元。2017年辐射推广面积1 100亩，杭白菊亩产达到122千克，每亩增收650元，共增收71.5万元。

（3）注重技术支撑，选良种，推技术。杭白菊为无性繁殖，主要采用根蘖苗繁育，由桐乡市农技推广服务中心经过多年提纯复壮，选育了早小洋菊、小洋菊，作为目前主栽品种，占全市种植面积的95%，生产种苗由农户自繁自用为主。主推认定品种早小洋菊、小洋菊，搭配种植；主推技术有：抗连作障碍技术、二次压条二摘心技术、病虫害统防统治技术、菊花—榨菜高效栽培模式。

4. 加强体系建设，促进产业绿色发展

联合农经局农安办、推广中心植保站开展了杭白菊生产安全建设：通过实施农产品全产业链安全风险管控（一品一策）、“小品种农药登记”项目在杭白菊的试验、示范、推广。其中在2017年实施：在杭白菊主产区重点5个村：合星村、桂花村、颜井桥村、翔厚村、钱林村全覆盖；叶新、联庄、路家园、单桥、同心等12个示范村及13家杭白菊基地（大户），共实施面积5 465亩，围绕杭白菊病虫害发生与防治、农药残留状况，提出了整体解决杭白菊用药、控制农药残留、促进产业持续健康发展的思路，稳步推进杭白菊特色产业小品种农药的登记，建立一整套生产农业投入品使用、产品加工、储存等各个环节的规范化标准体系。示范效果突出。

另外在三个杭白菊生产基地（新和—阿牛、缘缘、春发）建立质量追溯体系，实行统防统治、统一生产技术、加工、品牌，建立全过程生产质量追溯管理体系示范点，以点带面，逐步推广应用，提升品质和品牌及产品市场竞争力。

目前桐乡市拥有杭白菊加工企业50家，采用杀青、烘干、包装产品，加工能力达1万吨。通过不断开发新产品、改进加工工艺。从传统的饼状花到朵菊、胎菊、幼菊新产品研发成功，杭白菊产品一直占据市场高端，引领白菊价格趋势。加工方式从传统饼花蒸制晒制，到微波、蒸汽杀青，烘房干燥，到自动蒸汽杀青流水线、大型隧道式烘道，加工能力成倍增长，产品质量明显提高，产业化经营发展较快。

为了规范杭白菊生产、加工、销售的各个环节，确保产品质量，适应国内外市场对产品的需求，建立了杭白菊标准化体系。目前，杭白菊主要有国家《地理标志产品　杭白菊》（GB/T 18862—2008）、桐乡市地方标准《无公害食品　杭白菊》（DB330483/T 0004-2014）、《绿色食品　杭白菊》（DB330483/T 016-2014）、省级《桐乡杭白菊联盟标准　杭白菊》[Q/HBJLM-乡市无公害杭白菊标准化栽培管理模式图》《杭白菊标准化栽培技术规程》，从而形成了一个比较完善的杭白菊标准化生产技术标准体系。2017年年底，全市21家企业21个产品国家无公害农产品认证；5家企业建立绿色食品基地2 285亩，14个产品通过绿色食品认证；三家企业建立道地药材基地1 040亩。

5. 深挖文化价值，促进产业品牌提升

近年来，全市进一步加大杭白菊区域公共品牌宣传，挖掘杭白菊文化价值内涵，大力培育一批企业在不同用途、不同消费市场的高、中、低系列子品牌，创建一批符合市场需求的高端高附加值的品牌，努力提高具有高附加值产品的比例，带动提升产业的整体价格水平，促进农民增收，同时，鼓励生产经营单位参加国内外食品药品、农展会、博览会、农交会等展会，通过杭白菊产品的展示、展销、推介、宣传，进一步提高杭白菊在市场上的知名度。1999年桐乡市被农业部命名为“中国杭白菊之乡”，2002年被认定为“全国园艺产品出口示范区”，通过中国质检总局“原产地域保护品种”认定，2007年通过中国工商总局的地理标志产品“证明商标”。桐乡杭白菊在2010年入列中国农产品区域公用品牌100强，品牌价值6.83亿元；2016年被评为浙江农博会“十大区域公共品牌农产品”。

据统计，目前全市杭白菊加工企业50家，拥有浙江省农业龙头企业1家、国家级示范性合作社1家、嘉兴市农业龙头企业7家。拥有“三百年留香”“春发”“凤鸣”“圣富德”“同新”“缘缘”6个浙江省著名商标，以及“缘缘”“凤鸣”“圣富德”3个浙江省名牌产品称号。

（三）存在的问题

1. 劳动力短缺，种植效益偏低

农村劳动力短缺，制约了杭白菊生产种植发展。杭白菊产业是劳动密集型产业，全季每亩需用工在40工以上，农村从事农业生产劳动力主要是高龄人员为主，特别是杭白菊采摘期集中用工量大，适时采收与季节用工矛盾突出，制约了生产的适度规模化的发展；生产用工、物化投入等生产成本不断上涨，收购价格没有上涨，造成种植效益与农户期望收益存在一定差异，影响了农民种植积极性。

2. 外地菊花市场冲击

外地白菊种植面积扩大迅速，价格冲击较大。由于杭白菊适应性广，较易引种成功，近年来，从桐乡引种的江苏盐城、湖北麻城、山西运城、安徽亳州、河南禹州和山东南部等种植区域迅速发展，其土地及劳力成本较低，且没有其他高效主导产业，同质化竞争激烈，价格冲击突出。

3. 杭白菊行业自律有待加强

桐乡市杭白菊经营、加工、销售等经营主体较多，具有较强的产品加工能力和完善的销售网络，大量外地白菊由桐乡企业收购加工销售，存在着经营销售无序竞争、以外地白菊打原产地杭白菊区域品牌销售、以次充好等现象，严重影响了杭白菊品牌形像。

4. 药典奎宁酸的限度偏高

药典奎宁酸的限度偏高，影响产业持续发展。中药标准中国药典2010版发布以来，杭白菊加工企业普通反映，产品销售给中药企业，经检测后约有40％的批次，因低于中国药典规定的主要成分之一指标3；5-O-二咖啡酰基奎宁酸的限量标准，无法销售，严重影响了桐乡杭白菊产品正常经营和产品传统良好的市场的信誉，有待争取中国药典修订解决。

5. 高端高附加值产品发展有待突破

杭白菊产品从成功开发胎菊、幼菊和发展饮用市场以来，拓展了精包装的旅游、饮用高端高附加值产品，提高了整体产业价值和效益，但近年来，高端高附加值产品市场徘徊不前，销售比例难以提高，有待进一步加强开发和品牌培育，以突破发展瓶颈。

（四）产业发展对策

1. 探索省工栽培

继续探索杭白菊省工栽培，分别开展了杭白菊扦插苗试验和黑膜抑草试验，对已经取得成效的方法和技术进行推广示范，利用创新栽培方式和采收方法，达到省工增效的目的。

2. 启动"桐乡杭白菊"地理标志产品认证

为巩固桐乡杭白菊市场知名度和产品声誉，2017年，启动"桐乡杭白菊"农产品地理标志产品认证工作，在原有"原产地保护"的基础上，努力扩大"桐乡杭白菊"地域公共品牌的影响力和产品附加值，促进杭白菊产业健康发展。目前，认证工作已通过感官品鉴会鉴定，下一阶段的申报工作，正在有序推进中，预计2018年完成此项工作。

3. 注重农业标准化生产技术和农产品质量安全

为了规范杭白菊生产、加工、销售的各个环节，确保产品质量，适应国内外市场对产品的需求，继续完善杭白菊标准化生产体系。

继续加强杭白菊农业标准化生产技术的指导培训，大力推广绿色生态栽培技术。稳步推进杭白菊特色产业小品种农药的登记，围绕杭白菊产业特点、病虫害发生与防治、农药残留状况，提出了整体解决杭白菊用药、控制农药残留、促进产业持续健康发展的思路。

4. 争取中国药典对杭白菊限量指标的修改

2016—2017年市农经局定点规范采样收集了2015年、2016年菊花样品，经省食品药品检验研究院进行系统检测分析，其中25批次低于药典限度，占总批次的42%，于2017年提交"浙江省食品药品检验研究院关于要求修订中国药典菊花含量限度的请示"上报国家药典委。并于当年由桐乡市政府组织，桐乡市农业经济局、桐乡市食品药品监管局承办"杭白菊药典指标恳谈会”，会议邀请了国家药典委综合处副处长、国家药典委首席专家等，实地考察与听取汇报，原则上同意对杭白菊指标偏高的提议，在实验数据的基础上，对国家药典的标准修改列入药典委的讨论修改备案，争取早日完成修改。

5. 加强杭白菊行业自律，努力开拓市场

杭白菊生产、加工企业要增强杭白菊公共品牌意识，自觉维护公共品牌形象，严格按照杭白菊原产地地域保护产品管理的要求，开展产品加工、市场销售，做到诚信经营；有关部门加强宣传、监督和管理，维护市场经营正常秩序。同时创新营销模式，拓展消费市场，提高高端产品销售比重，加大国际市场销售，从传统的东南亚市场，拓展到欧美市场，进一步扩大出口。

四、磐安县保护和发展道地中药材举措与对策建议

宗侃侃　　张岑容

（磐安县中药材研究所，浙江　金华　322300）

摘　要　磐安中药材种植历史悠久、资源丰富，是道地药材“浙八味”和“磐五味”主产区。磐安采取政策扶持、科研支撑、市场引领以及品牌创建等措施发展道地中药材，取得明显成效。针对种质资源退化、种植规模萎缩、市场竞争力不强等制约问题，提出“科技兴药”“质量兴药”“融合兴药”建议措施，积极构建“道地药材＋”中药产业融合发展模式，创建“磐安道地精品药材”品牌。

关键词　磐安　中药材　发展

磐安是“中国药材之乡”，也是全省最大的中药材主产区，中药材产业是磐安县的传统优势产业。本文通过了解当前磐安县中药材产业发展现状，总结近年来的产业发展成效，分析存在问题，并提出磐安中药材产业提升发展对策建议，以确保中药材产业持续稳定发展。

（一）磐安县中药材产业发展概况

磐安中药材种植始于唐，兴于宋，有着1100多年的悠久历史。据明《[隆庆]东阳县志》等史料记载，磐安传统的道地药材有白术、玄参、元胡、白芍、贝母（东贝）、玉竹6味，药农传统种植或引种的还包括白芷、天麻、丹皮、前胡、太子参、鸢尾、半夏、桔梗等40余种。全县有药用植物1 219种，种类数量占全省的68％，“浙八味”中的白术、元胡、玄参、浙贝母、白芍主产于磐安，俗称“磐五味”。磐安境内大盘山自然保护区是全国唯一

以药用植物种质资源为主要保护对象的国家级自然保护区；“江南药镇”是全省唯一以中药材为基础产业的省级特色小镇；浙八味药材市场是长三角地区硬件设施最好、交易面积最大的中药材集散地。据2015—2017年统计来看，磐安县中药材种植面积、产量、产值均有所增长（表2-5），发展势头良好。2017年，磐安县中药材种植面积7.47万亩，总产量1.90万吨，总产值5.45亿元，占全县农林牧渔总产值的32.4%；从业人员6.8万人，占全县总人口的三分之一；农民收入的三分之一来自中药材产业，在新渥、冷水、仁川等重点乡镇，中药材收入占农民收入的比重达到70%以上。主要种植品种包括浙贝母、元胡、白术等传统道地药材及铁皮石斛、三叶青、灵芝、白及等珍稀药材，其中浙贝母种植面积为1.35万亩、元胡7 000亩、白术3 000亩，铁皮石斛等珍稀药材2 000亩。自2016年起，受市场行情影响，覆盆子种植面积增长较大，全县面积已超过5 000万亩。近年来，磐安依托“药乡”独有的生态资源，加强政策引导、科技支撑，以“磐五味”中心品牌为引领，以“浙八味”药材市场为引擎，以“江南药镇”特色小镇为平台，努力打造全域“中医药健康养生园”，推动“药乡+药市+药镇+药园”四位一体融合发展。

表2-5 磐安县2015—2017年中药材产业主要经济指标

主要经济指标	单位	2015年	2016年	2017年
种植面积	亩	73 600	74 600	74 700
单产（干品）	千克/亩	243	250	254
总产量	吨	17 914	18 653	19 000
总产值	万元	52 400	52 300	54 700
亩产值	元	7 120	7 010	7 323
出口额	万美元	782	588	620

（二）保护发展的主要措施及成效

1. 政策扶持，引导产业发展

中药材是磐安传统优势产业，磐安曾先后成立磐安县中药材生产办公室、磐安县中药材市场培育办公室等中药材管理机构。2018年7月，磐安成立“县中药产业振兴发展领导小组”，由县长任组长，分管副县长任县中药产业振兴发展办公室主任，并抽调农业局、科技局、市场监管局、卫计局等相关部门人员集中办公，负责全县中药材产业振兴发展的顶层设计、宏观指导、统筹规划、政策制定等工作。自2013年起，磐安已连续多年出台扶持现代农业发展政策意见，每年安排2 000万元以上专项资金用于扶持中药材等主导产业发展。对珍稀药材种植、经营主体培育、土地流转、基础设施、加工机械、品牌宣传推介等方面均给予一定的资金补助。如2014年开始实施的磐安县好溪中药材特色园项目，每年安排项目资金600万元，用于扶持中药材种植栽培基地、绿色初加工示范点及物流仓储功能区建设。另外在科技、工业、旅游政策上对支持中药材科技创新创业平台、引进中药材生产投资项目及发展中药材休闲观光基地都提出了相应的扶持意见。

2. 科研支撑，开展项目实施

磐安县中药材研究所是省内最早成立的县级中药材研究机构，在“磐五味”道地药材基础研究方面走在全省前列，选育了“浙胡1号”“浙贝1号”“浙术1号”等多个道地药材新品种。近年来，先后成立了省中医药研究院磐安分院、省中药材研究所磐安分所、金华农科院磐安分院等科研院所，建立中药材产学研合作平台8个、科研教育基地6个、企业技术研发中心3个，承担省级以上科技项目23项。2016年以来，磐安县开展省特色农产品全产业链安全风险管控（“一品一策”）铁皮石斛、浙贝母项目实施，参与制订了省行业团体标准《铁皮石斛主要病虫防治用药建议》和《浙贝母主要病虫防治用药建议》；承担《中药材高效间套作技术示范》和《中药材产地绿色初加工技术》2个中药材产业技术团队项目，并于2017年5月承办了省中药材新技术新模式现场观摩培训会；同年12月，磐安县中药材研究所申请开展浙江省中药材种质资源圃项目建设，计划收集浙产道地药材和珍稀药材种质资源2 000份以上，并将打造成集资源科研、物种保存、科普教育、科技开发、休闲观光为一体的综合示范基地。

3. 市场监管，加强品质管控

自2010年起，磐安在全国率先开展禁止滥用硫磺熏蒸中药材专项整治工作，每年在浙贝母等中药材产新期出台禁硫工作方案，组建禁硫工作队伍，召开监管工作会议。连续2年与宁波市海曙区跨县市合作开展中药材禁硫行动，合力打造无硫中药材市场。县政府出台相关政策，加快建设集仓储、冷藏、烘晒为一体的中药材无硫生产加工点建设，进一步引导和规范中药材产地加工行为。8年来，磐安县累计投入财政资金1.5亿元，建成11个中药材产地集中加工储存示范点和“浙八味”中药材质量检测中心，打击销毁劣质中药材8吨，并建立“互联网 +道地药材”追溯平台。现正在筹建“江南药镇中药产业质量联盟”，通过加强行业自律，确保实现中药材产地绿色加工、流通、储运，保障中药材质量安全。

4. 药镇建设，促进产业集聚

磐安县“江南药镇”自2015年开始创建以来，围绕“中医药大健康产业”这个核心，按照“做优一产、做强二产、做精三产”为思路，以原有中药制造产业基础为依托，在产业链的上下游前延后伸和推进产业高位运行跃迁式发展（向智能制造、智慧医疗和养生休闲领域延伸）上下功夫，打造独树一帜的全产业链。2016年度考核获评优秀。截至2017年底，江南药镇完成固定资产投资入6.54亿元（累计23.43亿元），其中特色产业投入5.44亿元（累计13.32亿元），特色产业投入占比达83%；实现工业企业产值43亿元，主营业务收入37亿元；服务业营业收入26亿元，其中特色产业服务业营业收入19亿元，占比73.1%。中医院、“浙八味”药材市场功能提升等重点项目加快推进。投资亿元以上的浙江一方制药、大晟药业主体工程完工；中药材加工园7家中药饮片企业全部完成工程验收，俞同春药业等5家药企通过GMP认证已投产。截止目前，药镇范围内已入驻各类中药制药、配方颗粒、饮片加工企业59家、中药保健营销企业574家。2017年，药镇核心区的“浙八味”市场交易额25亿元，同比增长15.5%，游客人数60万，同比增长20%。

5. 品牌引领，提升市场影响力

（1）品牌创建成效明显。磐安拥有“磐安中药材”原产地标记和“磐安白术”“磐安元胡”“磐安玄参”“磐安杭白芍”“磐安浙贝母”和“磐五味”6个证明商标。2010年，“磐五味”地理标志证明商标成功注册；2016年12月，“磐五味”获认定为驰名商标；2017年6月，“磐五味”品牌被评为浙江省知名农产品区域公用品牌；7月，新渥入选农业部第七批“一村一品”示范村镇；12月，磐安先后获评浙江省“磐五味”产业基地和专业商标品牌基地，磐安县中药材产业链被认定为全省示范性农业全产业链；今年8月，首批省特色农业强镇创建对象——新渥中药材特色农业强镇顺利通过验收。

（2）开展品牌宣传。磐安县政府已举办了11届“中国•磐安中药材交易博览会”，已成为全县中药材对外交流提供重要展示平台。近年来，先后举办“海峡两岸中药材及健康产业发展论坛”“磐安—正安中药材产业合作洽谈会”、江南药镇高层论坛、“天地良药万里行”等活动，发布《磐五味中药材》企业联盟标准，评选“新磐五味”（玉竹、天麻、铁皮石斛、三叶青、灵芝），扩大磐安道地药材品牌知名度，提升品牌市场影响力，推动中药材产业发展。

（三）发展过程中的主要问题

虽然磐安中药材产业基础扎实、优势明显、成效显著，但是在发展过程中，不可避免地出现了如道地优势减弱、种质资源退化、种植规模萎缩、品牌影响力弱化、市场竞争力减弱、产业融合不足等问题。

1. 种质资源退化，种植规模萎缩

种质资源是道地药材保护与发展的基础。由于缺少必需的良种繁育体系和生产机构，品种选育工作相对落后，且受传统种植习惯影响，药农种植的药材种源往往自繁自育、自留自用，商品化程度相对较低，多年种植后部分道地药材品种（如玄参、白芍等）出现品质退化情况，种子种苗质量保障难以满足实际生产要求，药农因产量不稳定、效益不明显而弃种。磐安目前中药材种植仍以农户分散经营为主，连片生产规模偏小，基地基础设施薄弱。受中西部地区等外地市场冲击和县内可种植耕地减少、农村劳动力不足、人工成本上涨等因素的影响，白术、玄参两味道地药材萎缩较为严重，种植面积已不足高峰期的十分之一，道地优势有所减弱。

2. 缺少龙头带动，市场竞争力不强

目前，磐安中药产业生产经营企业规模普遍较小，缺少龙头型大企业集团，且带动作用不强，不足以推动当地中药材产业化发展，被动形成“卖药材，买药材”的单一模式。产业集中度不高，各自独立经营，无序竞争时有存在，难以形成集群优势，没有形成规模效益。另外由于“单家独户”的种植模式，造成中药材种植不够规范，生产加工水平不高，“磐五味”品牌产业化不强。中药产品结构仍较为单一，特色优势品种少，主要销售以初级农产品为主，主导产品的优势不明显，产品附加值低，资源优势难以转化成经济优势，影响了产业化形成和发展，造成磐安道地药材的市场竞争力不强，优质优价未能得到体现。

3. 资源利用率低，三产融合不足

磐安县道地优质的中药材资源开发利用率偏低，当前整个中药材产业基本还局限在原药材的种植和购销上，主要以销售地产原材料初加工产品为

主，精、深加工中药材产品少，无法形成有效的市场认知和规模效应。中药产业链条不完善，产业链条短，产业总体规模不大，一二三产有机衔接不够，跨界融合还未成体系，产业化发展水平不高。从三次产业结构内部看，中药农业发展基础虽然扎实，但规模化、规范化种植规模和组织化生产程度仍需提升；中药工业比例偏小，道地药材消耗率低，发展相对滞后；以浙八味市场为龙头的中药商业发展较好，带动周边中药材产业发展的引领作用大；中药与旅游、文化、健康养生等产业的深度融合还未真正形成，产业综合效益有待进一步挖掘。

（四）对策建议

1. 科技兴药，确保磐安道地药材品种优势

整合县内相关科研资源，充分利用与中国科学院昆明植物研究所、省中药研究所、省中医药研究院等单位的战略合作，联合开展浙贝母、元胡、白术、玄参、白芍等磐安道地药材优良品种选育工作；建设浙江省中药材种质资源圃和大盘山珍稀药用植物繁育驯化基地，重点做好种质资源的收集、保存与研发工作，筛选出抗病性强、抗逆性好、品质优、产量高的优良品种；开展磐安县道地药材种子种苗基地建设，全力构建道地良种选育繁育体系，确保良种市场供应，满足磐安道地药材的发展需求。加强磐安道地药材产品的研发，以磐安道地药材为原料，深度开发浙贝母、白术、白芍、玉竹等药材产品，如白术膏、玉竹酒、磐安药膳等养生保健产品及其他中药衍生产品等。以浙江省中药产业创新服务综合体创建为契机，构建全方位产业服务体系，涵盖磐安药材基础研究、技术指导、产销对接、宣传展示、金融服务等一系列功能，并试行“共享车间”“集中仓储”等创新方式，引导农户、企业、市场结成“利益共享、风险共担、优势互补、协调发展”的合作发展机制，实现多方共享共赢。

2. 质量兴药，推动磐安道地药材品质提升

完善技术标准体系，进一步修订和完善中药材商品质量标准、安全生产技术规程、产地环境标准和中药材初加工、贮运、包装等质量标准，扎实构建磐安中药材绿色品质保证体系。着力构建“企业 + 基地 + 农户”种植模式，出台政策鼓励北京同仁堂、康恩贝、天士力等大型药企到磐安建立符合国家《中药材生产质量管理规范》（GAP）要求的规范化生产基地，使之成为磐安

道地药材的核心基地和品质代言。继续开展禁止硫磺熏蒸中药材专项整治行动，严厉打击假劣中药材产品；建立中药材生产流通全过程质量管理和追溯体系，完善市场质量检验检测机构和第三方监督检测平台建设；加强磐安中药材生产经营流通主体的自律和监管。

3. 融合兴药，发挥磐安道地药材品牌效应

以“政府引导、公司主体、市场运作”方式，促进“政府、企业、市场”三方融合。政府通过加强顶层设计，综合制订中药材产业扶持政策，加强磐安道地药材资源的保护与产业发展；企业作为实施主体，以资金、技术、人才等方式投入参与磐安中药材产业，发挥示范带动作用；市场需完善优化营销体系，以打造浙产道地药材的集散和交易中心为目标，构建互联网线上道地药材交易平台，打响“磐五味”道地中药材品牌，实现与其他地区的错位发展、特色发展，达到“产业支撑市场、市场带动产业”的良性发展格局。通过人才支撑、资金保障和技术支持，提升中药材深加工和产品开发能力，不断增强磐安中药材产业的市场竞争力，发挥“磐五味”品牌效应，打响“磐安道地精品药材”品牌。依托国家全域旅游示范依托国家全域旅游示范县和特色小镇“江南药镇”的创建，顺应大健康产业发展趋势和需求，推进磐安中药产业得天独厚的优势与旅游文化、养生养老、医疗保健、休闲观光等产业的高度融合，构建“道地药材 +”中药产业融合发展磐安模式。

五、武义县中药材产业发展现状、问题及对策建议

陈连富

（武义县粮油技术推广站，浙江　金华　321200）

摘　要　武义中药材资源丰富，种植历史悠久，产业链完整，龙头企业带动能力强。武义采取政策扶持、培育龙头、创新科技及品牌创建等措施发展道地中药材，取得明显成效。针对农户参与少、企业效益不平衡、原料产品为主、市场风险大等问题，提出“普惠扶持带动”“精深加工和综合开发”“品牌和网络营销”建议措施，进一步促进武义中药材产业向规模、精深、效益型发展。

关键词　武义　中药材　发展

武义中药材产业是武义“富民工程”之一，也是“浙八味”“新浙八味”中药材主产区，武义中药材产业优势明显。本文通过分析中药材产业发展现状，总结近年来的产业发展成效，分析存在问题，并提出武义中药材产业提升发展对策建议，以确保中药材产业持续稳定发展。

（一）产业发展总体概述

武义县地处浙江中部，森林覆盖率达70.2%，气候温润，地形多样，谷地、坡地多，习性不同的中药材都具有相应的生长环境。境内中药材物种丰富，已查清目录的较有开发价值的中药材品种近1 300多种。近年来中药材产业依托自然资源优势有了一定的发展。中药材种植已逐步发展为许多乡镇的优势特色产业，成为武义县农业增效、农民增收的重要途径。

武义中药材产业通过示范基地建设、龙头企业培育、加工厂改造、品牌

宣传、质量安全认证等各个环节进行大力扶持，产业化水平不断提高，中药材产业规模、产值逐年增长，品种发展从小而多逐步调整稳定，主要道地品种有铁皮石斛、灵芝、浙贝母、元胡、覆盆子、三叶青、西红花、杭白菊、厚朴、吴茱萸等。2017年面积1.91万亩，产业链产值4.92亿元、其中中药材种植1.37亿元（表2-6）。武义中药材产业特点是产业链完整，以企业生产、加工和销售为主。产品品牌效益突出，集中基地规模大，产业产值高。主要产品铁皮石斛鲜条、铁皮枫斗、灵芝片、灵芝粉、灵芝孢子粉（破壁）；有机农产品—灵芝（干）；保健食品—铁皮石斛灵芝浸膏、灵芝破壁孢子粉胶囊、灵芝人参胶囊、灵芝人参片等，产品销售直销、连锁店方式远销全国各地区；浙贝母、元胡由企业以订单方式与康恩贝公司、英特集团等企业建立合作关系销售；覆盆子以农户种植青鲜果销售给中间商为主，由中间商初级加工后销售市场。

表2-6　中药材产业主要生产经济指标

主要经济指标	单位	2015年	2016年	2017年
种植面积	亩	17 120	18 200	19 052
单产（干品）	千克/亩	123	131	142
总产量	吨	2 106	2 384	2 705
总产值	万元	12 083	12 599	13 725
亩产值	元	7 058	6 923	7 204

（二）产业发展主要措施及成效

1. 出台产业扶持政策促进产业发展

中药材产业是武义县新兴农业产业，被县政府列入健康养生产业重要内容。2016年被批准为全省首批10个省级农业产业集聚区创建县之一。近年来全县中药材产业逐步壮大，农户发展中药材的意向明显。2013年起，县财政每年预算资金100万元扶持中药材产业发展资金，主要对浙贝母、元胡、白术、白芍、菊米、天麻、党参等草本药材集中连片20亩以上基地给予每亩200~300元补助。2017年促进有机中药材发展，县政府出台相关政策对有机中药材认证的每证补助2万~6万元，其中铁皮石斛、灵芝有机基地每亩补助600元，最高不超过20万元；中药材优良品种引进试种；中药材加工、种植技术研究；市场信息交流及技术培训给予一定补助。省及以上资金重点向中药材企业倾斜扶持，做大做强龙头，增强带动能力，累计项目投入资金达2 500多万元。

2. 龙头企业培育及中药材规范化基地建设

武义中药材产业从一开始就以龙头企业带动型发展起来，政府通过对企业的项目、人才等多年政策倾斜扶持，促进企业发展。目前，中药材企业15家，其中省级龙头1家，市级龙头4家，金华寿仙谷药业有限公司于2016年在A股主板上市。培育中药材专业合作社23家。通过企业建立中药材规范基地，有效确保药材地道性和安全性。目前，全县建有浙江省中医药文化养生旅游示范基地1 800亩；浙江省优质道地药材示范基地3家分别是：金华寿仙谷药业有限公司灵芝、铁皮石斛、藏红花等名贵中药材基地1 800亩（寿仙谷品牌）、浙江海信生物科技有限公司铁皮石斛基地100亩（海信嘉禾品牌）、浙江惠美中药材有限公司三叶青示范基地200亩（久单品牌）；浙江万寿康生物科技有限公司150亩、浙江济世德泽药业有限公司150亩（济世德泽品牌）、浙江牛头山铁皮石斛有限公司基地200亩（芝兰堂品牌）；武义森岩谷中药材有限公司覆盆子基地200亩、武义成强中药材有限公司覆盆子基地400亩；武义县十里沟中药材合作社建立元胡贝母基地180亩、武义稼源农业开发有限公司元胡基地300亩等。各示范基地产品由企业自产、加工、直销。2011年金华寿仙谷药业有限公司铁皮石斛基地被浙江省人民政府授予浙江省现代农业石斛精品园。2013年8月寿仙谷有机国药养生园被浙江省旅游局、省农业厅、卫生厅授予首家“浙江省中医药文化养生旅游示范基地”。

3. 科技创新

（1）药用植物资源普查和保护。金华寿仙谷药业有限公司长期致力于本地药用植物种质资源普查、收集、保护工作。已在公司有机国药基地建成药用植物种质资源圃。截至2017年底，公司共收集石斛种质资源147份，灵芝种质资源98份，并分别建立了铁皮石斛核心种质资源圃和灵芝核心种质资源库；同时，开展了武义县药用植物资源普查工作，收集整理了1 300余份中药材种质资源，建立了药用植物种质园，拟出版《武义县中草药图鉴》。通过组织中小学生参观等活动，种质资源圃还起到了良好的科普示范等作用，资源圃的社会效益良好。

（2）承担科技攻关、产业体系项目情况。“铁皮石斛全程标准化生产技术示范项目”，是省产业专家团队项目，项目通过栽培基质筛选及处理方法试验；蜗牛等主要病虫害，农业综合防治和绿色防控技术试验示范；床架栽培及仿生态技术研究与示范。通过项目实施建立可看可学的铁皮石斛全程标准化生产技术示范基地50亩。铁皮石斛种苗移栽成活率达98％以上。建立铁皮石斛农业综合防治和绿色防控体系1套。集成床架栽培及仿生态栽培技术规程1套。建立铁皮石斛生产全程可追溯管理体系，辐射应用面积500亩，产品达到优质安全，产值达5 000万元。承担“铁皮石斛新品种繁育与生态高效栽培及精深加工技术应用与示范”“灵芝、铁皮石斛药材商品规格等级标准研制”“浙产药材道地性评价技术研究——铁皮石斛等浙产道地药材评价技术研究”等国家、省科技或产业项目13项。

（3）良种繁育与应用。金华寿仙谷药业有限公司先后选育了“仙斛1号”铁皮石斛、“仙芝1号”赤芝等具有明显优异性的新品种。近几年，公司通过运用系统选育、杂交育种、航天育种和分子标记辅助育种综合选育技术，选育出灵芝新品种“仙芝2号”、铁皮石斛新品种“仙斛3号”及西红花新品种“番红1号”通过了浙江省非主要农作物品种委员会审定。2015—2017年共示范、推广新品种栽培面积达1 368.11亩。新品种应用于栽培后，药材的产量及质量大幅度提高，取得了良好的经济效益。

（4）主推新品种、新技术、高效生产模式的应用情况。主要推广了元胡（浙贝母）—水稻模式，累计推广1 500亩。还引进推广了温郁金2号和浙贝母1号、浙贝母3号，计300亩。其中温郁金2号的引进填补了温郁金品种的空白。创立了规模化、集约化、生态化为一体的低碳生态高效循环产业模式，“一种铁皮石斛基质及栽种方法”发明专利于2017年获得第十九届中国专利优秀奖；“一种铁皮石斛与黄精的轮作方法”及“一种铁皮石斛—水稻—西红花的轮作种植方法”分别获得专利。

4. 精深加工

除浙江济世德泽药业有限公司2016年开发上市的灵芝茶以灵芝、蝙蝠蛾拟青霉菌丝粉、大枣、麦芽糖浆为原料的保健食品，上市市场销路好。铁皮石斛系列产品得到不断开发，如石斛脆饼、石斛面条、馒头等。金华寿仙谷药业有限公司上市后产品向中成药开发生产，公司2016年开启了中成药板块的研发，2017年取得药品GMP认证证书，具有划时代的意义，标志该公司正式跨进了中成药领域。目前公司拥有三七片、妇康宁片、降糖甲片、姜枣祛寒颗粒、少阳感冒颗粒和杞菊地黄丸等三个剂型六个品种文号。根据国家政策引导，开展中药配方颗粒研究工作，已初步完成250个品种的质量标准研究。同时正在开展中药经典名方中药制剂研发及抗癌中药新药的研究。

5. 质量安全生产情况，标准制修订和实施，产品抽检质量状况

浙江海信生物科技有限公司等8家企业实行生产全程可追溯管理。金华寿仙谷药业有限公司基地按照中药材GAP的要求，制定并实施了《铁皮石斛药材种植管理规程》。近几年主持制定《浙江省鲜铁皮石斛中药饮片炮制规范》《铁皮石斛生产技术规程》《段木灵芝生产技术规程》等地方标准另外主持、参与制定或研究《中医药—灵芝》《石斛质量等级》《道地药材　浙皖赤灵芝》等国家、行业、团体10多个标准。公司基地中药材通过多重有机生态认证。获得了中国有机产品、欧盟有机产品、美国有机产品、国家地理标志产品、国家生态原产地保护产品及道地药材的认证。

6. 品牌建设及宣传

金华寿仙谷药业有限公司力争“打造有机国药第一品牌”的目标，“寿仙谷”商标被认定为中国驰名商标、浙江省著名商标；“海信嘉禾”“牛头山”和“芝兰堂”品牌为浙江省知名品牌。武义寿仙谷铁皮石斛成为首个经农业部批准的铁皮石斛地理标志保护的农产品。另外还有“久单”“万寿康”“济世德泽”等。相关公司每年都参加浙江省农博会、金华市茶叶博览会。参加了在磐安举行的中国药材交易会，各公司系列产品受追捧，吸引了大批领导和客商的眼球。

（三）产业发展过程中的主要问题

1. 企业发展为主，农户参与偏少

武义中药材产业以“公司+基地”发展为主，主要品种铁皮石斛，灵芝、覆盆子、三叶青和元胡种植基地较大。各规模示范基地产品由企业自产、加工、直销。农户种植基地少，专业户、专业村偏少。

2. 效益不平衡

中药材企业发展不平衡，金华寿仙谷药业有限公司产品开发、品牌效益、产品质量等方面明显处于领先地位，但一些企业投入大，投产回收缓慢，铁皮石斛等产品寿市场价格冲击明显，企业效益不理想。

3. 中药材产业投资风险偏大

中药材生产各个品种普遍存在投资大的问题，如铁皮石斛每亩投入10多万元、浙贝母每亩种子投入要1万~1.5万元，天麻每亩也要1万多元左右。另外历史上中药材市场价格波动较大，影响效益稳定。

4. 原料产品为主，精深加工产品少

元胡、贝母、铁皮石斛等中药材都以初级工产品或原料产品销售为主，相应的保健品或药品开发少，附加值得不到提高，不利于市场竞争，企业效益受影响。

（四）对策建议

1. 明确工作思路

以市场为导向，调优中药材品种结构，发展高效、药食两用、珍希药材为目标，建立规范化示范基地，通过加强与生产企业、基地园区、栽培大户之间的密切结合，以基地园区为主要平台和载体，加强技术展示与培训，进一步做好示范与辐射推广工作，推进中药材产业发展。主要目标：到2020年中药材种植面积2万亩以上，建成10个中药材精品园区，6家规范化产地初（精）加工企业，培育1~2个区域公共品牌，全产业链产值达7亿元，其中中药材种植产值2亿元以上，药材市场竞争力和综合效益明显提高。

2. 加强财政普惠扶持政策

实行财政普惠补助政策，对达到一定规模的农户给予资金补助，推动农户种植，提高带动效益。同时，加强技术培训和信息交流。中药材产业是较老而又新兴的产业，人工栽培中药材方兴未艾，种植农户的生产加工技术往往不到位或者很传统，所以要不断培训药农的生产和加工技术。要加强生产基地之间、不同品种主产区之间的信息交流，方便药农掌握市场行情，努力做到生产安排有市场依据。

3. 推进规范化基地建设

按照优势区域布局规划，以“浙八味”“新浙八味”特色优势药材品种为重点，引导和鼓励制药企业和饮片加工企业，与基地农户共同建立GAP基地，建成配套设施完善、标准化技术应用高的中药材精品园区，带动标准化种植。

4. 推进中药材质量监控技术体系建设

全面覆盖中药材质量追溯体系，加强检测设施网络建设，提高质量检测技术水平，全面监控生产过程中中药材的活性成分、重金属及农药残留变化，提升中药材质量标准，增强产品市场竞争力。

5. 推进中药材的深加工与综合开发

鼓励中药材加工企业引进先进设备，改进加工工艺，提升加工技术和贮运管理水平，在规范化生产中药饮片、中成药等传统产品外，铁皮石斛、灵芝等药材为重点，积极开展功能饮料为主的饮料、茶叶、功能性食品等延伸性产品研发；探索中药材非药用部位综合利用途径，培育5~8家中药材规范化产地初加工企业和专业合作社，中药材产地初（精）加工率达到80%以上。

6. 推进中药材品牌和销售网络建设

鼓励申请注册地道药材的地理标志证明商标，支持企业品牌运营和地理标志产品保护，严格市场监管，以品牌为引领，积极拓展产业发展空间。扶持提升中药材电子商务平台硬件和软件的配套建设，压缩生产者和企业的生产成本，促进增收。支持举办参加各种中药材交易博览会、文化节、精品展等宣传活动，推广中药健康养生文化。

六、义乌市保护和发展中药材的举措与对策建议

王园珍

（义乌市农技推广服务中心，浙江　金华　322000）

摘　要　义乌中药材种植历史悠久、资源丰富，当前中药材产业以铁皮石斛和益母草为主。采取政策扶持、举办森山文化节等措施发展中药材，取得明显成效。针对产品附加值低、产业链条短、龙头带动不足等制约问题，提出扩大深加工，加强科技支撑，发挥示范带动，健全产业链的建议措施，壮大我市中药材产业的健康发展。

关键词　义乌　中药材　发展

义乌中药材资源丰富，种类多，历史悠久，明万历崇祯《义乌县志》药之属载有前胡、柴胡、白术、黄精等65种，2005年底止，全市有野生和种植的药材208种。随着商贸业的兴盛、农村经济的发展，种植业结构、农民就业形势和土地流转也发生了翻天覆地的变革，目前义乌市中药材以铁皮石斛和益母草为主。本文通过了解当前义乌市中药材产业发展现状，总结近年来的产业发展成效，分析存在问题，并提出产业提升发展的对策与建议，以确保中药材产业持续健康发展。

（一）中药材产业发展概况

义乌中药材资源丰富，种类多，历史悠久，目前义乌市中药材以铁皮石斛和益母草为主，种植基地主要集中在佛堂、苏溪、赤岸3个镇，其他镇街基本未见中药材种植，基地规模都较大，且每个基地都以种植单一品种中药材为主。在生产方面以森宇集团的铁皮石斛种植基地、大德集团超奇农业开

发公司的益母草、红豆杉种植基地为主。据2015—2017年统计来看，义乌市中药材因种植品种调整，虽然种植面积、产量有所下降，但产值有所增长（表2-7），发展势头良好。2017年，义乌市中药材种植面积1 617亩，总产量1 187吨，总产值6 879万元，占全县农林牧渔总产值的2.2%。近几年，在政策扶持等因素影响下，中药材产业发展迅速，相继有森山健康小镇和浙八味百草园两个项目开工建设。

表2-7　义乌市2015—2017年中药材产业主要经济指标

主要经济指标	单位	2015年	2016年	2017年
种植面积	亩	1 757	1 617	1 617
单产(干品)	千克/亩	931	734	734
总产量	吨	1 636	1 187	1 187
总产值	万元	6 415	6 879	6 879
亩产值	元	36 511	42 543	42 543

(二)保护发展的主要措施及成效

1. 政策扶持，引导产业发展

义乌一直十分重视中药材生产，把中药材列入农业发展规划，作为本地主导产业之一，并给予财政扶持，对中药材产业的扶持政策主要有。

（1）设施补助。8米宽标准单体钢架大棚，每平方米补助10元；标准连栋钢架大棚，无外遮荫每平方米补助30元，有外遮荫每平方米补助40元，玻璃温室等农业设施给予每平方米220元的补助。

（2）良种良法项目补助。加快新品种新技术试验示范基地建设，加大推广应用农业新品种、新技术、新方式，提升农业生产效益，市财政给予每个基地3万~5万元的补助。

（3）农业标准化基地建设补助。区域连片面积500亩及以上，实行统一病虫害防治、统一标识（包括品牌包装、产品合格证、可追溯的产品标签）、统一标准、统一档案管理，并建设有联网的自检室，按照无公害标准组织生产，当年被检测合格率100%的合作社、联合社等主体，每亩补助300元。

（4）休闲观光农业项目补助。对以镇政府、街道办事处为主体实施的公共配套设施建设和农业项目给予实际投资额80%的补助，对以村集体为主体实施的农业基础设施项目给予实际投资额60%的补助，对农业主体投资建设的农业基础设施项目给予实际投资额50％的补助。

2. 政府支持，开展森山文化节和项目实施

2015年开始，在市政府的大力支持下，举办一年一度的中国森山文化节，打造了一场铁皮枫斗的文化盛会，在旅游中体验中医养生之道，发布了铁皮枫斗行业首部白皮书—《中国铁皮枫斗产业现状与发展白皮书》。2017年3月开工建设森山健康小镇项目，位于义亭镇深塘水库区块，规划面积4.07平方千米，总投资50多亿元，以打造5A级景区为目标，依托铁皮石斛产业开发健康旅游、健康养老、健康养生、石斛智造、健康农业和健康文化六大产业。2017年11月签约义乌市场集团·浙八味本草园项目框架合作协议，于2018年3月开工建设浙八味百草园，规划面积约6 000亩，位于后宅街道新华村，总投资约13.5亿元，围绕浙八味中药种植园核心功能，布局中药材市场、中草药科普、药材加工、养生度假等服务功能，形成“种、医、养、游、吃、住”一体的综合功能区。

（三）发展过程中的主要问题

当前义乌市中药材品种以铁皮石斛和益母草为主，纵观全市中药材产业发展，近年来主要出现了以下问题。

1. 产品附加值低，市场竞争力不强

以销售地产原材料初加工产品为主，精、深加工中药材产品少，无法形成有效的市场认知和规模效应，且产品附加值低，资源优势难以转化成经济优势，影响了产业化形成和发展。

2. 产业链条短，三产融合不足

中药产业链条不完善，产业链条短，产业总体规模不大，一二三产有机衔接不够，跨界融合还未成体系，产业化发展水平不高，中药与旅游、文化、健康养生等产业的深度融合还未真正形成，产业综合效益有待进一步挖掘。

3. 龙头带动不足，科技支撑不够

全市以中药材为主要业务的龙头企业有4家，2017年种植面积合计1 240亩，占2017年总种植面积的76.7％，规模效益明显，但带动效应不足，没有辐射更多的农户投身中药材种植。虽然这几家龙头企业的科技支撑

较强，但其他种植户的科技需求欲望仍然较大，无法满足产业不断发展的需要。

(四)对策建议

1. 扩大深加工，提高附加值

铁皮石斛作为一种名贵中药材，随着人工栽培技术的成熟，开始成为各地竞相发展的特色农业产业，盲目跟风种植，产量一上来，滞销在所难免，尤其鲜食市场行情冲击很大，唯有往深加工方面转型，提高产品的附加值，另辟蹊径创新发展，方能引领中药材行业持续发展。

2. 加强科技支撑，提高科技水平

整合市内相关科研资源，充分发挥中药材产业技术创新与推广服务团队、产业协会的作用，支持企业与高等院校、科研机构合作，联合培养技能型人才和高层次人才，解决产业发展中存在的主要技术瓶颈，推进产业的整体发展。

3. 鼓励带动种植，发挥示范作用

鼓励企业带动散户种植，构建"企业+散户"模式，由企业对散户提供种植技术培训，签订收购订单，扩大中药材的种植规模，壮大全市中药材产业的发展，充分发挥龙头企业的示范带动作用。

4. 健全产业链，拓展休闲功能

紧跟乡村振兴的良好形势，依托产业基础，整合优势资源，健全产业链，构建全方位产业服务体系，涵盖药材基础研究、技术指导、产销对接、宣传展示、金融服务等一系列功能，倡导"中药材+休闲(旅游、养生等)"，增强产业发展后劲。

七、丽水市发展道地中药材产业的举措与对策建议

吴剑锋　　陈军华

（丽水市中药材产业发展中心，浙江　丽水　323000）

摘　要　丽水中药材资源丰富，被誉为浙西南的“天然药园”，丽水市采取政策扶持、科研支撑、市场引领以及品牌创建等措施发展道地中药材，取得明显成效。针对规范化种植水平还有待进一步提高，抵御风险能力有待提升，种繁育体系有待建立，全产业链条有待建立等制约问题，提出“产业融合”“技术提升”“品牌创建”“质量推进”等建议措施，真正提升“丽产药材”的影响力。

关键词　丽水　中药材　对策建议

丽水地处浙西南山区，中药材资源丰富，被誉为浙西南的“天然药园”，已发现中药材资源2478种，珍稀名贵药用植物近百种。丽水中药材种植历史悠久，明万历七年（公元1579年）《处州府志》载，在处州府城之东门菜窝里药植之，以芍药、紫苏、白芷、苎蒡、大蓟等。道光二十八年（公元1848年），缙云县是全国元胡重点产区之一。良好的生态环境和丰富的自然资源为丽水市中药材产业发展创造了优越的条件和发展潜力，2010年丽水市委、市政府将中药材产业列入八大农业主导产业之一，中药材产业作为新兴产业迎来了发展的良好契机。近年来全市围绕“着力发展药食两用品种，稳定发展道地药材品种，引导发展高效药材品种，保护开发珍稀药材品种”，积极推广药稻轮作和林药套种等产业提质增效综合技术，推进中药材农旅融合，拓宽中药材营销渠道，逐步形成以浙贝母、元胡、菊米、米仁、处州白莲等传统道地药材为主导，黄精、三叶青、覆盆子、皇菊、铁皮石斛、西红

花、青钱柳等新兴中药材为补充的良好格局，中药材在农业产业中的新“引擎”地位日益显现。

(一)2015—2017年中药材产业发展概况

据专业调查统计，2017年全市中药材种植面积达到263 555亩，其中新增种植面积5 900亩，同比增长2.28%；总产值82 261.3万元，总产量24 213.64吨，产值比上年增长9.78%，而产量比上年增长0.91%。全市有景宁、遂昌、庆元3个县种植面积超过3万亩，龙泉、景宁、庆元、缙云、遂昌5个县市产值超亿元。随着目前各地中药材产业陆续落地开花以及药农种植积极性日益高涨和三叶青、黄精、覆盆子等品种的陆续投产，未来全市中药材产业规模和产值增长仍有较大空间。

1. 生产规模效益显著提高

一是面积稳步增长，从2015年的254 772亩增加到2017年的263 555亩，增加了3.45%。二是种植品种结构不断优化，覆盆子、三叶青、黄精、皇菊、青钱柳等新兴品种发展势头强劲，其中覆盆子增加了近5 000亩，三叶青、黄精增加了1 500多亩；传统道地药材浙贝、元胡、菊米、处州白莲等品种规模较稳定；金银花、米仁、白术等由于市场行情降温，种植规模有所减少。三是产值增长较快，从2015年的72 126.90万元增长到2017年的82 261.30万元，增长了14.15%（表2-8）。如皇菊、铁皮石斛、三叶青等高产值品种不断投产。四是产业工商资本投入不断加大，外来企业及本地业主积极回乡创业，2015—2017年铁皮石斛、皇菊、青钱柳、覆盆子、卷单百合等品种累计投入工商资本达2.36亿元，如2017年青田阜山引进了千亩皇菊基地，投入工商资本2 000多万元。

表2-8　丽水市2015—2017年中药材产业主要经济指标

主要经济指标	单位	2015年	2016年	2017年
种植面积	亩	254 772	257 684	263 555
单产（干品）	千克/亩	112.53	121.22	115.91
总产量	吨	23 578.90	23 994.61	24 213.64
总产值	万元	72 126.90	74 929.77	82 261.30
亩产值	元	4 329.60	4 800.49	5 146.73

2. 产业化程度不断提高

中药材“三品”（无公害农产品、绿色食品、有机农产品）认证基地面积约3万亩，全市拥有各类中药材生产主体264家，注册商标44个，制定了《卷丹百合栽培技术规程》等市级地方标准6项，积极探索农旅融合，龙泉唯珍堂铁皮石斛生态博览园、缙云西红花养生园、莲都夫人山铁皮石斛基地获理“浙江省中医药文化养生旅游示范基地”称号。

（二）保护发展主要措施及成效

1. 出台政策扶持产业发展

丽水市政府出台了《关于加快中药材产业发展的若干意见》（丽政办发〔2012〕34号），每年安排中药材产业发展专项扶持资金，主要用于种质资源、种子种苗、新技术推广、规范化基地建设、质量推进、品牌创建、市场开拓、产业人才培训等。从2012年开始，每年安排50万元资金以奖代补方式奖励符合条件的生态精品中药材基地，同时2018年出台新的产业政策细则，将产业资金提升至150万元每年。

各（县、区）政府对当地中药材产业愈加重视，积极出台产业政策扶持当地产业发展，如莲都区出台了《关于加快莲都区旅游农业产业发展的实施意见》，其中中药材产业方面，充分利用生态资优势，结合实际，大力发展皇菊、铁皮石斛等观赏性强、经济效益高的中药材产业。对新发展中药材集中连片种植50亩以上、经济效益高、带动性强的基地，每亩给予一次性补助500元。青田县出台了《关于加快高效生态农业发展的实施意见》（青委发〔2017〕42号），鼓励发展中药材产业，对连片发展中药材基地50亩以上的，每亩补助500元；集中连片种植铁皮石斛和藏红花等珍稀中药材5亩以上的（不包括林下套种），每亩补助1 000元。

2. 加强良种繁育基地建设

全市中药材产业良种繁育起步较晚，前期种子种苗基本处于“多地引进、品种参差；自产自销，种性退化”状态。近年来通过市政府与省、市农科院院地合作项目、规模较大基地良种自繁等建设，三叶青、皇菊、青钱柳、浙贝母、卷丹百合、铁皮石斛等品种良种繁育以及皇菊、七叶一枝花等野生变家种良种繁育工作进展较大。如2016年立项的院地合作项目《丽水中药材当家品种良种繁育地筛选及繁育技术研究》在龙泉屏南、松阳玉岩、遂昌金竹、青田舒桥等地选择了海拔500米、800米、1 200米建立了浙贝母和卷丹百合良种繁育试验基地，通过实施，初步得出高海拔基地繁育的浙贝母、卷丹百合种苗品质和生长势较好。目前本市企业大宗中药材良种繁育基地主要有莲都叶平头村和青田阜山陈宅等地的皇菊种苗基地、青田舒桥卷丹百合种苗基地、遂昌金竹三叶青、湖山和王村口青钱柳基地、庆元屏都黄精种苗基地以及传统的缙云薏苡、遂昌菊米和莲都处州白莲良种繁育基地。

3. 依托科技提升产业发展

积极创新技术内容及应用成效，实施药粮（菜）等轮作栽培技术、林地套种药材栽培技术、连作障碍治理技术和中药材提纯复壮技术等，依托科技项目提升产业发展。本市和全国中药材动态监测站丽水监测点共同收集“林下三叶青袋式仿野生栽培、铁皮石斛附生梨树仿野生栽培”等生态中药材种植模式29个，主持实施的《中药材规范化基地建设与标准化生产技术推广应用》获得2016年度浙江省农业丰收一等奖。

4. 依托区域公共品牌创建

依托丽水创建的公共区域品牌“丽水山耕”，金银花、铁皮石斛等一些品种被授权使用，创新了药厂直接对接中药材生产主体，减少中间商；鼓励中药材企业直接办基地；铁皮石斛、皇菊等品种在市区设立体验门店；创建省中医药文化养生旅游示范基地，吸引游客直接到基地购买，改变了丽产药材送到磐安市场，药厂到磐安购药的传统销售模式，增加了药材种植户的效益。

（三）发展过程中的主要问题

由于受政策、技术、市场、科研等方面的制约，目前丽水市中药材产业处于规模增长向提质增效转型阶段，产业发展面临以下主要问题。

1. 规范化种植水平有待提高

丽水传统药材产区主要集中在缙云县和磐安县交界的乡镇，近年来各地虽种植规模发展较快，但中药材规范化种植技术普及程度不高，增产增收空间受到限制，如丽水市浙贝母、元胡等繁殖系数显著低于磐安县；部分药材基地地处偏远，交通、水利等基础设施薄弱，人工成本较大，导致种植效益偏低。

2. 全产业链条有待建立

丽水市主产药材如浙贝、元胡、温郁金等主要以原料或粗加工产品流通到磐安等市外市场，米仁、黄精、覆盆子等特色道地药材缺少精深加工。本地有浙江维康药业有限公司、丽水众益药业有限公司等10余家中医药企业，但中药饮片加工规模小，利用本地中药材为原料的企业更少，仅有灵芝、肿节风、鱼腥草等少部分品种的中成药，中药材产前、产中、产后各环节并未有机结合，产业链条短，产品附加值低。

3. 市场抵御风险能力有待提升

中药材生产订单率较低，市场信息不对称，缺乏对市场行情足够的了解，容易在行情价格高点时盲目引进跟风种植等，导致收益与预期落差大，如金银花、太子参、玉竹等品种在有些年份就产生了这种情况。流通体系不健全，产地市场、经销大户的仓储设施落后，农户的分散仓储不够规范，乡镇一级缺少中药材购销网点及规范的仓储设施，生产的药材大都以零散的收购方式销往外地，运费及中介转手等因素造成销售成本较大。

4. 良种繁育体系有待建立

种子种苗基本处于“多地引进、品种参差；自产自销，种性退化”状态。部分大宗药材如金银花、铁皮石斛、黄精等品种，由于缺乏科学引种，造成种质混杂，产量不稳定，质量无保障；中药材野生珍稀资源因逐年采挖而减少，如三叶青、黄精、华重楼等品种，缺少野生药用植物家种良种繁育基地和体系，选育良种难度大、种类少，选育技术手段相对落后，种子种苗质量保障离实际生产要求还存在较大差距。

5. 科学研究力度有待加大

中药材科研人才特别是种植技术科研人员缺乏，科研院所对本地中药材种质资源保护、良种选育、连作障碍治理、标准制定等方面科研投入十分有限，技术创新、科研成果转化为实际生产能力薄弱；中药企业在品种选育、产品深加工开发、产业链延伸等科研投入较少，缺乏长远发展规划。

（四）对策建议

深入贯彻“绿水青山就是金山银山”的指导思想，按照丽水市生态农业发展“十三五”规划和《丽水市生态精品现代农业发展规划》（2013—2020年），以生态精品农业为主线，坚持“提品质、创精品、强服务、增效益”原则，树立大中药产业发展理念，逐步形成规模化种植、标准化生产、产业化经营、精品化销售格局，做强做长产业链，促进产业转型升级提升丽产药材影响力。

1. 增量扩面行动

（1）引导发展林下中药材。发挥全市林地资源丰富及生态环境优势，引导中药材林下套种或仿生栽培，实现中药材林下规模化种植，生产品质优、药效强的中药材，有效保护野生药用植物资源，利用空闲山、林为农民增收致富开辟新渠道。至2020年发展林下和600米以上山地中药材3万亩，鼓励种植黄精、三叶青、覆盆子、食凉茶、青钱柳等多年生品种。

（2）充分利用冬季空闲田。大力推广药稻轮作模式，不与粮食及其他经济作物争地，以水稻—浙贝母、水稻—元胡等水旱轮作模式为主，每年种植两季作物，实现土地周年利用，提高单位面积土地产出率，改善农田的土壤性状和生态环境，减少病虫害的发生，提高中药材产量和品质。

（3）稳定保护优势老品种。丽产中药材龙泉灵芝、遂昌菊米、缙云薏苡（米仁）、处州白莲、青田五加皮等优势品种，在市场上具有较高认可度，加大保护力度，稳定发展面积，提振市场信心。

2. 产业融合行动

（1）中药材与旅游休闲融合发展。推进中药材与休闲农业结合的特色旅游，让来自大城市里的人感受大山气息，让来丽水旅游的人们更多的参与赏药花、采药材、品药膳等亲身体验活动，建成中药材主题养生园15个。

（2）中药材与中药文化融合发展。创建中药材特色的文化体验、科普基地，建设治未病、养生等中医药体验馆、疗养基地，主题公园。以在建的华东地区最大药用植物园为基础，开展科普、资源保护、种苗扩繁、中医药养生研究等活动。

（3）中药材与医药企业融合发展。支持生物科技医药企业创办中药材基地，鼓励企业优先收购本地特色道地中药材基地原料，鼓励中药材种植企业进行规范化初加工。培育3家企业，以丽水主产的中药材为原料研发生产中药饮片、中成药、配方颗粒、药品、保健品等。

3. 技术提升行动

发挥丽水中药材产业技术创新服务团队、丽水市中药材产业协会的作用，主动设计中药材产业关键技术攻关项目，针对当前生产问题，联合开展技术瓶颈调查，进行良种选育、连作障碍治理、安全除草、精深加工、提质增效等技术创新。加强中药材推广、科研、教育、生产队伍建设，健全基层生产管理和技术推广体系，举办中药材生产技术推广培训班，把标准化技术、智能化技术、创新技术成果转化到实际生产中。鼓励有关部门进行新品种引进，生产技术、实用器械等研发。

4. 品牌创建行动

加大政府推动力量，加快开展特色道地中药材评选，鼓励优势品种开展地理标志、证明商标等申报注册，鼓励申报新资源食品，进一步提高丽产药材的市场影响力。培育新型产销研企业，壮大主体实力。提升丽水中药材电子商务平台建设，积极发挥行业协会的作用，完善“丽水中药材信息网”“中药材监测站”等公共服务平台，加强产销信息对接，引导中药材产业健康发展。

5. 质量推进行动

发挥山区垂直气候优势，在高海拔地区繁育百合、西红花、黄精、浙贝母优质种苗；发挥野生药材资源丰富的优势，推进重楼、覆盆子、青钱柳等良种繁育。把握市场主动权，减少价格波动带来的影响，培育5家有规模、服务能力强的良种繁育主体，保障药材基源安全。强化生产全过程质量追溯管理工作，加快标准化建设步伐，完善各类中药材种植技术规范，指导农户合理使用化肥农药，生产“丽水好药材”。

八、莲都区中药材产业发展现状与对策

邢真伟

（莲都区农业局农业特色产业办公室，浙江　莲都　323000）

摘　要　莲都区中药材资源丰富，生态环境优势明显，发展中药材生产潜力巨大。近年来莲都区不断加大农业产业结构优化调整力度，通过出台政策，制定规划，招商引资，企业示范带动等措施发展中药材生产，全区中药材产业发展出现良好态势。针对产业化规模化生产程度低，市场竞争力不强等制约问题，提出“优化空间布局”“规范基地建设”“培育经营主体”“发展林下套种”“农旅融合发展”等产业提升发展对策。

关键词　莲都　中药材　发展对策

莲都区地处浙西南腹地，气候光热条件较好，生态环境优势明显，具有发展中药材产业得天独厚的区位优势与资源优势。2015年以来，在区委、区政府高度重视下，全区中药材产业发展出现良好态势。本文通过莲都区中药材产业发展现状调查，总结近年来的产业发展成效，分析存在问题，并提出今后中药材产业提升发展对策建议，以确保莲都区中药材产业持续健康稳定发展。

（一）中药材产业发展总体概况

经过几年努力，全区中药材种植面积逐步扩大，产量产值稳步提升，到2017年全区中药材种植面积达到20 247亩，比2015年净增947亩，增长4.9%，实现总产量4 734吨，同比增长3.3%，总产值9 489.7万元，同比增长87.2%，平均亩产值4 687元，增长78.1%（表2–9）。全区13个乡镇（街道）均有中药材生产，木本中药材有厚朴、南方红豆杉、杜仲等面积稳定，变化不大；厚朴杜仲主要分布在太平乡、峰源乡、黄村乡，南方红豆杉主要分布在双黄乡、大港头镇、仙渡乡、黄村乡；近年，青钱柳和食凉茶（柳叶腊梅）开始有一定种植面积，但均未投产；草本主要有：瓜蒌（吊瓜）、杜瓜、处州白莲、金银花、覆盆子、铁皮石斛、皇菊、三叶青、温郁金、益母草、浙贝母、元胡等；菌药（茯苓、灵芝）有少量栽培。草本药材处州白莲保持稳定，处州白莲主要集中在老竹和碧湖，面积稳定在4 000~5 000亩、亩产值3 000元左右；铁皮石斛、皇菊、三叶青等发展势头较好。铁皮石斛经几年发展2017年进入盛产面积200多亩，产出鲜条30多吨，产值3 000多万元。种植有圣兰8号、晶品1号、森山1号等多个优新品种。生产中丽水绿谷生态食品有限公司一枝独秀，实现了有机认证，鲜条、枫斗、石斛粉、鲜花、干花一体化销售。三叶青面积400亩左右，全年产值600多万元。受这两年高温干旱影响，露天林下新种三叶青成活率很不理想，只有20%~30%，预计2018年也不会有大的增长。轩德皇菊开发有限公司2017年在仙渡乡南源村流转土地80多亩，加上原有叶平头400多亩，共种植皇菊500多亩，产值650多万元。金银花由于行情不佳，基本处于失管荒芜状态有面积无产量产值。2015年开始，栝楼、杜瓜面积逐年缩减，从7 036亩减至5 170亩，减少1 860多亩；新增药材种植2 200多亩，主要是覆盆子、益母草等，覆盆子受市场高价影响，2017年种植发展1 690多亩，主要集中在雅溪、太平两乡镇。2017年投产面积300亩左右，实现产值300多万元，其中太平乡富山头村一农户种植覆盆子10多亩，收获10多万元。受此影响，预计2018年覆盆子面积还会有较大增长。益母草种植在丽新乡咸宜村，义务大德制药在此流转土地400余亩，2017年实现产值390多万元，2018年基地面积将增加扩大。

总体来看，莲都区中药材生产目前主要以企业工商资本投入为主，本地农民由于受多年来种植习惯影响，主要以水果、蔬菜、茶叶、食用菌为主，散户种植较少，近年不断加大农业产业结构优化调整，药材种植逐步扩大，但需要进一步引导规范，加强中药材种植企业、合作社的示范带动作用。

表2-9 莲都区2015—2017年中药材产业主要经济指标

主要经济指标	单位	2015年	2016年	2017年
种植面积	亩	19 284	19 515	20 247
单产(干品)	千克/亩	237.8	233.9	233.8
总产量	吨	4 584	4 564	4 734
总产值	万元	5 074	6 919	9 489.7
亩产值	元	2 631.2	3 545.5	4 687

(二)产业发展主要措施及成效

1. 政策资金扶持促发展

为了更好的推动并促进莲都中药材产业发展，区委区政府编制了《莲都区草本中药材产业发展规划(2013—2020)》，并于2015年制定出台《关于加快莲都区旅游农业产业发展的实施意见》(莲政办发(2015)108号)，有效期3年(2016—2018)，对种植处州白莲连片5亩以上，每亩给予500元补助，对种植20亩以上且种植水平高，园相好的再给予每亩每年300元的奖励；对新种草本中药材连片50亩以上，给予每亩500元的补助。通过项目，以奖代补的方式，对药材工地基础设施建设，新技术、新品种研究与推广，品牌宣传与营销等给予一定的资金补助，重点扶持中药材龙头企业、合作社、种植大户进行基地基础设施建设。草本中药材列入莲都区新增耕地产业发展扶持项目扶持政策，补助标准为每亩1 000元，分5年实施；将处州白莲生产，精品园建设等列入财政经常性预算项目；将草本药材生产、基地建设纳入现代农业园区建设项目，另外，积极通过农业招商引资引进企业发展生产，鼓励与本地业主发展基地规模生产相结合的发展模式，积极兴建中药材生产基地，通过农旅结合带动周边发展，区财政还挤出相当规模的资金用于中药材生产专项。

2. 加强技术培训和宣传

为推进莲都区中药材产业稳定、健康、持续发展，提高药农的科技素质和技术水平，提高莲都中药材知名度，真正使中药材产业成为莲都区农业经济新的增长点，农民增收，发展生态经济。几年来，区农业局积极组织选送区技术人员，中药材企业(合作社)技术骨干、种植大户参加省、市中药材生产技术培训班，提高技术，更新理念，推广中药材标准化生产技术，生产优质安全的道地药材。结合局、各乡镇实用人才培训，大力开展处州白莲优质高产栽培技术、药稻轮作栽培技术，中药材林下栽培等实用技术培训；充分利用农村集市日，科技下乡，到各乡镇现场咨询，发放资料讲解宣传我区中药材种植政策，种植优势、种植特点、适栽品种等，鼓励发展中药材生产。通过与媒体单位合作，对外宣传莲都得天独厚的区位优势与资源优势，生态环境进，吸引工商资本来莲都投资。三年来共举办培训8次500多人次，发放资料2 500多份。

3. 引导产业集聚

一是利用生态优势，因地制宜，确定优先发展的特色品种，如处州白莲、铁皮石斛、三叶青、覆盆子、皇菊、温郁金等。二是引导产业集中，集约经营，处州白莲以老竹镇、丽新盆地、丽武沿线组团区域为种植重点区域，建设集处州白莲品种资源保护、产业化开发、休闲养生观光等为一体的千亩“处州白莲”精品园；铁皮石斛种植，重点支持森宇集团、绿谷生态食品有限公司等优良品种种苗繁育基地、规模化基地，加强基地基础设施投入，进一步扩大种植规模，以碧湖蒲塘区块中心向老竹、大港头等周边区域辐射发展；三叶青以大港头西坑口村为核心，连片扩大种植面积；皇菊则以岩泉、仙渡区块为主。三是强化冬闲田轮作套种、推广林下栽培等生态种植模式。在老竹、雅溪等乡镇推广浙贝（元胡）—水稻（玉米）轮作栽培，利用山地多林地多地理环境优势，大力推广进行三叶青林下栽培、铁皮石斛生态（树栽）栽培技术。

4. 新品种的引进示范与推广

为丰富种植品种，带动农民发展，积极开展药材新品种的引进与示范，2015年购进处州白莲（荷花）品种200个，在老竹莲都园进行种植示范，后续进一步推广；引进三棱30亩，在雅溪库头村与温郁金进行轮作套种试验示范。2016年在紫金新发展种植青钱柳120亩，何首乌20亩，进行试验种植，成功后再推广种植；通过招商引资，2017年在丽新咸宜村发展种植益母草400亩，成功带动周边农民就业，提高收入。

5. 确保安全，规范发展

鼓励企业（合作社）制定企业（合作社）生产技术操作规程和产品质量标准，规范生产各个技术环节，使中药材生产向规模化、标准化、绿色化方向发展，并积极努力争取进行无公害、绿色基地及GAP认证，全面提升莲都药材的质量，打响莲都品牌。三年来年配合质量监管科对全区各中药材进行农残抽样检测60多批次，全部合格。2015年制定发布了《掌叶覆盆子栽培技术规程》，轩德皇菊成功获得农业部绿色食品认证。2016年浙江丽水绿谷生态食品有限公司制定发布了《铁皮石斛生产技术规程》，并获得绿谷丽水铁皮石斛有机·GAP基地认证，丽水市本润农业有限公司覆盆子成功获得农业部绿色食品认证。2017年浙江瓯发发电工程有限公司铁皮石斛基地获得铁皮石斛有机基地认证。另外，非常注重中药材品牌建设，几年来注册有"康玥""绿谷丽水""本润""白云山水""六江源""东西岩""苗尖"等多个商标，处州白莲获得国家地理标志保护产品，本润覆盆子获得生态原产地产品。

（三）存在的主要问题

1. 产业化水平不高

栽培管理和规范化种植技术比较落后，无公害标准化技术、病虫害综合治理、平衡施肥、节水灌溉等先进适用技术和高效生产模式研究与应用不够深入，生产经营档案制度、质量追溯管理制度还未有效建立；与GAP生产基地所要求的标准化、现代化、规模化、产业化生产有较大差距。中药材产业几乎集中在"一产"，龙头加工企业、销售公司、专业合作社等规模带动作用不强，承担市场风险的能力和市场竞争力较弱，整体发展水平低。

2. 基地基建薄弱，中药材产业整体基地规模发展不够

莲都区中药材基地生产基础条件较差，基地机耕路、节水灌溉和大棚等基础设施建设滞后，全区土地集中连片规模少，流转困难，设施用地落实难，对大型工商企业的进入发展规模产业形成阻碍，产业存在弱小散、数量少、规模小。产品附加值小，资源开发程度低，产业体系不健全，一定程度上影响了中药材产业化发展进程。

3. 没有中药材良繁体系和繁殖基地

由于管理体系不健全，技术人员缺少，种苗生产销售的企业少，种植户自繁自育，选育技术手段相对落后，造成我区中药材种质混杂，产量不稳定，质量欠可靠，影响产业健康持续发展。

4. 种植连作障碍问题显著

温郁金、大黄菊等一年生草本受连作障碍影响明显，扩大生产受限，现除了水旱轮作外还没有其他更为有效的解决办法。

（四）发展对策

积极通过农业招商引资引进企业发展生产，鼓励与本地业主发展基地规模生产相结合的发展模式，积极兴建中药材生产基地，积极推广中药材（三叶青）林下栽培，药—稻轮作间套技术、铁皮石斛生态（树栽、石栽）栽培技术、中药仿野生栽培技术和中药材标准化栽培等新模式、新技术，生产安全优质道地药材，通过农旅融合带动农村经济发展。

1. 科学规划，合理布局

做好中药材种质资源普查和保护，合理保护和有效利用野生中药材品种资源，逐步建设良繁体系和繁殖基地。在认真梳理现有种植基地的基础上，根据地域海拔、坡向、土地类型和气候条件等因素，结合地域特色、市场特点和产业特征，按照“特色、保健、高效、持续”的发展方向和生态精品现代农业的要求，加快调整区域布局、品种结构，优化主栽品种，进一步提升药材品质、扩大种植范围，形成以处州白莲、铁皮石斛、皇菊、三叶青、新旧“浙八味”等为特色，生产相对集中、具有一定区域优势的中药材种植格局。

2. 规范基地建设，强化中药材科技服务支撑

以规范化栽培技术为突破口，推进全区中药材标准化生产基地建设。加强中药材标准化体系建设，进一步完善中药材种植建设规范，指导科学合理使用化肥、农药。同时，做好中药材安全生产专项整治，不断提升产地管理和产品质量安全水平。大力实施“科技兴药”战略，促进中药材产业健康、可持续发展。加强与浙江大学、浙江中医药大学、浙江中药所等科研院所的合作，开展科技咨询、科技示范、技术培训，积极开展中药材新品种引进与推广，新品种培育与改良。加快山地微蓄微灌技术、测土配方、频振式杀虫灯、性诱剂、生物农药、生物有机肥料、缓解药材连作障碍关键技术等中药材生态高效生产技术应用。加强中药材生产信息体系建设，指导中药材生产经营者建立田间管理档案和产销档案，建立可追溯的中药材质量管理体系；结合实际，适时建立中药材种植地方标准，加强服务，积极稳健推行 GAP

（中药材生产质量管理规范）规范和 SOP（中药材种植操作规程）规程。

3. 引导林下种植

结合莲都区极为丰富的林地资源，利用多数草本中药材植耐荫的特点，积极研究并推广铁皮石斛、三叶青、鱼腥草、黄精、白术等林—药种植模式。争取以市林科院为依托，建立板栗林等经济林林下栽培黄精、三叶青、铁皮石斛等复合经营关键研究，优化集成轮作、套种栽培技术。

4. 大力培植中药材经济主体

通过“公司 + 基地或农户”“公司 + 合作社 + 农户”“行业协会 + 公司 + 合作社 + 农户”“基地 + 股份”等多元化运作模式，加快造就一批从事中药材种植的专业乡镇、专业村和专业大户，更高层次上形成“抓好一域、带动一片、富裕一方”的效果。按照“谁投资、谁经营、谁受益”的原则，大力推进中药材领域招商选资工作，鼓励浙商、丽商、华侨、台商和大学生等投资开发中药材产业，创办农业企业、合作社、生产基地；发挥山海协作、浙商回归、华侨要素回流等各种载体的作用，招引经济实力强、示范带动作用大、科技含量高的大企业、好项目。深入开展中药材实用技术培训，培育一批有知识、懂技术、讲诚信、会经营的现代职业“药农”和家庭药圃主，提升新型农业经营主体对先进中药科技成果吸纳、承接和转化应用能力，提高广大中药材经济主体的生产经营整体水平。

5. 农旅融合发展

延伸产业链，着力壮大中药休闲养生业，充分利用莲都区优质的中药材种质资源、环境资源和旅游资源优势，弘扬“药养”“食养”等五养文化，以现代养生和中医药养生保健为手段，充分发挥中药材种植的“示范带动”效应，以长三角群体、亚健康人群为客户对象，以高端化、品牌化、特色化为方向，以中药养生产品开发、中药保健康复、中药观光科普和营销网络为重点建设内容，着力壮大集预防保健、康复理疗、休闲度假、科普观光、文化体验等多维共生的中药特色休闲养生业。

6. 培育发展中药产地加工业和商贸流通业

坚持引育并举，着力培育扶持一批具有较强竞争力、带动力的中药材工业企业，力争在中药饮片、中药胶囊、特色保健食品开发等领域成规模、上突破，积极构建与本地中药材种植相互衔接、与市场导向相适应的特色中药加工体系。针对中药材市场波动大问题，加强产销对接，积极倡导订单生产，组织协调公司（合作社）与农户签订购销合同，推行合同收购，实行保护价收购，保护和调动药农生产积极性，形成种植、加工、销售一条龙的良好开发格局。规划建设中药材交易市场（可与蔬菜批发市场相配套），积极培育本土中药材销售龙头企业，扩大中药材营销队伍，鼓励流通企业开展连锁经营、电子商务、集中配送中心等，以提升区域内影响力、集聚力、知名度。

九、缙云县中药材发展现状与对策

朱静坚

（缙云县农业局，浙江　缙云　321400）

摘　要　缙云中药材资源丰富，种植历史悠久，是浙江道地药材的主产县之一。通过对产业现状、存在问题的分析，提出“强科技，破解产业提升瓶颈”“整合资金，打造中药材产业区块”“抓重点，拓展基地生产规模”“重特色，打造浙江优质米仁之乡”建议措施，使缙云中药材实现规模化种植、标准化生产、产业化经营、精品化销售的格局。

关键词　缙云　中药材　发展

缙云县是中药材传统产业县，有丰富的中药材资源和良好的种植基础，针对目前产业现状和存在问题，在总结近年生产经验的基础上，提出进一步发展中药材产业的对策措施，确保中药材产业健康有序发展。

（一）缙云县中药材发展概况

缙云县自然环境和气候条件独特，中药材野生资源十分丰富，在元至正八年（公元1348年）编撰的《仙都志》中就记载中药材178种；当时普遍栽培就有薏苡、白术、桔梗、茱萸、山茱萸、石斛等；康熙二十三年（公元1684年）《缙云县志》有白芍、元胡记载。在1986年全省中药资源普查中，查明全县药用动植物、矿物资源1 523种，其中常用中药材554种，蕴藏量40 450万千克。1995年版《缙云县志》载家种家养中药材51种，野生175种。自古以来缙云人民就有普遍采集、种植、加工利用中药材的生产生活习俗。1960年3月成立国营药物种植场，1968年至1970年先后建立3个村级药物场，1971—1985年，还先后确定元胡、白术、浙贝、米仁（薏苡）、白芷、白芍、厚朴、杜仲、吴萸、山茱萸、栀子、桔梗等中药材专项生产基地。特别是2000年以来，由于效益农业的飞速发展，农民种植中药材的积极性进一步高涨。相继涌现了专门从事中药材生产加工营销的企业，加上邻近磐安中药材市场的掘起，使越来越多的农民和有识志士投入到中药材的生产加工销售的队伍中来，生产中药材的品种迅速增加，产量也逐年上升。

近三年来全县中药材生产规模基本稳定，2017年总面积26 171亩，总产量2 721.0吨，总产值11 135.4万元，产值比2015年增2.0%（见表2-10）。其中草本中药材生产面积12 520亩，产量2 448.3吨，产值10 080.1万元。三年中的草本药材分品种生产面积、单产及总产效益在年度间变化较大。一是元胡、贝母两者总面积相对稳定，在6 000亩左右，两者间面积变化主要由上一年度价格因素而决定。不利气候影响单产和效益，也可对农户种植积极性产生影响，2016年由于元胡生长期间长期多雨水天气而使单产大幅度下降，单产只有115千克，比2015年的158.7千克减27.5%，导致2016年冬种元胡面积下降10%，而贝母面积增加12%。二是覆盆子面积增加明显，三年时间内50亩以上规模覆盆子基地面积增加1 353亩。缙云新开发的土地面积有约4万多亩，这些耕地的立地条件、土壤肥力、水利条件等较差，可种植作物不多，目前多数土地没有很好的种植利用，覆盆子的可耕种性好，适应性强，今后几年，覆盆子种植面积将还会呈明显的上升趋势。三是米仁生产面积略有下降。主要由于受越南、缅甸等国低价位米仁的大量流入国内市场，价格逐年下降，农户生产效益下降。四是西红花、铁皮石斛生产面积和效益基本稳定，三叶青生产面积呈增加趋势。毛竹林下及光伏板下栽培三叶青进入试验示范阶段，为大面积推广应用打好基础。

表2-10 缙云县2015—2017年中药材产业主要经济指标

主要经济指标	单位	2015年	2016年	2017年
种植面积	亩	26 829.0	26 853.0	26 171.0
单产（干品）	千克/亩	102.8	91.3	104.0
总产量	吨	2 548.0	2 295.4	2 721.0
总产值	万元	10 913.2	9 297.5	11 135.4
亩产值	元	4 402.4	3 462.4	4 254.9

（二）产业发展主要措施与成效

1. 完善扶持政策，引领区块化发展

2014年出台的《关于加快草本中药材发展的若干意见》产业政策，根据

三年实施得出的实际情况，及时对全县草本中药材产业政策进行了修改和完善，县财政每年拿出100万元用于扶持中药材产业发展，重点支持鼓励规模化基地发展、强化加工研发、推进品牌培育和宣传、推进主体培育等方面建设。对生态精品示范企业及购置无硫加工贝母（元胡）切片、烘干等机械优先安排。每年安排一定资金用于米仁等地方特色中药材产品营销宣传活动，制定或修改完善区域品牌标准、规程，推广标准化生产技术，不断提升缙云中药材的知名度和影响力。政策的修改出台，有效引导乡镇建立规范化生产基地，计划在2020年前，在全县范围内打造完成三大中药材产业区块。

2. 围绕地方特色，建设产业基地

近年来，缙云县围绕地方特色优势，开展了规模化中药材基地建设，特别在中药养生农产品生产基地建设方面得到较快发展。一是缙云西红花养生园。缙云县宏峰西红花专业合作社在壶镇前路南弄创建的西红花基地，于2015年获得“浙江省中医药文化养生旅游示范基地”称号。二是缙云米仁产业基地。多年来，缙云米仁以色白、粒大、质糯、口感佳而享誉省内外。缙云县依托浙江康莱特米仁有限公司成立的米仁协会，制订米仁生产标准并推广应用到全县。开展缙云米仁品种的提纯复壮，做好缙云米仁种质资源的保护利用和原产地保护等工作。“绿仁”牌缙云米仁（薏苡）已通过了无公害和GAP双认证，2012年获国家地理标志认定。首批被浙江省中药材协会认定为浙江米仁产业基地。三是覆盆子基地规模化发展。近年来，随着人们对优质农产品、保健食品和中药养生需求的增加，对覆盆子产品的市场需求量稳定上升，缙云县2015年开始发展较快，从100多亩上升到2017年的近2 000亩，而且多为50亩以上的规模基地，发展势头强劲。特别是近年来新开发的耕地资源丰富，地力水平相对较低，充分利用这些新增耕地资源发展种植覆盆子，潜力巨大。四是三叶青基地。缙云县问松堂中药材专业合作社负责人楼利民积极研究和总结三叶青种植技术，生产技术不断提高，获得技术专利一项。在新建河阳村建基地约100亩，基地按生态精品化方向管理，产量和品质均实现较高水平。五是铁皮石斛龙湖基地。缙云县天井源铁皮石斛专业合作社投资800多万元，建设了高标准铁皮石斛种植区10亩，农场通过安装德国进口的全套喷滴灌设备，应用了先进的科技装备，除栽苗或采摘时段需临时聘请务工人员外，平时的生产管理采用全自动智能控制系统工厂化生产，仅需1人就能解决，土地产出效率及劳动效率极高。于2016年4

月铁皮石斛产品通过国家有机认证。

3. 针对生产实际，开展科技创新

一是开展毛竹林套种灵芝和三叶青试验示范。缙云县毛竹资源丰富，现有16万亩毛竹林。为提高毛竹林的经济效益，县食用菌和中药材两个产业团队合作，以缙云县望杰家庭农场为具体实施点，开展林下套种灵芝和三叶青试验示范，总结出相应的高产栽培技术，并在毛竹生产主要村加以推广应用。二是针对新开垦耕地资源丰富和幼龄油茶和果园较多的实际，争取省产业团队项目“高山旱地贝母套种西瓜技术示范”，计划示范时间2018—2020年。三是创新生产模式。编写“山地贝母套种西瓜新模式栽培技术”“薏苡/西瓜—荷兰豆套种栽培技术”规程，编制“贝母—水稻轮作技术操作模式图”“吊瓜套种覆盆子立体栽培操作模式图”等，编写“浙贝母产区种植模式调查与探讨”调研文章，方便农户生产过程可操作，有效提高技术应用效果。此外，近三年来推广浙贝1号、浙贝2号、浙胡1号、浙薏1号等主推品种1万多亩，推广各种高效生产模式17 600亩。

4. 开展安全生产，提升产品品牌

三年中，每年申报开展市生态精品农产品基地建设，通过认定基地3个，进行石斛的标准化集约化生产，推广应用水肥一体化灌溉，废弃物树皮作为基质培养石斛，运用绿色防控措施防治病虫，生产过程不对环境产生不利影响，对推进生态循环农业发展起到较好地示范带动作用，产品通过有机认证。以缙云县米仁产业协会为依托制定米仁生产规程并组织推广应用，浙江康莱特米仁有限公司生产的“绿仁”牌米仁通过无公害农产品认证。缙云县西红花专业合作社南弄村基地建立质量追溯制度，通过浙江省道地中药材基地认定，生产的“懿圃”牌西红花产品获有机产品认证。组织和引导全县中药材生产业主使用“丽水山耕”区域公共品牌，抱团打响市级地方品牌。

（三）存在的主要问题

1. 专业技术力量薄弱

按国务院《中医药发展战略规划纲要（2016—2030年）》和省政府《十三五中药产业发展规划》文件要求，全县中药材产业专业技术人才与产业工作发展不相匹配，人才匮乏成为产业发展的中阻梗。全县农业技术推广队伍系统中无中药材专业院校毕业的技术人员，乡镇几乎还没有分管中药材生产的业务人员，难以有效开展中药材现代化生产技术推广与创新工作。

2. 产业化水平总体较低

目前，10亩以上规模生产户才46户，面积1 800亩，占比15％，家庭农场6个，面积480亩。全县规模以上中药材生产龙头企业更少，只有1家，缺乏能带动生产农户进行产销信息处理和价格谈判的组织，整体产加销一体化不足，难以使千家万户的小生产与千变万化的大市场有效衔接，增加了生产农户的市场风险。因此，实际上总体还停留在“种药材、卖药材”的单一形势，中药材产品附加值低，资源优势难以较好地转化为经济优势。

3. 产品质量安全问题依然存在

一是中药材生产过程肥料农药使用规范化程度须进一步提高，且现行登记的农药种类少，专用肥料少，不利于安全生产；二是缺乏生产能力高的优质土地。大多肥力水平高的土地，在近30年的农民承包经营后，大量且长期的使用高毒高残留农药造成较严重的土壤污染。而近年来开发的新增加土地虽然无污染，但肥力水平和抗旱保水能力太低，难以发展成高效中药材生产基地；三是规范化加工技术有待加强。比如硫磺熏蒸贝母产品的现象依然存在，无硫化加工技术推广力度须进一步加大。但是今年在贝母产区大力推广无硫加工后，由于烘干率低，买相差，价格没优势，效益反而更低。福建、安徽等地药材市场的硫磺加工贝母价格明显还好于无硫产品，造成推广速度缓慢的尴尬局面。

4. 产收技术瓶颈有待破解

一是西红花种球腐烂的控制问题。西红花球茎田间种植半年，室内培育管理半年，时间长，环节多，种植与管理技术要求较高，稍有不慎，易发生球茎腐烂和黄芽。一般年份球茎发生腐烂的比例约10％左右，严重年份球茎腐烂达到30％以上，室内温湿度控制不好的球茎腐烂发生比田间严重。常有农户反映，球茎萌芽后，萌芽管弯曲、发黄，不能开花，种入田间能展叶，但球茎僵化不腐烂，不能形成新球。二是三叶青块根形成原理及高产稳产栽培技术缺乏。三是机械化收获覆盆子技术缺乏，制约覆盆子规模化发展。

（四）对策建议

1. 强科技，破解产业提升瓶颈

首先要逐步建立县级以下中药材技术推广队伍，提高新品种新技术示范推广率，满足中药材产业提升发展对技术应用的基本要求。建议把向大专院校招聘中药材专业人才纳入县农业局议事日程，在没招到人员前，先派现有岗位人员不定期参加省市培训，不断提升目前“半路出家”人员自身业务水平。其次是建议集省市县技术团队力量，对生产中出现的关键技术进行攻关。例如对影响西红花种球腐烂的各种因素进行研究，形成控制腐烂的综合集成规范技术；开展三叶青块根形成原理及高产稳产栽培技术研究，目标是形成三年生收获产量100千克的成熟规范技术；开展覆盆子机械化采收技术进行研究，推广适合山地应用的高效收获机械。

2. 整合资金，打造中药材产业区块

首先是建议整合各财政资金，加大对规模化生产的大户、家庭农场等在基础设施、机器设备、新技术新模式示范应用等方面的扶持，提高生产主体综合能力。其次是完善县中药材产业扶持政策，加大政策宣传与落实力度，努力打造三大中药材产业区块，即以壶镇、东方等乡镇为主建立元胡、白术、浙贝等道地药材产业区块；以东渡、双溪口、舒洪等乡镇为主建立米仁产业区块；以新碧、前路、新建等乡镇为主建立铁皮石斛、西红花、三叶青等珍稀药材产业区块。

3. 抓重点，拓展基地生产规模

在稳定元胡、白术、浙贝、厚朴等道地药材老基地的基础上，积极发展新的规模化生产基地，加快发展铁皮石斛、西红花、三叶青、灵芝等珍稀药材基地。大力开展产品的深加工和后续产品的开发利用，延长中药材产业链。充分利用缙云新开耕地资源丰富的优势，扩大覆盆子基地建设，开展幼林油茶、水果等园地套种贝母、三叶青。

4. 重特色，打造“浙江优质米仁之乡”

充分发挥缙云米仁“国家地理标志农产品”认证的优势，加快“缙云米仁”种质资源保护与开发利用步伐，以大源、舒洪、大洋、七里、双溪口、溶江、三溪等乡镇为重点，恢复米仁基地规模，推行规范化生产、加工模式，打造“浙江优质米仁之乡”。集中力量开展米仁加工产品研发，带动米仁产业发展，努力培育以“缙云米仁”为代表的具有缙云特色的药食两用中药材产业。

十、龙泉市中药材产业发展现状与对策建议

张海娟　　周丽娟　　叶晓菊

（龙泉市农业局，浙江　龙泉　323700）

摘　要　龙泉市中药材种植历史悠久、资源丰富，是道地药材“浙八味”灵芝、三叶青等主产区。龙泉是“中华灵芝第一乡”“中国灵芝核心产区”“中国原生态灵芝栽培示范区”。近几年来，龙泉采取政策扶持、科研支撑、招商引资、市场引领以及品牌创建等措施发展道地中药材，取得明显成效。针对药材市场波动大，野生资源破坏严重、精深加工滞后，市场竞争力不强等制约问题，提出建议措施，将龙泉打造成全国灵芝原料、精深加工产品、灵芝文化的核心区，创建“龙泉道地精品药材”品牌。全面提升龙泉药材的市场竞争力、影响力和综合效益。

关键词　龙泉　中药材　现状　对策

龙泉位于浙江省西南部浙闽赣边境，东临温州经济开发区，西接福建武夷山风景旅游区，素有“瓯婺入闽通衢”“驿马要道，商旅咽喉”之称。龙泉市中药材资源丰富，有动植物药1 374种，其中植物药有233科1 269种，植物药中草本植物有814种。龙泉是“中华灵芝第一乡”“中国灵芝核心产区”“中国原生态灵芝栽培示范区”，段木灵芝年产量达到85 000立方米（包括龙泉芝农带菌种、带技术在全国各地栽培量），年产孢子粉1 935吨，年产干芝3 380吨，一产产值达3.5亿元。龙泉市国镜药业有限公司、浙江科达生物科技有限公司、浙江龙泉佳宝生物科技有限公司等公司获得国食健字批文的保健品7个。近年来初步形成了以灵芝、温郁金、何首乌、铁皮石斛、浙贝母、三叶青、元胡等为主导品种，黄精、覆盆子、七叶一枝花等新兴品

种为补充的良好产业格局。

（一）龙泉市2015—2017年中药材产业发展概况

1. 产业规模稳步增长

据调查统计，2017年全市中药材种植面积达5 490亩，灵芝5 000立方米（本地种植），其中新增种植面积790亩（温郁金220亩，七叶一枝花100亩，覆盆子100亩，元胡200亩，三叶青60亩），同比增长12.86%；实现产值8 600万元，比上年增长8.6%。随着药农种植积极性日益高涨和三叶青、覆盆子，何首乌等品种的陆续投产，未来中药材产业规模和产值增长仍有较大空间。三叶青、温郁金等新兴品种发展势头强劲，其中三叶青增加了近200多亩，温郁金增加了300多亩，传统道地药材灵芝、贝母等品种规模较稳定；产值增长较快，从2015年的7 700万元增长到2017年的8 600万元，增长了11.69%。

2. 产业知名度不断提高

龙泉市被授予“中华灵芝第一乡”“中国灵芝核心产区”等称号，“龙泉灵芝”“龙泉灵芝孢子粉”获国家地理标志产品保护，并连续召开两届全国灵芝大会，龙泉唯珍堂铁皮石斛生态博览园获“浙江省中医药文化养生旅游示范基地”称号。

（二）产业发展的主要措施及成效

1. 出台规划、政策引导扶持产业发展

2016龙泉市出台的《龙泉市农业发展“十三五”规划》，提出到2020年，力争全市中药材种植面积达到1万亩，实现中药材产值1亿元（统计数据）。2016年出台《关于深入推进农业供给侧结构性改革加快现代农业产业发展的实施细则》，其中中药材产业对2016年以来中药材标准化示范推广连片面积10亩以上，经规划验收合格，元胡、何首乌、温郁金、三叶青、覆盆子等药材每亩补助500元，浙贝母、铁皮石斛、七叶一枝花等药材每亩补助1 000元；新建连栋钢架大棚2 000平方米以上。经规划验收合格的，每平方米补助30元；新建保鲜贮藏冷库单个容积在30立方米以上，经规划验收合格的，每平方米补助400元。

2. 以示范基地建设为抓手推动产业发展

近年来以“提品质、增效益、增总量”为目标，以中药材规范化基地建设为抓手，通过研究集成推广综合技术，创新种植模式、创新产业体系，增加产量、提高质量；做好市场与基地对接等方式积极建设规范化基地。西街街道周村、龙渊两大铁皮石斛基地，八都高大门、龙渊街道九菇山毛竹林下三叶青两大基地以及查田赵麻圩的何首乌规模已初具规模。

3. 开展招商引资加快产业化发展进程

招商引资是产业发展的助推器，积极招商引资，引进温州、台州等地客商落户本地发展中药材产业。如引进的浙江龙泉唯珍堂农业科技有限公司浙江唯珍堂农业、浙江龙之源生物科技有限公司等公司成立本地产业发展的龙头企业；如引进磐安种植户来龙泉发展，不但发展了产业，也带来了贝母、元胡高产种植技术；又比如工商资本投资建设的八都高大门三叶青基地、九菇山灵芝基地等基地，积极推动了产业化发展进程。

4. 推广轮作套种以及农旅融合增加综合效益

小梅镇等地是丽水主要粮食功能区之一，推广采用元胡（浙贝母）—水稻轮作种植模式，可充分利用水稻冬闲田，既降低生产成本，又提高了复种指数，提高了土地利用率，促进生态资源的合理利用。同时利用丰富的林业资源，不断探索发展林下种植三叶青、多花黄精，华重楼等品种。此外，农旅融合也是今后中药材产业发展的重点方向，如引进的浙江龙泉唯珍堂农业科技有限公司近年来来抓住“农旅融合”的机遇，将铁皮石斛仿野生种植基地改造成了开放式的采摘参观基地，为都市人体验“休闲养生旅游”提供了新的目的地，逐渐成为农旅融合基地的样板，并于2016年获得了“浙江省中医药文化养生旅游示范基地”称号。

5. 依托中药材协会推动产业健康发展

近年来农民中药材种植积极性高涨，2017年成立了龙泉市中药材种植协会，会员60余名，协会组织去武义、永嘉等地考察了铁皮石斛、温郁金等品种，同时为会员联系相关药材供销信息，协会作用发挥十分充分。

（三）存在的主要问题

然而，中药材产业在龙泉发展起步较晚，产业专业技术人员缺乏，在生产规模不断扩大的同时，中药材基地建设离规范化、标准化还有相当大的距离。标准化技术、病虫害综合治理、节水灌溉、平衡施肥、连作障碍规避等先进适用技术和高效生产模式研究还存在着诸多问题亟待解决。

1. 市场抵御风险能力有待提升

由于中药材大规模种植时间不长，药农们缺乏对市场行情足够的了解，容易在行情价格高点时盲目引进跟风种植等，导致收益与预期落差大，如金银花、太子参、卷丹百合等品种。其次流通体系不健全，由于缺少中药材市场，特别是乡镇一级缺少中药材购销网点以及规范的仓储设施，产出药材大都以零散的收购方式销往磐安、温州等外地，运费及中介转手等因素造成销售成本较大。如2016年温莪术每千克收购价9~10元，2017年下降到5~5.6元，市场行情变化较大导致药农种植效益下降显著。

2. 野生资源破坏严重

中药材野生珍稀资源逐年采挖减少，如三叶青、黄精、华重楼等品种，缺少野生药用植物良种繁育基地和体系，种子种苗质量保障离实际生产要求还存在较大差距。种子种苗基本处于“多地引进、品种参差；自产自销，种性退化”状态。部分大宗药材如金银花、铁皮石斛、黄精等品种，由于缺乏科学引种，造成种质混杂，产量不稳定，质量无保障。

3. 主体实力不强，精深加工滞后

全市就发展较好灵芝行业而言，一是主体实力不强，缺少领军企业。虽然有几家孢子粉企业，但普遍规模不大，实力不强，基础设施、科研投入不足，缺少技术领先，引领市场健康发展的领军企业；二是缺少专业的研发团队，精深加工产品单一。灵芝孢子粉企业没有一家拥有专业的研发团队，精深加工产品研发滞后，产品基本上以破壁孢子粉为主，品种单一，市场竞争力强的精深加工产品几乎没有，如以提取有效成分，中药配伍为主的美容制品、食品等。

（四）对策建议

到2020年，全市中药材种植面积1万亩以上，实现种植业产值1亿元（不包括外地种植灵芝），建成标准化基地20个，培育领军企业3~5家，引进精深加工企业2家，开发灵芝精深加工系列产品5~6个，灵芝系列产品精深加工产值达3亿元，将龙泉打造成全国灵芝原料、精深加工产品、灵芝文化的核心区，药材的市场竞争力、影响力、综合效益全面提高。

1. 加强中药材与旅游休闲融合发展

推进中药材与旅游休闲融合发展，重点将周村铁皮石斛基地为打造成特色旅源药材种植园. 在旅游景点如上垟青瓷小镇、青瓷宝剑园区等景点设立灵芝产品的展示厅，积极发挥旅游推广作用，宣传“中华灵芝第一乡”“中国灵芝核心产区”“龙泉灵芝”“龙泉灵芝孢子粉”国家地理标志产品等金字招牌，形成集参观、学习、销售、宣传为一体的产业链。

2. 提升中药材品牌建设

依托市校市院合作平台，组建生产加工研发团队，加快精深加工系列产品的开发，争取在灵芝有效成分提取技术、有效成分与中药材合理配伍方面有新的突破，提高灵芝精深加工产品的科技含量，增加附加值。充分挖掘灵芝文化，提高公用品牌的影响力。连续举办中国灵芝大会，一届一主题，持续放大灵芝历史文化、生态环境、技术等方面在全国的影响，极力打造“中华灵芝第一乡”“中国灵芝核心产区”“国家地理标志保护产品”等公用品牌，提高“中国•龙泉”“龙泉灵芝”“龙泉灵芝孢子粉”在全国乃至全世界的知名度，培育产业服务主体。

3. 提升市场抵御风险能力

加强中药材市场行情监测分析，及时以微信群等方式向生产主体提供市场信息，预警市场风险；鼓励企业与合作社、家庭农场、药农等发展订单生产，推行合同价、保护价收购，形成稳定的购销关系；建立县、乡镇级中药材种子种苗交易、产地收购市场，完善产地粗加工、仓储设施。培育新型产销研企业，壮大主体实力，积极发挥行业协会的作用，加强产销信息对接，引导中药材产业健康发展。

十一、景宁县中药材产业现状与发展对策

夏建平

（景宁畲族自治县农特产服务中心，浙江 景宁 323500）

摘 要 中药材产业是景宁的传统农业支柱产业。近年来，景宁积极采取政策扶持、基地建设、技术服务以及品牌创建等措施发展中药材产业，取得明显成效。针对行业风险高、销售渠道不畅、规模化生产程度低等制约问题，提出“加强组织领导”“创建道地药园”“发展产地加工”以及“提供科技支撑”等产业提升发展对策。

关键词 景宁 中药材 发展对策

景宁畲族自治县地处浙西南山区，境内生态环境状况良好，野生药材品种众多，蕴藏量大，已发现中药材资源2 033种，被誉为浙西南的“天然药园”。中药材产业一直是景宁的传统农业支柱产业，对促进农业增效、农民增收起到了重要作用。近年来，为加快景宁中药材产业转型升级，县农业局曾多次组织技术人员深入农村广泛开展调查研究。作者针对景宁中药材产业发展现状和存在问题，提出了中药材产业提升发展对策，以确保景宁中药材产业可持续发展。

（一）产业现状

近年来，景宁县围绕“绿水青山就是金山银山”发展主题，依托环境优势和药材资源优势，积极推进中药材规范化、标准化、产业化发展，取得明显成效。2015—2017年景宁县中药材种植面积25.10万亩（其中草本药材5.32万亩，菌类药材0.06万亩，木本药材19.72万亩），中药材产业实现销售

收入2.89亿元（见表2-11）。其中草本药材总产量11 371.9吨、总产值2.41亿元；菌类药材715.3吨、总产值0.07亿元；木本药材总产量6 525.5吨、产值0.40亿元。草本药材三年累计新增种植面积1 604.0亩，实现连续三年面积增、产量增、效益增的三增格局，整个产业呈现可持续发展态势，为实施乡村振兴战略打下扎实的基础。

表2-11　中药材产业主要生产经济指标

主要经济指标	单位	2015年	2016年	2017年
种植面积	亩	17 176	17 713	18 250
单产（干品）	千克/亩	221.8	226.7	222.1
总产量	吨	3 501.5	3 818	4 052.4
总产值	万元	7 520	8 038	8 598.5
亩产值	元	4 764.3	4 772.3	4 711.5

（二）产业成效

1. 出台产业扶持政策

为了促进草本药材产业的持续健康发展，景宁县出台了景农发〔2013〕40号《关于印发景宁畲族自治县农业产业扶持政策的通知》等产业扶持政策。明确了对草本药材核心示范基地建设、品牌建设、市场拓展以及产品深加工等内容进行资金扶持。通过扶持政策的出台，调动了药农生产积极性。同时，把中药材产业的发展摆上重要的议事日程，切实加强了领导，营造良好的中药材产业发展环境，加快了景宁草本药材产业的提升发展。同时，认真做好《景宁县“十三五”草本药材产业发展规划》起草工作。组织开展了《景宁县中药材产业现状、问题及发展对策》的调研，进一步明确了“十三五”期间景宁县草本药材产业的发展目标和发展对策。

2. 加强标准化规范化示范基地建设

为做大做强做景宁草本药材产业，推进生态精品草本药材产业发展，建设一批技术含量高、示范带动性强的生态精品草本药材生产示范基地。三年来，组织技术人员深入鸬鹚、梅岐、标溪、渤海、东坑、红星等乡镇（街道）开展草本药材生产技术指导，进一步推进了草本药材生态精品示范基地建设。全县三年累计新增草本药材生态精品示范基地15个，面积1 609.0亩。通过这些基地的示范作用，辐射带动全县草本药材标准化基地建设和产业的提升发展。

3. 加快新品种新技术推广应用

（1）做好草本药材新品种新技术引进试验示范。三年来，负责引进草本药材新品种8个，即何首乌、覆盆子、黄精、小香钩、青钱柳、铁皮石斛、三叶青和药用菌桑黄；新技术3项，即一是引进覆盆子标准化生产技术，在梅岐乡高闩、留钱建立覆盆子标准化生产示范基地189亩。二是引进畲药小香钩标准化生产技术，在东坑镇深垟村建立小香钩标准化生产示范基地30亩。三是引进三叶青标准化设施化生产技术，在鹤溪街道张村建立三叶青标准化设施化生产示范基地20亩；创建药材种植新模式3个，即一是青钱柳基地套种黄精模式，在大地乡项湖建立青钱柳基地套种黄精生产示范基地50亩。二是在金银花基地套种黄精，在大均乡李宝村建立金银花基地套种黄精生产示范基地125亩；三是在吊瓜基地套种白茶，在毛垟乡陈坪村建立吊瓜套种白茶基地225亩。通过新品种新技术新模式的引进试验示范，加快了景宁草本药材产业提升发展进程。

（2）做好生产技术指导。为提高景宁药农的科学种药水平，及时组织技术人员深入乡村进行技术指导，三年累计举办正规培训班17期，培训药农1 509余人次，发放了技术资料8 000余份。同时，组织中药材生产大户参加省市生产技术培训会6期、27人次，提高了药农科学种植水平。

4. 稳步发展产地初（精）加工

三年来，根据市场需求，加大中药材产地初（精）加工产品开发力度，延长产业链，提高附加值，使景宁中药材产业由生产初级产品向药品、营养保健食品等多元化方向发展。同时，加大招商引资力度，积极鼓励县内外企业、科研单位、民间团体投资兴办中药材精深加工企业和研发中心。通过精深加工企业培育，现有精深加工企业1家（浙江博士园生物技术有限公司），初加工产品企业9家，使景宁中药材产业的加工水平和竞争能力得到明显提升，不断提高产业的总体经济效益。

5. 切实做好安全生产工作

做好《北冬虫夏草生产技术规程》浙江省地方标准 DB33/T748—2016的修订工作。同时，积极深入乡村广泛开展了草本药材质量安全生产宣传，并同草本药材生产企业、合作社、家庭农场等相关单位签订《农产品质量安全承诺书》，发放相关安全生产资料2 000余份，进一步提高了药农安全生产意识。

6. 加强品牌建设

认真开展生态精品中药材产品的宣传和推荐活动，积极推荐"畲峡谷"铁皮石斛、"梅溪缘"铁皮石斛、"硕园"灵芝破壁孢子粉等品牌参加各类农产品展销会。同时，组织开展了"畲峡谷"铁皮石斛、"梅溪缘"铁皮石斛等草本药材基地有机认证，提高了景宁中药材的知名度。

（三）存在问题

1. 行业风险高，价格行情不稳

一是中药材价格波动大，多的可以翻倍或达几倍，有的农户盲目跟风种植造成巨大损失。二是部分药商为实现巨额利益，通过炒作、囤积让药农血本无归，风险极高。

2. 销售渠道不畅，缺少交易市场

尽管景宁县中药材种植历史悠久，但由于生产规模有限，基本还没有形成健全的中药材交易市场，所产药材大都以零散的收购方式销往外地，由于途中费用及中介转手过多，造成销售成本增加，影响了农民增收。

3. 规模化生产程度低，缺少龙头企业带动

景宁中药材种植户多面广，小户分散生产比较普遍，规模化生产大户、产品加工销售企业不多，标准化生产程度较低，抗市场风险能力弱。同时，县内还没有大型的中药材生产加工龙头企业，对产业可持续发展构成影响。

（四）发展对策

坚持"高效生态、道地优质"原则，围绕"提品质、创精品、强服务、促增收"要求，以巩固提升"浙八味"和"畲药"等传统品种，培育发展覆盆子、黄精、三叶青、重楼、何首乌、薏苡等新兴地方特色品种为重点，强化政策扶持、科技支撑、主体培育、品牌引领和"畲药"文化促进，大力推行规模化种植、标准化生产、产业化经营和电商化销售，积极创建"畲药"品牌，整体提升全县草本药材质量安全水平和产业综合竞争力。

1. 加强产业发展组织领导

组建"景宁县中药材产业发展工作领导小组"，建议由县政府分管领导

担任组长，县府办分管主任、农业局长、林业局长任副组长，财政、农业、林业、科技、药监等单位分管领导为成员，领导小组下设办公室，与县农业局合署办公，农业局分管领导任办公室主任。领导小组的主要职责是制定产业发展规划和实施方案，落实目标责任，出台（或调整）扶持政策，推进各项工作落实。

2. 积极创建生态精品道地药园

按照优势区域布局规划，以新老"浙八味"、黄精等特色优势药材品种为重点，开展中药材生态精品道地药园创建。着力引导中药材生产由分散的传统格局向规模化、规范化、标准化与品牌化生产方向发展，打造一批有较高知名度和良好信誉的道地药园，使景宁中药材生产基地在设施水平、生产水平和科技含量方面有新提升，引领带动产业整体发展，实现"绿色、安全、有效、增收"的目标。

3. 稳步发展产地初（精）加工

根据市场需求，加大中药材产地初（精）加工产品开发力度，延长产业链，提高附加值，使景宁中药材产业由生产初级产品向药品、营养保健食品等多元化方向发展。同时，加大招商引资力度，积极鼓励县内外企业、科研单位、民间团体投资兴办中药材精深加工企业和研发中心。通过精深加工企业培育，研发一批生物医药保健产品，使景宁中药材产业的加工水平和竞争能力得到明显提升，增强出口创汇能力，不断提高产业的总体经济效益。

4. 切实加强质量安全监管

认真开展《中华人民共和国农产品质量安全法》等法律法规宣传，强化生产全过程质量追溯管理工作。加强中药材标准化体系建设，进一步完善中药材种植建设规范，指导科学合理使用化肥、农药。同时，做好中药材安全生产专项整治，不断提升产地管理和产品质量安全水平。

5. 加强中药材科技创新与推广

依靠科技创新驱动，推进中药材产业发展。着力抓好中药材技术推广队伍建设、中药材先进实用技术培训和推广，组建中药材科技创新团队，聘请专家、教授为技术顾问，以提高景宁中药材的科技贡献率，促进产业转型升级。

十二、遂昌县保护和发展道地中药材举措与对策建议

马方芳　　甘林叶

（遂昌县农业局，浙江　遂昌　323300）

摘　要　对遂昌县中药材产业发展现状进行了调查，并分析了该县产业发展过程中存在的生产基地规范化、标准化水平低，产地加工水平低，产业化合作组织和信息服务平台建设不完备等方面问题，对遂昌中药材如何提升一产、夯实基础，做精二产、提升效益，培育三产、增强活力进行了探讨，论证了遂昌创建国家级中药材产业基地县的可行性。

关键词　遂昌　中药材　发展

遂昌县地处浙西南山区，生态环境优美，是国家生态示范区，中药材产业是遂昌县的传统优势产业。近年来，遂昌县在既有产业基础上，发展以药材生产、加工及农旅融合为特色的中药材产业。本文通过了解当前遂昌县中药材产业发展现状，总结近年来的产业发展成效，分析存在问题，并提出遂昌县中药材产业提升发展对策建议，以确保中药材产业持续稳定发展。

（一）遂昌县中药材产业发展概况

遂昌县先后获“浙江省农村中医工作先进县”“全国中医工作先进县”“浙江省中药材产业基地”等称号，具有悠久的中药材种植历史，遂昌县档案局保存的中药材标本是浙江省省内所有档案馆藏唯一一套中草药标本。根据《遂昌县中药材资源普查名录》记载，全县药用植物1 200余种，其中人工栽培木本药材5种，为青钱柳、杜仲、厚朴、红豆杉和山苍子；草本药材17种，主要为三叶青、菊米、覆盆子、黄精等为主；菌类1种为灵芝。2015—

2017年，遂昌县中药材种植面积、总产值都稳中有增，总产量和单产有所下降（见表2-12），总产量和单产下降是因为中药材种植品种有所调整，早期的栝楼、金银花等面积缩减上千亩，新增加三叶青、青钱柳、覆盆子、白及、黄精、重楼等亩产值高的中药材大部分还未到采收年限。2017年，遂昌县中药材种植面积30 595万亩，总产量2 229.90吨，总产值13 546.17万元；中药材种植面积在千亩以上的乡镇有13个，有关中药材专业合作社43家，据不完全统计，从业家庭有9 000多户，约近30 000农业人口从事中药材产业。遂昌主要发展青钱柳、三叶青等中药材，现全县已种植青钱柳2 150亩，三叶青1 860亩左右。在石练健康产业小镇已经建立了青钱柳深加工厂，三叶青加工厂也在洽谈中。青钱柳和三叶青有望实现订单农业，企业和合作社签订合同包销售。覆盆子、白及因近年价格狂涨，农户自发种植生产，覆盆子种植面积增长较大，全县面积已超过2 000亩；黄精、重楼多与科研院校合作，在毛竹林下套种黄精，油茶林下套种重楼都取得成功，这种模式适合林下经济发展，符合遂昌县九山半水半分田的地理特征。

表2-12　遂昌县2015—2017年中药材产业主要经济指标

主要经济指标	单位	2015年	2016年	2017年
种植面积	亩	28 862	29 874	30 595
单产（干品）	千克/亩	86.58	63.05	72.88
总产量	吨	2 498.825	1 883.465	2 229.890
总产值	万元	8 879	9 059	13 546.17
亩产值	元	3 076.36	3 032.40	4 427.58

（二）保护发展的主要措施及成效

1. 政策扶持，引导产业发展

中药材作为遂昌县的传统产业，自2011年遂政发〔2011〕85号《遂昌县人民政府关于印发遂昌县农业发展十二五规划的通知》中提出将中药材作为全县农民增收的农业主导产业来培育，先后成立遂昌县中药材产业领导小组办公室，遂昌县健康产业带暨健康产业小镇创建工作办公室等管理机构。2016年7月，成立了遂昌县农业科技（循环有机农业）示范试点工作领导小组，由分管副县长任组长，农业局、财政局局长和政府办公室副主任任副组长，并抽调农业局、科技局、市场监管局、国土局等相关部门人员集中办公，负责石练中药材循环有机农业一二三产融合的顶层设计、宏观指导、统筹规划、政策制定等工作，以带动全县中药材产业改革升级。2015年，县农业局出台《遂昌县农业局关于大力推广中药材—水稻轮作栽培模式的实施意见》（遂农函〔2015〕57号），整合部分资金对全县开展“药—稻”轮作栽培模式的农户进行补贴；2016年，遂昌县政府出台《遂昌县加快推进中药材产业发展行动计划》（遂政办发〔2016〕175号），每年安排480万元专项资金扶持中药材产业，对三叶青、白及、重楼等中药材种苗、三叶青基础设施、中药材专业村、中药材康复中心、健康产业带以及科技攻关创新等方面给予资金支持。2016年开始实施的中药材循环有机项目在石练镇实施，三年共安排财政资金5 000万元用于扶持石练镇中药材种植栽培基地、中药材初深加工园区建设及中药材休闲养生建设。

2. 科研支撑，开展项目实施

2017年8月，遂昌县成立遂昌县中药材开发研究所，是丽水市第一家县级中药材研究机构。研究所主要负责全县中药材调研、产业政策和发展规划的研究制定；开展中药材生产、科技创新研究和成果转化等相关工作以及制修订中药材相关标准。2016年，编写了青钱柳生产技术规程（丽水市）地方标准、修订了菊米生产技术规程（省标准）；承担《中药材优质高产标准化技术示范》中药材产业技术团队项目并于2016年6月协助举办三叶青产业发展论坛。遂昌县种子站负责建有1个菊米种质资源圃。2018年3月，石练开始建造遂昌世界菊博园，并将打造成菊米资源收集、物种保存、科普教育、科技开发、休闲观光为一体的综合示范基地。

3. 中药材特色小镇建设，促进产业集聚

2016年，遂昌县石练中药材特色小镇项目建设按照生产、生活、生态“三生融合”的发展导向，以农业生产模式创新为支撑，以农业基础设施配套、优质资源要素保障、有机循环农业发展为抓手，通过推进内部融合、延伸产业链、拓展多种功能、发展新型业态等多种手段，充分发挥已有中药材产业的特色优势，建设标准化、设施化、产业化的核心示范基地，为二产提供优质原料，为三产创造健康优质环境，二三产反哺一产，助农业转型升级，三产有机融合、循环发展。园区内一产建成1个三叶青高效设施栽培基地，面积60亩，带动林下、普通设施避雨栽培100亩；千亩青钱柳生态农业基地，套种三叶青、大豆、西瓜、番薯等各种经济作物和紫云英等绿肥植物；稳定已有中药材百合、覆盆子、铁皮石斛、七叶一枝花、黄精、菊米、三叶青、青钱柳、厚朴等面积2 500亩。二产建成1个全县青钱柳深加工中心，引进青钱柳茶叶、固体饮料、功能性大米、青钱柳工艺品、液体饮料等6个智能化生产流水线，开发新产品，强化品牌建设；建成1个三叶青产地深加工中心，建设三叶青净选、分级、保鲜贮藏加工生产线，三叶青趁鲜口服型中药饮片冷冻干燥加工生产线，三叶青提取精加工生产线；三产建成1个中药康体养生园，魅溪民宿、甜蜜园蜜蜂养殖基地等，打造遂昌特色文化、药膳、旅游地产品等，发展三产。中药材一二三产产值分别达到1.2亿元、15亿元和0.8亿元。截至2017年底，石练中药材特色小镇已完成固定资产投资入1.8亿元，建成三叶青高效设施栽培基地、青钱柳生态农业基地、青钱柳深加工中心、魅溪民宿和甜蜜园蜜蜂养殖基地。

4. 品牌引领，提升市场影响

（1）品牌创建成效明显。遂昌菊米、石练菊米、遂白菊米、森林王三叶青、降芷堂青钱柳、伊尔西红花等遂产中药材注册了证明商标。2006年，“遂昌菊米”地理标志证明商标成功注册，2016年到期后重新注册成功。2017年，“遂昌菊米”获得国家农产品地理标志保护产品登记且荣获第九届中国花卉博览会展品类（功能花卉产品）优秀奖。2017年，“遂昌县青苗三叶青种植示范基地”和“华昊菊米基地”荣获“浙江省道地优质中药材示范基地”，石练镇又被评为“浙江省道地中药材之乡”。

（2）开展品牌宣传。近年来，带领本县中药材合作社和企业积极参加各种中药材交易博览会、农博会等，扩大遂产中药材知名度。同时积极申报国家农产品地理标志登记和药企交流注册“遂覆盆子”“遂昌三叶青”“遂莪术”等区域品牌。2017年遂昌县5家单位参加首届中国·千岛湖中药材交易博览会；会员单位参加浙江省中药材产业协会四届二次理事会、铁皮石斛分会一届六次理事会；远扬农业有限公司和遂昌新龙百合专业合作社参加2017年丽水市农产品博览会、省农产品博览会。

（三）发展过程中的主要问题

虽然遂昌中药材产业近几年发展趋势良好、优势明显、取得一定成效，但是在发展过程中，依然存在如生产基地规范化、标准化水平低，产地加工水平低，产业化合作组织和信息服务平台建设不完备等问题。

1. 生产基地规范化、标准化管理技术水平有待提高

全县缺少中药材产业龙头带动企业主体，基地产品订单率较低，生产质量追溯管理制度还未有效建立，影响质量提升。中药材生产大部分在山区，环境生态优势明显，但连片生产规模偏小，中药材生产基地列入现代农业园区的数目相对较少，生产基地基础设施薄弱，抗自然灾害能力弱；无公害标准化技术、病虫害综合治理、平衡施肥、连作障碍、节水灌溉等先进适用技术推广力度不强，应用面不广，造成产量不稳定。近两年春节高温多雨的天气，导致许多药材病虫害大爆发，尤其是地下块茎类药材如元胡、贝母、西红花、百合等，都不同程度出现烂种。2016年遂昌县西红花，因种球腐烂，减产一半以上，非常严重；三叶青、青钱柳等近些年种植的药材，随着栽培年限的增加，各种病害也逐渐出现，病害病理尚待专门研究。

2. 产地加工水平亟需提升

产地加工可以有效增加中药材的附加值，但本县中药材以初级产品出售为主，制约中药材转型发展，不利于农民取得更大收益。当前道地药材产地加工的主要问题：一是产地加工示范带动龙头企业少，储藏设施落后，药农加工设施、设备、工艺参差不一，产品集中上市来不及加工；二是加工技术不成熟，标准不完善，造成有效成分的流失。三是产地加工监管力度不够，尚未建立对应的长效监管机制。不过，中药材产业循环有机农业示范试点项目建成后，青钱柳、三叶青等药材能够本地加工，也将带动其他药材二产的生产，对中药材产地加工水平的提升有一定的推动作用。遂昌县中药材研究所也积极为合作社之间牵线搭台，比如鼓励元胡、贝母、温郁金种植户加工时租用遂昌新龙百合专业合作社已有的百合烘干设备，一些灵芝种植户可委托利民药业对灵芝孢子粉进行破壁等，充分利用本县已有加工设备，对产品进行加工后销售。

3. 产业化合作组织和信息服务平台有待扶持和加强

中药材生产分散经营，中药材信息交流与产品销售渠道不畅，选择种什么心里没底。产业规模小，难以形成规模经营，受到自然灾害和市场波动双重约束，比如2016年因覆盆子市场价格一路走高，农民跟风种覆盆子，等今年收获时，价格暴跌，挫伤农民积极性。随着产业的发展，人才匮乏、技术短缺、科技创新力不强等问题随之凸显，遂昌县中药材开发研究所成立后，到现在所里只有1位工作人员，既要文字材料，又要跑基层，力不从

心，根本无法开展研究工作。在乡镇更没有管理中药材的农技人员，往往一个调查材料文件发下去就石沉大海了。目前专业人才队伍缺乏已成为制约中药材产业发展的主要因素之一。

（四）对策建议

1. 提升一产，夯实基础

（1）培育中药材种业。为提高农民种植中药材积极性，实现“扩面、提质、增效”，大力支持三叶青、青钱柳等中药材的优质种子种苗产业培育。在新路湾种业小镇设置中药材种苗培育基地；与中医药大学合作，在应村专门建立300亩种苗基地，为遂昌药农提供优质的重楼、黄精、温郁金、元胡、贝母等优良种苗。

（2）完善基础设施建设。完善中药材基地道路、沟渠、阴棚、滴喷灌等基础设施建设。对于三叶青等雨水影响较大的中药材，鼓励设施避雨栽培，发展设施栽培基地。

（3）强化科技支撑。加大与高等院校、科研院所的合作，加快中药材新品种、新技术的开发研究和推广应用，争取科研立项，建立试验基地，攻克难题。制定中药材安全生产规程等地方标准，重点建设千亩级标准化中药材示范基地。柔性引才并加大基层农技人员和农民的培训力度。积极争取市、省里基层农技人员和农民的培训名额，组织本县农技工作人员和中药材生产者前往参加；在本县组织中药材培训，及时对药农进行知识更新。

（4）提升规模化水平。合理规划中药材产业片区，重点培育中药材生产优势区域2~3个。鼓励农民通过转包、出租、互换、转让、股份合作等多种方式，实现土地资源优化配置。培育一批中药材经营大户，专业合作社，组建中药材产业协会，带动全县中药材产业集聚健康发展。

2. 做精二产，提升效益

（1）培育中药材主体。培育中药材生产、加工、营销主体，大力引进和扶持药品精深加工企业，推动县域道地中药材精深加工业。以中药康体养生为重点，不断开发研制中药材产品，完善产品线。

（2）强化品牌培育。通过政策引导与市场机制，培育一批区域性中药材知名品牌，如“遂昌菊米”“遂昌三叶青”“遂覆盆子”等，争创名牌产品，培育名牌商标，提升中药材品牌价值，加大市场拓展力度，提高县产中药材的市场占有率。

3. 培育三产，增强活力

（1）加强中药材休闲养生旅游集聚区建设。以我县地产中药材为基础，集聚打造集中药材展示销售、康体、科普、养生餐饮、保健体验为一体的商业街，向游客提供高品位的中药材养生消费服务。

（2）支持中药材康复中心建设。根据中药材的不同特点，在适宜的地方大力推进中药材专业村建设，如三叶青村、青钱柳村等。周围配上基础设施，吸引游客乡村游。如专门针对糖尿病人建设青钱柳康复中心，治疗和休闲旅游相结合，客人在快乐中实现降糖养生。

（3）加大中药材旅游商品研发力度。结合本地旅游销售，充分挖掘饮食习惯，研发中药材文化产品和使用产品，开发本地特色“十大”药膳。

通过中药材一产提升、推行中药材规范化管理、制定相关标准、强化基地论证；二产做精，积极培育中药材龙头企业和优势区域，促进遂昌中药材产业集聚发展；三产培育，建设中药材休闲养生旅游集聚区及中药材康复中心，研发中药材旅游商品，中药材产业作为遂昌县的特色产业将会欣欣向荣，使遂昌迈向国家级中药材产业基地县。

十三、青田县保护和发展道地中药材举措与对策建议

陈　辉

（青田县农业局，浙江　青田　323900）

摘　要　青田中药材资源丰富，是“丽九味”主产区之一。青田采取政策扶持、科研支撑、市场引领以及品牌创建等措施发展道地中药材，取得明显成效。针对种质资源退化、种植规模萎缩、市场竞争力不强等制约问题，提出“农民增收科技兴药”“质量兴药”“农旅融合”建议措施，积极构建“道地药材＋”中药产业农旅融合发展模式，创建“青田道地精品药材”品牌。

关键词　青田　中药材　发展

中药材产业是青田县的新兴产业。青田县是全省43个中药材主产县之一，本文通过了解当前青田县中药材产业发展现状，总结近年来的产业发展成效，分析存在问题，并提出青田中药材产业提升发展对策建议，以确保中药材产业持续稳定发展。

（一）青田县中药材产业发展概况

青田中药材种植始于20世纪末，传统的道地药材有五加皮、覆盆子、元胡、浙贝母、百合、厚朴、杜瓜、红豆杉等8个品种，从2011年开始进行大量的引种，包括天麻、玄参、前胡、太子参、鸢尾、吊瓜、金银花、鱼腥草、铁皮石斛、西红花、白芍、金花、黄栀子、皇菊、温郁金、吴茱萸、谷金珠、桔梗、橘壳等30多个品种。据有关部门统计，全县野生的有药用植物有1 120多种。从2015—2017年统计来看，青田县中药材种植面积、产量、产值均有所较快的增长（表2-13），发展势头良好。2017年青田县

中药材种植面积1.091 6万，总产量2 866吨，产值8 352万元，在高湖、巨浦、舒桥、仁庄等重点乡镇，中药材收入占农民收入的比重达到30％以上。主要种植品种包括浙贝母、覆盆子、皇菊、元胡、百合、五加皮等传统道地药材及铁皮石斛、三叶青、西红花、白及等珍稀药材，其中覆盆子种植面积到2017年可以达到7 000多亩，皇菊、百合、红豆杉面积到达1 000多亩。2017年8月，青田中药材产业扶持政策出台、吸引了大批民间资本投入到中药材产业。

表2–13　青田县2015—2017年中药材产业主要经济指标

主要经济指标	单位	2015年	2016年	2017年
种植面积	亩	7 632	8 082	10 091.6
单产（干品）	千克／亩	245	276	284
总产量	吨	1 870	2 230	2 866
总产值	万元	4 933	5220	8 352
亩产值	元	6 463	6 458	8 276

（二）保护发展的主要措施及成效

1. 政策扶持，引导产业发展

县委、县政府高度重视中药材产业发展，县党政主要领导始终对中药材产业发展给予高度关注，多次在不同场合对中药材产业发展提出明确要求，在人力、财力上给予倾斜，2017年8月23日，青田县政府出台了青委发〔2017〕42号文件，明确规定，对连片发展中药材基地50亩以上的，每亩补助500元；集中连片种植铁皮石斛和藏红花等珍稀中药材5亩以上的（不包括林下套种），每亩补助1 000元。对符合农旅融合发展规划要求，连片种植创意农作物200亩以上并建有旅游配套设施、带动当地农民增收明显的特色农业公园基地，连续三年给予补助，每亩每年分别补助300元、280元、260元；对连片种植新兴特色花卉200亩以上并建有旅游配套设施、带动当地农民增收明显的花卉公园基地，连续三年给予补助，每亩每年分别补助500元、450元和400元。

2. 科技创新，引领产业基地建设

近几年中药材发展迅速，加强中药材特色小镇建设、规范化基地、良种繁育基地建设；推行“企业＋基地＋农户”等模式，促进中药材种植、加工、销售、研发的一体化发展。推动百合、覆盆子、五加皮、皇菊、元胡等主栽品种的规模化种植和产业化发展。鼓励和支持基地开展GAP认证和“三品”认证，实施良种选育，加强质量追溯管控，提高中药材产量和品质。鼓励发展“稻鱼共生＋中药材”轮作、浙贝母＋西瓜套种等种植模式。到2020年，建成2~3个规模化中药材种植基地。

（1）聚力培育中药材特色小镇。整合海口、腊口等地的中药材种植、加工基地，改造提升海口参茸市场，完善商品展示、信息发布、物流配送、电子商务等综合配套功能，以“参茸＋丽九味”为重点，集聚全市特色中药材，打造浙西南中药材交易流通基地，打响“绿谷药镇”品牌。推广皇菊公园、百合公园等中药材基地融合旅游的建设模式。加快中药研发加工基地建设，创建省市级中药产业化示范基地。到2030年，形成1~2个中药材产业集聚区，打造省内知名的中药小镇。

（2）规范化基地建设。2015—2017年，全县中药材产业以“提品质、增效益、增总量”为目标，通过研究集成推广综合技术，制订卷丹百合生产技术规程，创新产业体系，建立健全档案资料，开展“三品”认证，增加产量、提高质量；截至2017年，全县GAP认证1个基地，QS认证2个基地，有机认证4个基地；无公害产地认证1个。改造提升传统中药材基地，增加种植效益；落实扶持政策，开展中药材技术培训，做好市场与基地对接等方式积极建设规范化基地。

（3）良种繁育基地建设。在青田县舒桥、阜山等地选择了海拔500米、800米、1 200米建立了浙贝母和卷丹百合良种繁育试验基地，通过实施，初步得出高海拔基地繁育的浙贝母、卷丹百合种苗品质和生长势较好。

主推品种主要有：浙贝母（浙贝1号）、元胡（浙胡1号）、五加皮（刺五加皮）、覆盆子等为近年来产业主推新品种。

主推技术：水稻（鱼共生）+西红花轮作模式、水稻＋百合轮作模式、水稻＋浙贝母轮作模式、西瓜＋浙贝母轮作等四种模式。

3. 品牌引领，提升市场竞争力

（1）品牌创建成效。全县注册中药材品牌商标4个。分别是“欧鹤”“碧伟”“康之郎”“康玥”等商标。

区域公共品牌创建等情况：依托丽水创建的公共区域品牌“丽水山耕”，金银花、铁皮石斛等一些品种被授权使用，创新了药厂直接对接中药材生产主体，减少中间商；鼓励中药材企业直接办基地；铁皮石斛、皇菊等品种在市区设立体验门市店；创建省中医药文化养生旅游示范基地，吸引游客直接到基地购买；西红花、金银花等网销方式。改变了青田中药材送到磐安市场，药厂到磐安购药的传统销售模式，增加了药材种植户的效益。

（2）农旅融合，开展品牌宣传。青田县阜山乡种植西红花、浙贝母等药材多年，2017年积极引进青田轩德皇菊开发有限公司建设了千亩皇菊基地来打造中药材特色之乡，前基地分布在阜山乡海拔500多米，并有1 700多年历史陈宅村、岙底村、朱岙村，2017年已完成皇菊种植总面积1 260亩，生产厂房2 108平方米，皇菊加工已经通过SC认证，建成了一个集生产、加工和旅游观光为一体的皇菊公园，由于皇菊今年开花时节天气较好，产量较往年有了较大提高。此外，在青田舒桥乡百合基地每年举办“百合相亲节”等活动。

（三）发展过程中的主要问题

青田中药材产业基础薄弱，是新兴产业，近几年来发展较快，但是在发展过程中，不可避免地出现了如道地药材优势逐渐减弱、种质资源退化、种植规模萎小、品牌影响力弱化、市场竞争力减弱、产业融合不足等问题。

1. 缺少龙头带动，市场竞争力不强

目前，青田中药材产经营企业规模普遍较小，缺少龙头型大企业集团，且带动作用不强，不足以推动当地中药材产业化发展，被动形成“卖药材，买药材”的单一模式。产业集中度不高，各自独立经营，无序竞争时有存在，难以形成集群优势，没有形成规模效益。另外由于“单家独户”的种植模式，造成中药材种植不够规范，生产加工水平不高，中药产品结构仍较为单一，特色优势品种少，主要销售以初级农产品为主，主导产品的优势不明显，产品附加值低，资源优势难以转化成经济优势，影响了产业化形成和发展。加快构建现代化的中药药材生产体系、中药加工生产体系和中药市场营销与服务体系，实现中药材种植规模化、规范化和制药企业现代化。

2. 资源利用率低，三产融合不足

青田县优质的中药材资源开发利用率偏低，当前整个中药材产业基本还局限在原药材的种植和购销上，主要以销售地产原材料初加工产品为主，精、深加工中药材产品少，无法形成有效的市场认知和规模效应。中药产业

链条不完善，产业链条短，产业总体规模不大，一二三产有机衔接不够，跨界融合还未成体系，产业化发展水平不高。从三次产业结构内部看，中药农业发展较快，但规模化、规范化种植规模和组织化生产程度仍需提升；中药工业比例偏小，道地药材消耗率低，发展相对滞后；中药与旅游、文化、健康养生等产业的深度融合还未真正形成，产业综合效益有待进一步挖掘。

（四）对策建议

1. 合理布局，形成地方特色

中药材产业坚持以市场为导向，以效益为中心，本着因地制宜、合理布局的原则，以发展道地药材为主，其他适销对路药材品种为辅，逐步形成规模化、产业化、品牌化。加快对中药材种植适宜区道路交通、水利、电力等基础设施建设，满足中药材规范化、规模化种植对基础设施的需求，促进中药材产业的全面健康发展。

2. 建设中药材营销体系

在县城和各中药材种植重点乡镇建设中药材集散地作为道地药材产品的销售窗口，广泛吸纳省内外客商参与中药材产品流通。充分利用国内中药材知名网站和本县内政府网站，提供中药材供求信息。大力培养和发展经纪人队伍，拓宽和搞活中药材销售渠道，提高中药材产品的组织化程度，减少中药材交易成本。积极探索互联网 +的经营模式，扩大本县道地中药材的市场份额，推动全县中药材产业的全面发展。

3. 依靠科技进步，推动中药材产业上档升级

加强同国内外知名中药企业、中药材市场、中药材大客商及大专院校科研所的联合与合作，拓宽市场渠道，引进人才、技术、资金和先进的管理方式和经营理念，全面提高中药材产品竞争力和市场知名度。

4. 建立健全服务体系

建立健全科技服务体系，充分发挥现有科技人员和乡贤人才作用，抓好技术培训。大力培育示范户、示范点，以点带面，全面提高药农学科技、用科技素质人才。同时抓好信息服务体系建设，为药农提供信息服务。充分发挥各涉农部门、药材企业和专业合作社的作用，积极为药农提供产前、产中、产后的配套一条龙服务，围绕中药材的生产、加工、贮藏、保鲜、推销以及技术信息等方面提供系列化服务。全力推进中药材产业化经营，让中药

材产业为农民增收做出更大的贡献。

5. 大力培育龙头企业，实行以销促产发展模式

大力推广“公司 +基地 +农户”的发展模式，坚持把发展订单生产作为扩大销售的主要渠道和化解市场风险，以促进中药材产业发展的重大举措来抓手，组织专门力量，跑市场，找销路，努力实现订单药业的新突破。逐步实现生产和销售一体化，增强市场竞争能力，切实维护好农民利益。加强与国内大专院校科研所的合作，选育优良品种，推广先进技术，提高药农素质，提升产业发展水平。同时培育中药材精深加工型龙头企业，延长产业链，增加附加值。

十四、庆元县中药材产业发展现状与对策

王声淼　　刘小琴　　周雪锋

（庆元县农业局，浙江　庆元　323800）

摘　要　本文阐述了庆元县中药材产业发展现状、主要工作措施及成效。针对生产存在品种更换频繁，产能和效益普遍偏低；技术和服务落后于生产；中药标准化程度普遍偏低等问题，提出"大力引导发展林下特色中药材、引导发展可药稻（菜）轮作的大宗药材、开展技术创新、建设良种繁育基地、加强中药材产品品牌创建、药旅融合发展"等对策建议。

关键词　庆元　中药材　措施　对策

（一）庆元县中药材产业发展概况

庆元地处浙西南山区，野生药材种类繁多，蕴藏量大，既是名副其实的"中国生态环境第一县"，又有"浙南林海""天然药园"之美誉。中药村产业是最近几年发展起来的一个新兴产业。近三年来，种植面积稳步增长，生产效益逐渐提高，截至2017年年底，全县中药材种植面积30 008亩，总产量2 199吨，总产值8 974万元，其中草本药材20 629亩；木本药材7 869亩；药用菌药材1 510亩。木本药材以厚朴、杜仲为主，大部分为粗放管理或半野生状态基地；药用菌药材以灰树花为主，基地规模化、规范化生产；草本药材以黄精、铁皮石斛、重楼、栝楼等为主，基本实行规模化、规范化、高效化生产。据2015—2017年统计，庆元县中药材种植面积、产值均呈现稳步增长，发展态势良好，产量则因新种黄精、重楼等药材没有投产而走低（表2-14）。

表2-14　庆元县2015—2017年中药材产业主要生产指标

主要经济指标	单位	2015年	2016年	2017年
种植面积	亩	29 140	29 693	30 008
总产量	吨	2 523	2 633	2 199
单产（干品）	千克／亩	86.6	88.7	73.3
总产值	万元	8 516	8 823	8 974
亩产值	元	2 923	2 971	2 990

近年来，全县充分发挥本地林地资源优势，积极发展锥栗林（杉木林、毛竹林、自然混交林等）林下套种多花黄精、重楼、三叶青、竹荪等多种林药生产经营模式，黄精、三叶青、重楼等林下草本药材面积逐年增长，到2017底，林下草本中药材种植面积已达2 726亩，为中药材的发展逐步形成自己的发展特色打下了良好基础。典型例子有：屏都街道余村的亿康生物科技有限公司的锥栗套种中药材基地，套种多花黄精、重楼等中药材700亩，林下套种面积全省最大，为省级林下经济示范基地，是全省中药材产业亮点基地。贤良镇贤良村的庆元县御竹香农林专业合作社的毛竹林、自然混交林下套种三叶青、黄精等中药材350亩，成为全省较大规模的三叶青基地之一。

（二）产业发展主要措施及成效

1. 以项目实施为抓手，建好规范化示范基地

近年来，针对中药产业发展优势条件和现状，积极鼓励产业业主向有关部门申报项目，通过项目建设，建好规范化基地，完善产业基础设施，提升产业技术水平，逐步推进中药产业化进程。2015—2017年，中药材生产主体通过农业、林业、科技、经贸等相关部门申报实施的项目20多个，其中有与市林科院合作的“林药复合经营示范推广”项目、省农业厅技术推广项目“庆元县林下套种多花黄精技术示范”、省林业厅立项的“林药复合经营示范与推广”项目等，县科技项目“锥栗林药菌高效复合经营模式创新研究”“黄精人工驯化栽培技术研究”“覆盆子栽培技术示范”等，省市农业基金项目“锥栗＋铁皮石斛＋黄精立体高效栽培示范”“浙贝—水稻轮作示范”等，通过这些项目的实施，已建成规范化示范基地17个，基地面积3 227亩（表2-15）。

表2-15　庆元县2015—2017年中药材规范化示范基地统计

序号	基地名称	建设主体	详细地点	规模面积（亩）	主要品种
1	亿康锥栗林套种中药材基地	丽水亿康生物科技有限公司	屏都街道余村	700	黄精600亩、重楼30亩、其他70亩
2	仙草苑铁皮石斛基地	庆元仙草苑珍稀植物开发有限公司	松源街道上庄	200	铁皮石斛
3	三禾元铁皮石斛基地	庆元县三禾元农业发展有限公司	五大堡乡竹山	32	铁皮石斛25亩、重楼7亩
4	金兰铁皮石斛基地	庆元县金兰家庭农场	五大堡乡竹山	25	铁皮石斛
5	恒大浙贝母基地	浙江亿绿药材种植有限公司	屏都街道坑里	470	浙贝
6	御竹香林下中药材基地	庆元县御竹香农林专业合作社	贤良镇岱头	350	三叶青300亩、黄精50亩
7	沂发西红花基地	庆元县广沂发西红花专业合作社	淤上乡石坝	110	西红花
8	菇乡缘中药材基地	庆元县菇乡缘农业科技有限公司	洲街道道岗	200	米仁150亩、金银花50亩
9	蓬福毛竹套种黄精基地	庆元县联众生态种植专业合作社	隆宫乡隆宫	250	黄精
10	峰达林下黄精示范基地	庆元县峰达种养专业合作社	隆宫乡中村	80	黄精
11	联胜林下黄精基地	庆元县联胜种植专业合作社	隆宫乡黄坑	50	黄精
12	益津康锥栗林下黄精基地	庆元县益津康中药材专业合作社	安南乡上余	110	黄精
13	吾田头覆盆子基地	庆元县葛公家庭农场	淤上乡吾田头	60	覆盆子
14	荷洋油茶林套种百合基地	庆元县百祖山农产品专业合作社	官塘乡荷洋	220	百合
15	亿康中药材设施栽培育苗基地	丽水亿康生物科技有限公司	五大堡乡温岙	120	黄精115亩、重楼5亩
16	上余锥栗林套种中药材基地	全青松	安南乡上余	150	黄精
17	绿康香榧套种覆盆子基地	庆元县绿康覆盆子种植专业合作社	荷地镇岩坑	100	覆盆子
合计				3 227	

2. 以政策扶持为动力，拉动产业向规模化发展

近几年来，县委、县府把加快中药材产业开发作为调整农业结构的重点工作来抓，2015年、2016年度在“庆元县农业生态精品休闲观光农业发展的若干政策意见的通知”中对中药材产业的基础设施提升、产品品牌建设、标准化建设、土地流转等方面政策作出了具体补助规定。2017年此基础上出台了有实质性内容的产业政策，在《庆元县关于2017年度农林水产业发展扶持政策的若干意见》（庆政办发〔2017〕87号）中首次提出对林下套种药材基地、药稻轮作基地进行具体补助的规定，文件中具体规定：“新建林下套（间）种黄精规范化基地，每亩补助1 000元；新建林下套（间）种重楼规范化基地，每亩补助3 000元；新建林下套（间）种三叶青规范化基地，连亩种植密度1 500袋以上，每袋补助1.5元；新建浙贝—水稻轮作规范化基地，每亩补助2 000元；新建元胡—水稻轮作规范化基地，每亩补助500元。”在扶持政策的鼓励下，2017年全县新增中药材315亩，2018年农户种植中药材

的积极性高涨，2018年申报验收中药材面积达3 312亩。

3. 加强科技创新协作，提高产业技术水平

三年来，庆元县亿康生物科技有限公司、御竹香农林专业合作社等中药企业和农业、林业技术服务部门科技人员，积极开展与院校、科研院所合作，先后合作实施了中央、省、市、县各类技术项目10多个，如亿康生物科技有限公司与市林科院合作的中央财政项目“林下中药材复合经营技术示范与推广”、2016—2018省技术推广项目“杉木林下套种多花黄精技术示范”等。通过项目的实施，基本摸清了多花黄精生长物候期、根茎的周年生长规律，总结形成了林下规范化套种多花黄精关键技术、林下菌药立体复合栽培技术等多项技术，科技成果获省兴林奖1项、市兴林奖1项和县科技进步奖1项。通过科研合作、技术项目实施等工作的开展，拉近了科研与生产的距离，提升了产业技术水平。目前亿康生物科技有限公司等4家中药企业通过浙江省农业科技企业认定。

4. 实施中药材生产标准认证，标准化工作逐步推进

目前全县已有1家中药材企业通过有机认证（认证面积47.25亩，认证产量3 300千克），2家企业通过无公害产地认证（认证面积1 505亩，认证产量630 000千克），1家企业通过了环境管理和质量管理体系认证。县农学会、林学会及亿康生物有限公司等单位还参与了《锥（板）栗林下棘托竹荪栽培技术规程》（DB 3311/T69—2017）、《锥栗林下多花黄精复合经营技术》（DB3311/T23—2014）等2个市级中药材地方标准的制定；还主持起草了县级地方标准《黄精生产技术规范》（DB 331126/T020—2016），并在全县开展了标准实施示范与推广工作。但从总体上讲，目前全县中药材产业无论是标准的认定还是标准的实施都处在一个初始阶段，中药生产的标准化、规范化程度整体较低。

5. 药材产地加工及品牌建设工作逐步拓展

十几年前方格公司就开展了灰树花、灵芝等中药材的初（深）加工，形成了孢子粉、胶囊等系列产品。近年来，仙草苑科技有限公司、亿康生物公司、菇乡缘科技有限公司等企业在铁皮石斛、黄精、米仁等药材的初加工上开发形成了各自注册商标多款系列产品，如九制黄精、八宝谷、石斛花茶等，亿康生物公司和御竹香合作社，还在县城开设药膳馆和品牌专卖店，这些工作的开展，是本县中药材产业品牌建设工作的良好开端。

6. 推行中药无公害安全生产

中药材产品是用来治病救人的物品，是与人们健康生活息息相关的产品，中药产品的品质是中药材生产的生命线，提高中药材安全质量势在必行。为此，在中药材生产中，严格按无公害农产品生产规程指导生产，主要实施：一是进行种子或种根种茎消毒处理，尽量减少生长期农药的使用。二是推广有害生物综合治理技术：优先采用农业、物理防治、生物防治，科学合理进行化学防治，尽量减少用药次数，优先选用高效、低毒、低残留的有效生物源、矿物源和植物性农药，严格遵守农药安全间隔期，注意农药品种的轮换使用。三是通过合作社或公司集中供药，杜绝高毒、高残留农药的销售和使用。四是通过设立质量安全控制示范点，进行全程跟踪监控，目前我县成功创建农产品质量安全追溯系统主体有6家。

（三）产业发展主要存在问题

1. 品种更换频繁，产能和效益普遍偏低

（1）全县种植品种多而散。有些基地仅仅引进优良品种，搞品种收藏，又缺乏管理的规范性和科学性，产能低，效益不高。

（2）发展种植品种，完全随市场调节，定位不准，随意性强，更换频繁。前几年金银花、太子参、百合价格高、销路好，种植面积讯速增长，而这几年金银花大部分基地粗放管理，太子参只种不挖，百合种植地很多改种其他作物。

2. 技术和服务落后于生产

中药材品种繁多，目前的情况是业主种什么药材，再去了解、学习和熟悉什么，技术储备不多；管理部门对市场了解不够，药材市场风险又大，指导生产的能力弱；尽管生产模式很多，但对关键生产技术的掌握还不到位，如浙贝的大田留种烂种多、黄精林下种植出现了病害等，有待探索研究；有待建立产地与市场的中间服务体系。

3. 中药标准化程度普遍偏低

中药材品种繁多，很多刚从野生状态转入人工栽培，尚未制定标准规程，生产规范各自为政，导致产业标准化普遍偏低，就全县来讲，目前中药材有机认证只有铁皮石斛1家；无公害认证只有2家，且是通过挂靠蔬菜、粮油作物认证。黄精等因没有国家、省（部）标准无法认证。

（四）对策及建议

今后五年，中药材产业发展总体思路及目标是：以市场为导向，主导发展药食两用、珍稀名优中药材，主推林地套种、药粮（菜）轮作等高效生产技术，重点培育发展黄精、重楼、白及、浙贝、元胡等优势品种，五年计划新增林药套种、药粮（菜）轮作和山地中药材种植面积5 000亩以上。

1. 充分利用林地资源优势，大力引导发展林下特色中药材

庆元县是全国、全省的重点林区，据2018年森林普查统计，全县有林地面积252.4万亩，其中有纯林159.1万亩 [含锥（板）林3.1万亩]，混交林42.4万亩，竹林41.8万亩，林地资源丰富。黄精、重楼、白及等药材喜阴凉，野生种源就是生长在林中，适合林下仿野生种植，且林下药材品质优、药效好、安全性强。林下套种中药材，具有以短养长、提高土地利用率、投资省、增加林农收入等优点，充分利用这些林地资源，大力推广种植黄精、重楼等道地优质中药材，做强做大，形成庆元中药材产业特色。

2. 利用冬闲田，引导发展适合药稻（菜）轮作的大宗药材

据调查统计，全县有单季稻种植后闲置的农田面积近10万亩，其中有适合药稻（菜）轮作的砂质壤土或壤土土质的农田约4万~5万亩，利用这些冬季闲置的农田，可种植“浙八味”药材中的浙贝、元胡等大宗药材品种，每年实行药稻两季生产，实现土地周年利用，提高单位面积土地产出率，改善农田的土壤性状和生态环境，减少病虫害的发生，提高中药材产量和品质。

3. 开展技术创新，提高产业科技水平

鼓励中药材企业、大户和农林技术服务部门与科研院所、高职院校进行技术合作，开展本地主推药材品种的资源评价保护技术、生产栽培技术、种苗培育技术的试验研究，争取早出成果、多出成果应用于生产。鼓励本中药材企业与中药知名院校、企业合作，开展主推品种药材产品研究开发。依靠省、市、县技术技术团队和协会平台，主动设计中药材产业技术难题项目，进行联合攻关研究，解决生产技术瓶颈，提质增效。

4. 建设良种繁育基地，为建设规范化基地提供保障

主推中药材黄精、重楼等目前还没有栽培品种，种苗来源主要依靠收购野生根茎和先行种植药材企业经人工驯化栽培的根茎，导致种苗种源不一，

纯度低，不同种类混杂现象严重，规格达不到标准。在本地建立良种繁育基地，可以建立专门的良种筛选和采集圃，经筛选提纯后进行根茎或种子繁育，再应用于生产，一方面保证了种源的优质道地性，另一方面生产用种的纯度和规格达标。以全县每年发展1 000亩黄精、重楼计算，需要种苗400万株，以每亩育苗4万株、种苗出圃率50％计算，需要建立良种繁育基地200亩和良种筛选采集圃100亩左右，可以确保全县种苗正常供给。

5. 加强中药材产品品牌创建

以现有中药材品牌“方格”“仙草苑”“亿康”等为基础，加强政府扶持宣传和培育力度，定期组织县内知名中药企业参加磐安等地的药交会和农博会展示展销，鼓励企业申报农产品地理标志、证明商标等，进入各种信息、电子商务平台，逐步扩大庆元县中药品牌的影响力。

6. 药旅融合发展

一是推进中药材与休闲农业结合的特色旅游，建设中药养生园，让游客参与赏药花、采药材、品药膳等亲身体验活动，药旅融合发展；二是中药材与学校学生的科普教育相结合，或结合乡村振兴科普基地创建活动，选择条件成熟的中药企业，创建中药材特色的文化体验、科普宣传基地，药旅、药科融合共同发展。

十五、云和县中药材产业发展现状和对策

练美林

（云和县农业局，浙江　云和　323600）

摘　要　中药材产业是云和县农业经济物种植主导产业之一，在农业农村经济发展和乡村振兴中具有重要地位，对农业增效农民增收起到积极作用，经过县委县政府的重视和省市相关部门的支持，全县中药材产业发展取得了一定的成效。针对中药材产业发展中的价格波动、资源条件差、技术支撑、服务体系和人员队伍建设等问题，提出对策，积极积极构建“道地药材 +”中药产业融合发展模式，发展地道药材，加快中药材产业的发展。

关键词　云和　中药材　现状　对策

（一）中药材产业发展总体概述

2015年种植中药材面积2 487.5亩，累计种植中药材面积有9 838亩，总产量3 108吨，创造经济收益2 110.57万元；2016年种植中药材面积2 200亩，累计种植中药材面积有9 932亩，总产量3 378吨，创造经济收益2 500余万元；2017年种植发展中药材产出面积2 031亩，累计种植中药材面积10 420亩，总产量3 500万吨，总产值2 550万元。总产量分别增加8.69％、3.61％；总产值分别增长18.45％、2.0％；云和县主要的品种厚朴、黄精、覆盆子、温郁金、浙贝母、何首乌、百合、广东紫株、铁皮石斛等。全县道地药材品种主要有黄精、厚朴、茯苓、温郁金、覆盆子等，100亩以上的中药材基地有4个，合计面积1 895亩。2015—2017年全县中药材发展的趋势是稳步发展略有增加，新增中药材面积主要是黄精、温郁金、百合

等，但是栝楼、广东紫株等种植面积有所减少；中药材价格总体有所回落，中药材的前景不容乐观。但中药材的温郁金、黄精、铁皮石斛等中药材品种面积的增加，加上自2013年和2016年出台中药材产业发展的政策支持，使中药材亩产值和总产值都有所增加。

（二）产业发展主要措施及成效

1. 切实加强组织领导，出台新政策支持中药材产业发展

建立健全以政府扶持为导向、农民和农业生产经营组织投资为主体，引导利用社会资金和银行信贷的多元化投入机制。先后出台《2014—2020年中药材产业发展规划》《云和县加快推进生态精品农业发展的若干意见》和《云和县中药材基地验收管理办法（试行）》等支持中药材产业发展新政策。按照服务“三农”的要求，积极扶持中药材产业化发展，形成合力加快中药材产业发展的氛围，结合本县具体情况安排一定的资金专项扶持中药材产业发展。对中药材种植及加工达一定规模的企业（合作社），给予政策性土地使用、税收优惠等方面的扶持政策。在2016年《云和县加快推进生态精品农业发展的若干意见》中进一步鼓励扶持新兴中药材产业发展：“新发展白术、元胡、温郁金种植，连片5亩以上的中药材基地，每亩补助500元；新发展黄精、何首乌种植，连片5亩以上的中药材基地，每亩补助800元；对能形成全产业链发展的中药材产业（包括保健品）种植基地给予专项补助”。

2. 加强示范基地建设带动规模种植

根据当地资源优势和生产实际，培育区域特色的中药材产业，优化区域布局。重点发展道地药材、加快中药材规范化基地建设、积极发展特色药材品种和开展药材初加工。加大对中药材产业发展的投入，扶持建设和完善一批技术含量高、示范带动性强的生态高效中药材生产示范基地。先后已建立了云和县安溪乡黄处生态高效105亩仿野生铁皮石斛示范基地、云和县竹坑口效生态黄精示范基地、云和县1 000亩毛竹林套种黄精示范基地、崇头镇水碓垟1 000亩覆盆子示范基地、云和县雾溪乡砻岙中药材等示范基地。2015—2017年全县通过中药材示范基地的建设带动了全县中药材产业的发展。

3. 培育中药材种植龙头企业

着力培育扶持一批具有较强竞争力、带动力的中药材龙头企业，推进产

业化经营。推行“企业+基地+农户”“企业+基地+合作社+农户”等模式，逐步实现种植、加工、销售一体化运作，加快中药材产业化步伐。首先是通过招商引资浙江云和苗都中药饮片有限公司、梨园春家庭农场两家企业，发展了何首乌种植1 000余亩和仿野生种植铁皮石斛105亩新的种植技术。其次是培育当地的农民专业合作社和农业企业云和县正凯地产中药材专业合作社、浙江望景畲药发展有限公司、云和县东成家庭农场有限公司等一批中药材发展龙头企业。立足优势中药材资源，大力发展道地药材生产，打造名优产品，争创名牌产品，提升中药材品牌价值，推进产业的持续发展。

4. 积极引进新品种和技术培训

首先品种与技术的推广应用是中药材生产的前提。技术创新与成果转化是中药材产业可持续发展的保障，为加快新品种新技术引进推广工作，开展农作制度创新，强化技术培训，提高技术的普及率和到位率，加速科技成果转化，实施科技兴药发展战略。积极开展中药材新品种引进与推广，新品种培育与改良，良种繁育与种苗生产，地方中药材种质资源的保护与开发。在技术创新上，进行技术创新2项，一是毛竹林下套种黄精栽培新技术；二是在云和县雾溪乡温郁金病毒病菌防治防害试验。其次是强化技术培训。重点加强农业技术人员、药农的规范化种植技术、产地加工技术、病虫害防治技术等培训，提高中药材产业科技应用水平种植水平。

5. 加强中药材品牌创建

本县在创建“大仓白茯苓”品牌之后，2017年中药材中的云和黄精通过了两项有机认证，黄精野生采集基地（有机产品认证）和有机黄精基地（有机转换认证）。为云和中药材的品牌创建做好的铺垫。

（三）中药材产业发展过程中的主要问题

1. 中药材产业发展的价格受市场价格波动影响较大

农民种植中药材的积极性也受中药材价格的波动而产生变化，常常会跟随市场的风而改变种植品种，难以形成中药材的主导产品。

2. 产业规模与资源条件不相适应

受干部群众思想观念、认识程度、政策扶持等因素影响，利用山地资源发展药材产业还仅仅是起步阶段，将资源优势转化为产业优势、经济优势还需付出更大的努力，特别是政策支持、资金扶持的力度仍需加强。由于地域面积小，种植中药材产业受地域面积的限制，发展大面积的中药材产业也有着一定的困难。

3. 技术创新与产业发展不相适应

品种杂乱、管理粗放、质量不稳等问题还没有得到根本解决，技术人才缺乏，农民素质不高，质量意识低下，使产业的整体竞争能力和抵御市场风险能力还很脆弱。

4. 服务体系与市场环境不相适应

基层技术服务、信息传递、产品购销的网络建设还没有形成，不能与终端市场实现有效对接，导致了生产的盲目性和中间利益的流失。

5. 加工龙头与基地规模不相适应

受资金、技术等因素制约，加工龙头建设推进速度缓慢，低端产业、原料产品的格局还没有改变，实现中药材产业化、现代化的目标还任重而道远。

6. 中药材种植技术人员队伍缺乏

由于技术人员队伍的缺乏给中药材产业的进一步发展带来困难。

（四）建议

将中药材产业发展的扶持政策放宽到所有中药材产业的发展，在产业政策扶持和产业发展过程中找到一种能抵抗市场风险，能给农民带来经济效益，属于特色的中药材产业发展主导品种，给全县经济发展带来机遇。

合理利用区域优势，发展特色的中药材产业。有的耕地面积大部分在山区，将山区优势转变为产业优势，生态优势转变为产品优势。

（五）今后中药材产业发展的思路

1. 明确发展重点方向

中药材是本地新兴的产业，将以黄精、茯苓等作为当地主要栽培品种，保护好大仓白茯苓的种质资源，创建茯苓和黄精等中药材的品牌。针对本地地域面积稀少的情况，大力发展林下中药材种植模式，提速中药材产业的发展。同时建设茯苓、黄精等中药材主要品种的种质种苗基地。

2. 加强队伍建设和农业主体的培育

目前，全县已注册的中药材专业合作社11个，建立100亩以上药材基地4个，带动组织农户200多个；将以市场为导向，合作社为组织形式、规模开发为目标的中药材产业发展基本形态，让他们成为引领全县中药材产业开发的主导力量。

3. 加大政策扶持力度

根据本地现有的中药材产业发展政策，进一步加大中药材的政策扶持力度，主要是从项目建设资金和政策补助方面支持中药材产业的发展。

4. 进行新品种引进和技术培训

中药材产业是一个新兴的产业，品种与技术的推广应用是中药材生产的前提，技术创新与成果转化是中药材产业可持续发展的保障，加快新品种新技术引进推广工作。

十六、宁波市道地中药材发展现状及对策

郭焕茹　陈宇博　范雪莲　刘桂良

（宁波市种植业管理总站，浙江　宁波　315000）

摘　要　宁波市中药材种植历史悠久，道地药材"浙贝母""浙麦冬"在国内外享有盛誉。宁波市采取政策扶持、科研支撑和安全生产等措施保护和发展道地中药材，取得明显成效。针对种植分散，技术力量薄弱、产业链短等制约问题，通过加强中药材种质资源监测体系、生态化标准化生产体系、种植技术服务体系、产业新型经营主体扶持体系和医疗机构使用质量监管体系等建设，拓展延长产业链，促进产业升级发展。

关键词　宁波　中药材　发展

（一）中药材产业基本情况

宁波中药材生产具有悠久的历史，浙贝母、浙麦冬等道地中药材在国内外享有盛誉。2017年全市浙贝母种植面积10 000亩，产商品贝母1 855 000千克，产值约1.2亿元。浙麦冬种植面积3 000亩，产麦冬（块根）约99 000千克，产值约1 040万元。近几年，除浙贝母、浙麦冬等道地中药材外，铁皮石斛、灵芝、三叶青和西红花等中药材逐渐发展起来，其中铁皮石斛发展较为迅速。据统计，全市2017年铁皮石斛面积3 000亩，总产量（鲜）714 000千克，产值约9 000万元。

企业不断做大做强，促进了中草药产业的健康发展。目前，全市共有5家中药材企业被认定为市级农业龙头企业中，其中宁波绿之健药业有限公司和宁波枫康生物科技有限公司为省级骨干农业龙头企业。宁波绿之健药业有限公司是国家级高新技术企业，先后通过GMP认证、美国NSF认证等多项

国内（外）认证，年产值3.73亿元。宁波枫康生物科技有限公司的铁皮石斛产品通过“中国有机产品”认证和GAP认证，中药饮片厂通过GMP认证。

（二）产业发展主要措施及成效

1. 加大财政资金投入，扶持园区建设

自2013年以来，通过宁波市农业产业化办公室立项，以宁波市现代农业精品园项目形式扶持了铁皮石斛、灵芝等精品中药材基地建设11个，完成了中药材基地建设总投资5 883.82万元，其中市级财政累计下达补助资金1 035万元，县级财政配套下达补助资金729万元。

2. 强化安全生产意识，加大管理力度

一是通过制定与中草药行业标准相配套的生产操作规程，引导生产企业按标生产。如鄞州区农林局参与制订了浙江省地方标准《浙贝母生产技术规程》，参与编写的《浙贝母全程标准化操作手册》已正式出版。慈溪市农业局制订的浙江省地方标准《浙麦冬生产技术规程》已颁布实施。二是以无公害基地建设为抓手，通过加强农药、水肥、基质等农业投入品监测，加大农产品质量安全监管力度，防止重金属和农药残留物超标，确保中药材产品质量安全。

3. 开展良种繁育工作，保护种质资源

近年来，各地加强科研攻关，通过采取基因检测等现代科学手段，加强优质中药材品种提纯复壮工作；海曙区鄞江镇还创新运用异地繁种方式，确保了浙贝母等传统道地药材品质稳定；2017年年初，在奉化松岙开工建设宁波市地方农作物种质资源保护圃，该项目的实施将对本地优质中药材种质资源保护与利用发挥积极地作用。

4. 科学统筹规划，促进产业健康发展

2020年，全市将建成农村一二三产业深度融合的15个省级现代农业园区，建成主导产业强、生态环境美、农耕文化深、农旅融合紧的20个特色农业强镇；建成20条年销售收入在5亿元以上的示范性农业全产业链以及100个多彩农业美丽田园示范基地和100个现代农业庄园。同时，通过串点成线打造一批以全线景区化为目标，集休闲、观光、体验、运动、旅游于一体，精致出彩的精品农业风景线。

（三）产业发展过程中的主要问题

当前，中药材种植发展中主要存在以下四个问题：一是部分药材优质不优价，市场竞争力弱。如浙麦冬生产周期较长，一般在栽后第三年立夏时采挖，亩产在150千克左右，而川麦冬在栽后第二年清明后即可采挖，生长周期较短，但其产量较高，亩产在300千克左右，但两者价格上差异不大，再加上麦冬采挖、洗净、暴晒、堆置、去须根工序复杂，花工量大，而劳动力价格高，成本居高不下，为此逐渐丧失了竞争优势。二是种植分散，技术力量薄弱。中药材种植规模总体不大，草本、木本的中药材管理权分属农业、林业主管部门各自分管，相关产业专业技术人员缺乏，部分品种技术工作几乎无人问津，导致部分品种混杂、种性退化，既影响了中药材产量提高，又影响了其品质。三是传统区域的种植发展受到一定程度地限制。如浙贝母种植主要集中在周公宅、皎口水库水源地一带，受浙贝母种植过程中需大量有机肥使用，容易对水源造成污染，为此该地区种植发展受到一定影响。四是产业链短，产品附加值低。中药材收获后一直沿用传统工艺加工，只销售初加工产品，未进行深度开发，当市场货源充足时优质药材实现不了优价，甚至遭到逆向淘汰。

（四）下一步对策和建议

针对当前存在的问题，为推进中药材产业发展，须坚持政策引导、市场导向的原则，通过加强中药材种质资源监测体系、生态化标准化生产体系、种植技术服务体系、产业新型经营主体扶持体系和医疗机构使用质量监管体系等建设，拓展延长产业链，加快促进产业升级发展，下一步着重做好以下几个方面工作。

1. 加强中药材种质资源保护和利用

一是继续开展本地中药材种质资源普查，加强中药材种质资源信息监测，扎实做好宁波（松岙）地方农作物种质资源保护圃建设，强化道地药材种质资源和生物多样性保护；二是加大与浙江省中药研究所、复旦大学、浙大理工等科研院所合作，开展生理生化分析以及基因检测等研究，强化优质种质资源收集及种子种苗组织培养，加强道地中药材品种提纯复壮工作，重点推进浙麦冬“农产品地理标志”和GAP认证申报工作，以期保证药材质量，提高药材产量；三是开发利用种质资源积极选育新品种，重点在2007

年和2013年分别通过浙贝1号、浙贝2号省级品种审定的基础上，整合海曙（原鄞州）、象山、磐安、舟山、盐城、南通等产地收集浙贝母（樟村贝母、东贝等植物种）和皖贝等种质资源，进行系统选育、杂交育种、辐射育种等新品种选育，扎实推进中药材优质种质资源的开发与利用。

2. 开展生态化标准化生产

一是加强中药材种植生态化标准化生产技术研究，促进中药材种植向规范化、专业化、规模化绿色发展，科学引导贝母生产重点由周公宅、皎口水库水源限制区向象山县域转移发展；二是制定中药材种植技术标准，通过整合挖掘种植合作社以及企业等技术力量，组建全市性中药材产业行业协会，组织实施中药材生态化种植标准制定，加强标准化种植技术推广；三是推动加工标准化生产，结合生产实际，通过财政资金引导，积极鼓励企业开展产地加工技术研究，制订绿色产品企业标准，开发生产健康新药产品。

3. 抓好中药材种植技术服务体系建设

一是以提升中药材种植、生产环节科技水平为导向，开展与优势地区和国内外专业科研院所横向交流，积极引进高层次专业人才，组建中药材产业技术创新服务团队，开展新品种引进、试验研究和技术培训，推动中药材产业水平不断提高；二是在技术推广与指导、品种保护与选育、生产标准制定以及市场跟踪、种植引导等产业环节中，发挥好首席专家领衔的专家技术服务团队、专业协会、专业合作社 +农户的生产销售服务体系的作用，做到分工明确，各负其责，协同发力；三是在工作方式上积极推广先进实用的典型经验与做法，采取多种措施大力破解产业中实际技术难题。如近年来传统的贝母—水稻水旱轮作方式，变成了贝母与其他经济作物轮作，导致连作障碍现象发生。针对贝母主产区当地留种产量下降而外地种子病害发生率低的实际情况，鄞江镇浙东贝母专业合作社跨省与江苏省启东市药材种植大户签订协议，在启东市建立浙贝母种子繁育基地34亩，按照浙贝母生产标准实行质量控制，平时管理委托对方进行，收种各自负责，种子运回鄞州，做到了技术横向合作共赢，有计划地科学合理实施省外种子标准化育繁生产，确保了道地中药材的质量。

4. 加强产业基地及新型经营主体的扶持力度

结合“十三五”都市农业发展规划的实施，进一步加强对中药材基地的基础设施投入，通过制定产业扶持政策，鼓励企业通过建立农旅结合养生科普园等形式，提高市民科学养生保健意识，延长产业服务链，促进产业的转型升级和效益提升。如慈溪市规划建设道地药材产业园2 200亩，重点开展浙麦冬等道地药材的规模化、现代化、标准化的示范。其中宁波金瑞农业发展有限公司建设浙麦冬规范化种植基地1 200亩，公司组成专业团队进行园区规划和技术研发。基地得到了工信部中药材生产扶持项目、科技部国家级“星火计划”项目、省农技推广基金会资助项目、宁波市科技局“农科技富民”项目等多个项目的资助。他们采用“公司+园区+农户”的经营模式，以核心园区辐射带动周边农户生产浙麦冬，争取通过几年的努力，全面建成浙麦冬生产加工基地。

5. 加强中药材质量管控，鼓励支持使用本地药材

目前，市卫计委正在研究制定加强中医药质量管理与控制方面工作指导意见，着手单独组建宁波市中药质量控制中心，进一步健全质控工作制度，创新质控办法，深化质控内涵，拓展质控范围，提高质控效果，确保医疗机构中药质量和使用安全，进一步推动中药材产业健康发展。鼓励支持医疗机机、科研机构和中药企业开展中医药健康产品研发和中药饮片临床综合评价试点。建立有关医疗机构中药材生产流通全过程质量管理和质量追溯体系。在保证质量的前提下，鼓励支持其使用本地中药材，推动中药材产业振兴发展。

十七、柯城区中药材产业发展现状及建议

孙琇华　　许　奕

（柯城区农作物技术推广站，浙江　衢州　324000）

衢州市地处浙江西部，浙、闽、赣、皖四省交界处，是《全国生态环境保护纲要》所确定的九大生态良好地区之一，是国家级生态示范区，国家森林城市、中国优秀旅游城市、首个国家休闲区试点城市。柯城区位于衢州市西部，钱塘江上游，于1985年随撤地建市而建区，是衢州市委、市政府所在地，也是国务院批准国家级历史文化名城之一。柯城区是衢州市的政治、经济、文化中心，全区总面积609平方千米，下辖2个镇、7个乡、8个街道。

据《柯城区志》记载，柯城区可供开发的药用植物资源有1 200多种，药材收购的常用中草药有400多种。柯城历史上中药材人工种植面积较小，现在柯城区有一定种植面积的中药材有青皮、陈皮、衢橘红、橘核、衢枳壳、代代、杭白芍、浙贝母、覆盆子和铁皮石斛等。

中药材产业迎来了巨大发展机遇，在新形势下为了积极、合理、有效地开发利用柯城区丰富的中药材野生资源和优越的生态环境，加快中药材产业发展，促进传统农业转型，培育农村新的经济增长点，区委区政府将中药材产业列入本区五年重点推进的特色产业之一，为此，按照区委、区政府的决策部署，于2017年组建成立了柯城中药材产业协会。同时，编制了《柯城区中药材产业发展五年规划》，制定出台了《柯城区中药材产业提升三年行动计划》等相关政策。

(一)柯城中药材产业发展现状

1. 柑橘类中药材传统优势明显

柯城区是著名的“柑橘之乡”，现种植面积达17万亩，年产量达30万吨。柑橘幼果和成熟果皮可以加工成为“青皮”和“陈皮”。青皮富含内黄酮、柠檬苦素和果胶等物质，可作为中药加工厂提制果胶和药厂提制黄酮素、柠檬苦素等原料；青皮中含辛弗林，辛弗林是21世纪天然兴奋剂，广泛用于医药、食品、饮料等保健行业。全区青皮现年产量约5 600吨，产值达4 000多万元。全区年陈皮产量约6 000吨，产值达4 800多万元。全区有胡柚2万多亩，胡柚幼果可加工成中药材“衢枳壳”(胡柚片)，2017年全区衢枳壳产量1 000多吨，产值达1 600多万元。

2. 其他药材品种和面积发展势头较好

其他中药材种植主要品种有16个，其中代代果、白及、覆盆子、三叶青、吴茱萸等药材占2/3。具体品种及面积见表2–16。

表2–16　中药材主要种植品种及面积情况

品种	面积(亩)	品种	面积(亩)
代代果	1 940	白及	1 500
覆盆子	1 750	桔梗	200
芍药	3 50	吴茱萸	300
铁皮石斛	1 200	三叶青	2 050

(二)产业发展主要措施及成效

1. 完善药材基地，做优一产基础

一是按照“区域化布局、规模化种植、标准化生产、市场化运作”的要求，采取“公司(科技特派员、中药材合作社、种植大户)+基地 +农户”的运作模式，合理流转土地，推行“订单种植”，以大田种植、良种繁育、林(桔)药间作和野生资源修复与保护为主要模式，构建了企业引领、农民参与、社会支持的产业发展格局。2015—2017年，全区中药材种植面积达8万亩(其中大田种植5.5万亩，林药间作2万亩，野生资源修复与保护5 000亩)，户均大田药材面积0.5亩，户均药材收入6 000元以上。中药材产业已成为县域经济发展的支柱产业，农民脱贫致富的优势产业。二是良种繁育

基地建设逐步规划化。全区中药材良种繁育基地面积550亩，2016年建立，分布于石梁荞麦坞、航埠沐家村、万田李家村。繁育白及苗、贝母、吴茱萸以及代代果苗。重点以规范化基地建设为重点，加强中药材产业发展，2017年全区新增中药材种植基地11个，其中规模面积100亩以上的有航埠王家畈，石梁白云山代代果，九华源口村、七里乡、沟溪乡的覆盆子、沟溪的辣木、桔梗，华墅的吴茱萸、芍药等药材基地。

2. 培育产业龙头，促进农旅融合

积极引进了浙江佑安药业有限公司、香港安翼国际贸易有限公司、浙江青禾生物科技有限公司、柯城浙八味医药有限公司等5家企业，投资建设衢州中医药健康城、九华的康复养生中心、中药材博物馆等，融合药膳保健及当地文化，打造集养生、休闲、体验、科普于一体的乡村休闲旅游地，促进中药材产业和乡村旅游业有机融合发展。

3. 强化政策引导，推动产业健康发展

中药材大面积种植在本区今年是第一年，推广有一定难度，抓好中药材种植的宣传尤为重要，一是做好《柯城区中草药产业发展实施方案》的宣传，加强对中药材产业的政策引导。二是加强枳壳、白及等中草药种植的培训工作。目前已组织培训班7期，受培训人员1 200人次，为中药材产业的发展营造了良好的政策环境。

4. 强化科技支撑，推广良种良法为产业提供支撑

一是组织试验研究，开展中药材安全除草技术试验示范；中药材流通体系建设与技术支撑；二是抓示范样板，为加快中药材产业发展，推进基地建设，借助农科院的科技力量，对科研进行攻关，2017年和市农科院合作在姜家山、沟溪开展新品种引进和试验示范工作，重点引入了浙贝1号、桔梗进行试种示范。目前推广种植面积2 200亩左右。三是与浙江理工大学生命科学院、浙江中医药大学等高校院所合作，组建专家团队，开展组培、良种选育、绿色栽培等技术合作，建立繁育和中药材科技集成示范基地，通过“公司 +合作社 +农户”等模式，为周边农户提供优质种苗，技术服务，实行订单收购，积极推进中药材全产业链绿色发展。

（三）中药材产业发展存在问题和困难

1. 集约化程度不高，龙头引领有待进一步加强

本区中药材种植时间较短，中药材种植规模小，除柑橘和衢州市柯城浙八味中药产业发展有限公司种植的芍药、柯城区枫华铁皮石斛专业合作社种植的铁皮石斛有相对连片集中外，其他药材零散分布，种植面积小。

2. 产业链不够完善，科技含量有待进一步提升

由于缺少中药材精深加工企业和中药材制药企业，滋补和药食同源类药材开发比较少，养生保健产品和生态旅游产品也缺乏开发。柯城区中药材加工技术未形成规模突破，整个中药产业发展基本处于自发、分散、粗放的状态。

3. 市场信息和交易平台不完善，流通渠道有待进一步疏通

由于缺乏统一的规模化药材交易市场和交易平台，中药材产业发展市场预见性弱，不能准确的把握住中药材市场动态，中药材种类繁多，市场价格波动大，农民种植品种选择往往受他人影响，跟风现象较为严重，交易成本比较高，影响中药材种植效益。

4. 中药材种植技术推广有待进一步加强

缺乏中药材专业人才，特别是高素质农民和懂技术、懂经营的销售人才。加上对经营主体培育不够，了解市场信息不及时，参与市场竞争能力差等因素，严重制约了中药材产业的发展。

5. 加大中药材种植扶助力度，出台扶植政策

柯城区中药材产业刚处在起步阶段，许多种植大户，家庭农场也想对种植产品进行调整，对中药材发展前景也非常看好，但因种植中药材一则种植技术不成熟，二则种植成本较高，有的药材种苗每亩高达1万元以上，有的品种种植周期需要3~5年，收益周期长，基于上述因素，许多种植大户处于观望等待状态。

（四）对策建议

根据中药材产业发展趋势，市场特征及现状，柯城区中药材产业应重点发展青皮、陈皮、衢橘红、衢枯壳和白花蛇舌草等道地中药材，突出代代、白及、黄精、三叶青等特色中药材，努力开发铁皮石斛和金线莲等珍稀名贵中药材资源，营造以大宗、道地、特色药材规范化和规模化生产，逐步形成

特色优质资源，增加竞争能力。

1. 质量兴药，推动柯城药材品质提升

以提高中药材质量为中心，以提高经济效益为目标，以加强中药材种植和精深加工技术的科技建设为主线，以现代农业发展要素为导向，推行规范化生产管理和产后加工技术，确保药材质量，提高药材产量，研制开发高附加值产品，提升产品市场竞争力。引进或培育中药制造和加工企业，提高企业市场竞争力，拓展市场空间和综合经济效益。

2. 平台推动，建立中药材交易市场

柯城区地处于衢州市中心，独特的地理位置给建立中药材交易市场提供良好的基础。目前，衢州市所管辖的各个县市区种植中药材正在蓬勃兴起，种植的品种多，药材产量大，但各个县市区目前还未建立中药材交易市场，各种种植大户的产品都是自产自销。交易市场的建立，将极大的拓宽了药材流通渠道，更加促进了中药材产业的发展。

3. 突出科技，助力药材市场绿色发展

加大中药材种植力度和种植技术的培训，行业主管部门应定期举办各类中药材知识培训班，邀请专家学者对适宜我区种植的优良品种选配，市场价格趋势分析，新品种的引进等进行辅导，邀请种植大户就药材种植、施肥、病害虫防治等知识的传授，让更多的人掌握、提高中药材种植技术，这有利于中药材产业在我区茁壮成长。

4. 强化政策，保障药材产业可持续发展

因地因时而宜，出台更加切实可行的扶持政策，建立多元化的投资机制。种植中药材在柯城区来说是个新的产业，要让新事物茁壮成长，政府处理制定产业发展规划的同时，还应出台相关的实施指导意见，制定具体的扶持政策。柯城区应结合本地区的实际情况，对中药产业制定扶持政策，扶持鼓励中药材产业健康发展。

十八、衢江区发展道地中药材措施与发展思路

程　萱　　周爱珠

（衢江区蔬菜管理办公室，浙江　衢州　324000）

摘　要　衢江中药材种植近几年刚刚兴起，并于2017年得到快速发展，是道地药材"衢六味"中陈皮的主产区之一。衢江通过政策扶持、协会引领、科技支撑、提质增效、品牌培育等措施促进道地中药材发展，取得了显著成效。

关键词　衢江　中药材　发展

近年来，衢江区通过标准化生产技术推广、大力发展专业合作社、兴建中药材基地、积极发展订单农业、扶持龙头加工企业、实施产供销一体化经营，中药材产业呈现出良好的发展势头。本文通过分析衢江区中药材产业现状，总结措施与成效，剖析制约问题，提出发展思路，以确保道地中药材产业健康持续发展。

（一）产业现状

2015年，衢江区中药材种植面积5 986亩，主要栽培品种有白花蛇舌草和吊瓜，三叶青、油用牡丹、铁皮石斛和浙贝母等也有零星种植。种植基地主要分布于湖南、举村等南部山区乡镇。实现总产量1 388.6吨，总产值1 878万元。

2016年，随着"五养衢江"的深入，中药材作为药养首选，得到了较快发展，其中以三叶青等珍稀中药材的发展最为迅猛。全区约350亩。此外，油用牡丹的种植面积也在增加，油用牡丹是集药用、食用、观赏于一身的中

药材品种，全区种植面积已达1 700亩，主要分布于周家、上方、举村等乡镇。全年中药材种植面积6 880亩，实现总产量1 851.7吨，总产值2 076万元，分别较上年增14.93%、33.35%和10.54%。

2017年，衢江区中药材种植面积8 198亩，实现总产量1 928.5吨，总产值约2 561万元，与上年同比分别增长19.16%、15.17%和23.36%。中药材种植的主要品种有：三叶青、覆盆子、浙贝母、白及、黄精、铁皮石斛、元胡、白花蛇舌草、代代果、太子参、杜仲、半夏、厚朴、菊米、鱼腥草等25种之多，品种较前些年更为丰富。其中以三叶青、覆盆子、白及、油用牡丹、黄精等为主栽品种。种植基地主要分布于湖南、举村、上方、大洲、周家、灰坪等乡镇，基地由南部山区乡镇向北部山区乡镇延伸。

(二)措施与成效

1. 成立协会，加强培训

2017年10月30日，衢江区中药材产业协会召开成立大会，表决产生了第一届理事会会长、副会长、秘书长、监事，并与衢州南孔中药有限公司签订了共享共建基地战略合作协议。还开展了中药材生产技术知识更新培训，邀请浙江省中药研究所所长、农业部首席科学家王志安，浙江省中药材产业协会秘书长、浙江省农业厅中药材首席专家何伯伟和福建农林大学林学院院长梁一池等专家，分别就中药材质量和品牌培育、中药材产业发展及安全生产要求、林下中药材种植现状及发展前景等作专题培训，参加培训87人次。

2. 科技支撑，提质增效

三易易生态农业科技有限公司拥有金线莲培育玻璃温室6 000平方米，每年可繁殖金线莲800万株种苗，可种植300万株金线莲种苗。仙霞湖健康科技有限公司引进铁皮石斛新品种—优良家系9×66家系。同时建立60亩的高效、立体、生态和绿色的现代农业种植模式，即在板栗树上种植铁皮石斛(被称为“原生态活树附生栽培技术试验”)，树下套种白及，大大提高了土地综合利用率和资源循环利用率。

3. 道地品牌，已现雏形

目前，益年堂农林科技有限公司已注册商标“益年堂”，并拥有自己的直销店“美丽驿站”；仙霞湖健康科技有限公司注册了“石森缘”商标，其铁皮石斛产品也已通过有机认证，还在市区开设体验馆，是衢江区中药材产业开设的首家直销店。

4. 产业转型，初显成效

丰晶家庭农场场主童新有原先是从事石灰钙生意，从2014年起，区政府开始对上方镇重钙、石灰钙产业进行整治，童新有便开始转型种植中药材，成立丰晶家庭农场。目前，农场规模400多亩，主要种植浙贝、太子参、元胡，其中太子参60亩，按今年行情，每亩收益在2万元左右，仅太子参一个品种就将有近百万收益。后溪镇益农中草药专业合作社（佳忆家庭农场）郑水耀，1998年开始试种白花蛇舌草，当年便取得成功。2000年带动周边农户种植，目前周边几乎所有农民都在种植白花蛇舌草，种植面积已逾千亩，每亩产值4 000元左右。

（三）制约问题

1. 农户分散种植

中药材种植分散分布于衢江区各山区乡镇，种植规模偏小。分散种植很难做到产前、产中、产后生产管理的统一，没有统一的管理就不可能有稳定一致的品质。

2. 缺乏加工企业

没有形成具有较大影响力的龙头企业，生产产品受市场影响制约，订单种植无法开展，加工增值难以实现，影响农民种植的积极性和经济效益。

3. 专业人员紧缺

衢江区现从事中药材管理和生产的人员中，中药材栽培专业人才极少，既有医药知识又有药材种植技术的人才更是紧缺，这严重阻碍了新品种、新技术的引进、应用和推广，制约了衢江区中药材产业的发展。

（四）发展思路

1. 统筹规划，合理布局

一要研究制定中药材产业中长期发展规划和年度计划，引导乡镇、企业主、农场主和农户合理选择品种，适度规模种植。二要研究产业规划布局。由于中药材种植生产具有较强的地域性，应结合各乡镇的实际情况，科学进行中药材种植、加工的产业布局。要坚持“一乡一业”“一村一品”，因地制宜地发展中药材产业。要突出主导品种，鼓励集中连片种植，形成规模效应。

2. 政府推动，政策保障

根据《衢州市衢江区人民政府关于报送衢江区“两山（一类）”财政专项激励政策实施方案（调整）的报告》（衢江区政〔2017〕37号）文件精神，为做大做强中草药产业、做精做细茶产业、做好做实柑橘产业，促进农民增收，2017—2019年，财政计划投入资金4 000万元，扶持中草药、茶叶和柑桔的种植、加工和品牌建设，其中，中药材产业扶持资金1 200万元，要用足用好政策。

3. 企业主导，市场运作

鼓励中药材企业在市区或其他城市开设属于本企业的中药材产品专卖店、直销店、配送中心；积极组织企业、合作社、家庭农场和种植大户参加各类中药材产品推介会；同时，要加强与天地网的合作，大力发展中药材产品电子商务，拓展产品销售渠道。

4. 农户跟进，增收致富

一是要积极探索和完善“协会＋企业＋基地＋农户＋订单＋科技”运作模式。产业协会要加强对中药材种植农户从选种、种植、生产到加工等方面的技术指导，引导农户科学合理种植；要积极为农户提供技术培训、规范种植、生产加工和鉴定技术等方面的服务，以提升农户的整体技术水平。二要充分发挥企业和合作社的引领带动作用，鼓励和支持协会、龙头企业和专业合作社，积极开展与农户签订订单收购协议，并按约定及时回收，消除农户后顾忧虑，确保农户增收致富。

5. 三产联动，融合发展

一要充分利用现有的中药植物，挖掘黄精、青钱柳、铁皮石斛等道地中药材的养生保健技术和方法，开发和推广药膳饮食产品和文化，重点谋划和推出中药生态旅游园、药膳养生保健馆、休闲食疗农庄等特色药膳等系列项目。二要积极申报中药材GAP基地认证，集中打造中医医疗服务、中医针灸康养、民居民宿观光等特色中医药文化产业区；要以中药材种植基地为依托，打造集乡村休闲旅游、健康保健、森林康养为一体的中医药养生田园综合体，打响衢江康养品牌。

十九、常山县保护和发展道地中药材举措与对策建议

王玉猛

（常山县农作物技术推广站，浙江　常山　324200）

摘　要　常山县中药材资源十分丰富，野生药材品种多，是道地药材“新浙八味”品种衢枳壳的主产区。常山县牢牢抓住山区经济发展这根主线，采取政策扶持、科技创新、以及品牌创建等措施，充分挖掘利用低丘缓坡、林下山地、荒废橘园及山谷地等土地资源，全力推进道地中药材发展，取得明显成效。针对基础设施落后、科技含量不高、流通渠道不完善、市场竞争力不强等制约问题，提出“创品牌”“强龙头”“育人才”“建基地”等建议措施，助推常山县道地中药材健康发展。

关键词　常山　中药材　发展

常山县是“浙江衢枳壳之乡”，衢枳壳产量占全国80％以上，县内中药材资源丰富，生态环境优越，是道地中药材的优势产区。本文通过了解当前常山县中药材产业发展现状，总结近年来的产业发展成效，分析存在问题，并提出常山中药材产业提升发展对策建议，以确保中药材产业持续稳定发展。

（一）常山县中药材产业发展概况

常山县是浙江省中药材重要产区之一，资源蕴藏十分丰富，发现珍稀名贵药用植物近百种，其中国家一级重点保护植物有银杏、南方红豆杉等，国家二级重点保护野生药材物种有杜仲、黄连、厚朴等，国家三级重点保护野生药材物种有天冬、龙胆草等。据《常山县药物志》记载，常山有资源中草药1 047种，其中植物类960种，动物类85种，矿物2种。常山县中药材生产和收购具有一定的历史。早在20世纪80年代，常山县医药公司收购的中

药材品种就达345种，主要为野生药材，品种有腹水草、陈皮、虎杖根、益母草等，是我省野生中药材主要产区之一。1979年，以药食用菌猴头菇人工栽培获得成功为先导，在全县实现了药食用菌的规模发展，是浙江省药食用菌实现规模栽培较早的县，猴头菇产量曾居全国第一，被授予“中国猴头之乡”。20世纪80、90年代，随着农业种植结构的调整和效益农业的发展，中药材也有零星种植，但未能形成规模。2003年以来，常山县成功引种了曼地亚红豆杉，并已开发种植基地2 000多亩，成为常山县中药材产业规模发展成功典范。2015年，胡柚片成功纳入《浙江省中药炮制规范》，销售价格上一个台阶，发展势头良好。

2012年以来，在县委县政府的统一部署和领导下，常山县牢牢抓住山区经济发展这根主线，坚持因地制宜、市场主导的原则，全力推进中药材产业发展。通过两年多时间的努力，成功引种了山栀、水栀、金银花、前胡、白及、覆盆子、百合、浙贝母、元胡、玄参、白花蛇舌草、木槿花、射干、菜芙蓉、铁皮石斛、桔梗等20余个品种。截至2017年底，全县中药材种植面积6 400亩（见表2–17、表2–18），其中曼地亚红豆杉2 170亩、水栀2 100亩、山栀730亩、葛根500亩、金银花280亩、白及270亩、覆盆子800亩、白花蛇舌草300亩、铁皮石斛130亩、灵芝110亩、猴头菇70万袋，还有香茶菜、菜芙蓉、蒲公英、益母草、代代果、射干、三叶青、决明子等中药材1 200亩，建立了各类中药材生产基地20多个，全县专门从事中药材生产种植与加工开发的企业、专业合作社和营销机构达30余家，一批从事中药材种植业的主体逐步壮大，发展势头良好；产品精深加工初见成效，葛根粉（片）、女人花茶、破壁灵芝孢子粉等保健产品研制与开发基本成型；赛得健康产业园、南绿药用植物休闲观光园等以中药材为载体的休闲养生文化基地建设正在逐步推进，全县中药材从业人员超5 000人。

表2–17　常山县2015—2017年中药材产业主要经济指标

主要经济指标	单位	2015年	2016年	2017年
种植面积	亩	6 174	6 300	6 400
单产（干品）	千克/亩	101	0.91	104
总产量	吨	626	576	667
总产值	万元	1 493	1 705	1 941
亩产值	元	2 418	2 706	3 032

注：不含衢枳壳

表2–18　常山县2015—2017年衢枳壳主要经济指标

主要经济指标	单位	2015年	2016年	2017年
种植面积	亩	45 000	45 000	45 000
单产（干品）	千克/亩	91	0.68	107
总产量	吨	4 100	3 050	4 800
总产值	万元	5 100	7 710	11 520
亩产值	元	2 418	2 706	3 032

（二）保护发展的主要措施及成效

1. 出台扶持政策，引导产业发展

一是加大对衢枳壳产业扶持。常山县农业局高度重视衢枳壳产业发展，将衢枳壳产业作为推动农村经济发展、带动农民增收致富、促进农村和谐稳定的战略举措来抓，常山县政府出台了《常山县人民政府办公室关于印发常山胡柚产业发展三年行动计划（2017—2019）的通知》（常政办发〔2017〕60号）和《常山县中药材产业发展规划》（2016—2020）等政策文件。成立了常山胡柚产业转型发展三年行动计划工作领导小组，由农业局局长任组长，常山县胡柚研究院科室专家为成员。强化责任考核，将常山胡柚产业转型发展三年行动计划工作纳入农业局对乡镇（街道）综合目标考核内容。强化政策扶持，建立以政府投入为引导，社会投入为主导的多元化投入机制，加大对常山胡柚产业转型发展三年行动计划的扶持力度。从2017年起，根据《常山县人民政府办公室关于印发常山胡柚产业发展三年行动计划（2017—2019）的通知》（常政办发〔2017〕60号）文件精神对衢枳壳药材规范化加工经营主体达到规范化要求的实施奖励。2017年评选出5家常山胡柚衢枳壳药材经营主体。二是对新兴中药材品种扶持。县财政局、县供销联社联合出台《常山县供销合作社改革发展财政扶持资金使用管理暂行办法》（常财企〔2015〕349号），对珍稀中药材品种、规模种植基地、中药材产业发展调研、药材流通等环节进行补助，加快中药材产业的发展。

2. 强化科技创新，促进基地建设

在相关部门的带动下，多个企业主体纷纷投资中药材生产，并探索出轮作、间作等多种先进种植模式。森力家庭农场专用套筒收粉，提升产量质量，每朵成熟灵芝采用白纸套筒，减少孢子粉飞逸，避免交叉感染。高峰村

利用白菊花竹林优势，发展林下套种黄精200亩，充分利用了林地资源；为解决白花蛇舌草连作障碍，实施白花蛇舌草—水稻轮作；马华家庭农场进行白及—玉米间作，常山县占记家庭农场黄栀子下间作旱粮，解决了中药材种植前期无产出的问题，节省了人工成本，又控制了草害问题。经过几年的快速发展，常山县中药材产业具备一定的规模及特色，初步形成了一支胡柚片生产、初加工和经营主体，全县有衢枳壳药材经营主体近50家，具有一定规模的20多家。水栀、山栀、木槿花、白花蛇舌草等基地已开始产出，2017年新增了覆盆子、黄精、白及等生产基地600余亩，其中覆盆子、黄精基地均位于白菊花山脚，种苗均引自白菊花山上，为常山道地性野生中药材资源，对充分利用本地中药材资源优势有重要意义，又充分利用荒废山地及低丘缓坡开发耕地资源发展中药材。2017年，根据常山县中药材的产业特色和发展实际，积极组织申报省级中药材产业基地及道地优质中药材示范基地，经过省中药材产业协会组织行业专家评定，青石镇入选"浙江衢枳壳之乡"，球川镇入选"浙江中药材之乡"，常山县豪锋农业发展有限公司申报的"常山县豪锋灵芝种植示范基地"及浙江美柚生物科技有限公司申报的"常山县美柚衢枳壳中药材种植示范基地"荣获浙江道地优质中药材示范基地称号，提高了常山县中药材产业知名度。

3. 规范行业管理，保障产品质量

近年来，县农业局狠抓衢枳壳产业发展，主动配合、积极参与县政府开展的衢枳壳专题调研，认真分析常山县衢枳壳产业发展的存在问题；按照《常山县人民政府办公室关于加强"衢枳壳"药材管理的指导意见（试行）》（常政办发〔2017〕100号文件）精神，2017年6月县农业局下达了《关于印发衢枳壳药材种植、初加工技术规范的通知》（常农业〔2017〕83号）文件，为衢枳壳中药材高品质的栽培、采摘、加工、晒制、烘干等提供技术指导。按照《常山县人民政府办公室关于组织开展衢枳壳药材规范生产专项检查的通知》（常政办发〔2017〕101号）要求，开展衢枳壳药材专项检查整治，规范生产，提高质量，打响品牌，促进衢枳壳产业健康发展。2017年衢枳壳送浙江果品质量检验中心检测的20个样品柚皮苷和新橙皮苷含量合格率100%。

4. 注重文化宣传，助推品牌建设

近几年，充分利用"中国常山胡柚之乡、油茶之乡、食用菌之乡"金字名片，结合系列文化旅游节及每年的胡柚、山茶油博览会的开展，宣传衢枳壳、猴头菇、灵芝的养生保健作用，提升常山县中药材产业的文化内涵。常山县中药材在品牌文化宣传方面取得了良好的成绩，2017年衢枳壳成功纳入浙江省“新浙八味”药材名单，常山猴头菇在继2013年央视《生活567》栏目“美丽中国乡村行走进衢州—柚都石城、富饶常山”、2014年浙江卫视《江南好味道》栏目“衢州篇—柚乡珍品”报道后，2015年央视《远方的家·江河万里行》栏目“人美味美在常山”等宣传片有常山猴头菇的精彩片段。2006年，常山猴头菇荣获“浙江十大名菇”称号。2015年，常山猴头菇获国家农产品地理标志登记保护，“森力”牌猴头菇荣获第十三届中国国际农产品交易会参展产品金奖。2016年，“森力”牌猴头菇荣获中国食品博览会“最受消费者喜爱的食品”奖。2017年3月，“常山猴头菇”地理标志证明商标申请注册，2018年有望注册成功。为促进产业发展，发挥龙头带动作用，浙江美柚生物科技有限公司注册了“衢枳壳”商标，加强品牌销售。

5.搭建服务平台，拓展销售渠道

2011年底，常山县成立了中药材产销协会，建立了筹备工作领导小组。目前有50多家专业合作社、种植购销大户及相关科技人员加入协会，协会为常山县广大中药材种植、购销大户搭建一个交流合作平台，有利于会员之间加强协作，共同发展，在政府和中药材产业之间发挥纽带和桥梁作用，推进常山县中药材产业健康发展，促进产业增效、农民增收。协会为常山中药材种植户提供技术、产销、对位合作等方面的服务，已与安徽亳州等中药材市场建立稳固的合作经销关系，每年常山县50%以上的衢枳壳中药材销往亳州中药材市场；在协会的组织带动下，2017年民泰中药集团开始在常山建衢枳壳加工车间，延长衢枳壳中药材产业链，提高产业附加值；协会带动县内从事中药材购销大户不断增多，全年收购各类中药材约9 000吨，实现销售额近1.5亿元，助农增收作用明显。

（三）发展过程中的主要问题

1.规模化集约化程度不高，技术措施落实有待加强

常山县中药材规模发展时间不长，基地规模小，除红豆杉、覆盆子、水栀、山栀、灵芝、猴头菇、代代果等相对集中连片外，其他品种分布在全县各乡镇、街道，单一品种面积在20~100亩，有的品种种植面积还不足10

亩。同时，全县基本无中药材专业技术人员，农民对种植中药材还比较陌生，难以进行产业化统一管理，规范化高效种植与加工技术也难以落到实处。

2. 加工设施有待完备，工艺技术有待提升

目前，常山县药材产地初加工还是以农户自行处理为主，加工条件简陋、工艺技术落后、加工过程粗放，加之药材贮存设施普遍简陋，既无专用仓储设施，也无翻晒场地，药材变质现象时有发生，药材质量无法保障。

3. 产业链不够完善，产业科技含量有待增加

中药材产业是一项技术含量较高、产业链附加值较大的朝阳产业，具备深度开发的巨大空间，尤其是一些滋补和药食同源类药材品种，可开发为养生保健产品和生态旅游产品。虽然已开发了少数几个加工产品，但总体而言加工技术还未形成规模突破，技术创新和专利产品缺乏、高技术含量和高附加值产品几乎没有，没有形成自己的品牌。

4. 市场信息和交易平台缺乏，流通渠道还有待完善

产业发展市场预见性弱，不能准确把握中药材市场动态，种植品种选择往往受临近县市的影响，还没有统一的规范化药材交易市场。同时，市场信息不灵，有效信息服务平台尚未建立，市场流通体系和产业化服务相对滞后。

（四）对策建议

1. 大力培育龙头企业

龙头企业是推进中药材产业化经营的组织载体和关键环节。指导企业搞好发展战略研究和技术改造，促其做大做强，打造中药材龙头企业。引进一批知名药材生产加工企业与县内龙头企业对接，形成优势互补，商对商的经营格局，增强市场竞争力。培育中药材专业合作社，建立“公司＋专业合作社＋农户”等多种形式的农业产业化经营组织，提高农民的生产组织化程度。

2. 打造主导产业特色品牌

充分利用胡柚青果干片纳入浙江省中药炮制规范、衢枳壳入选“新浙八味”、青石镇入选“浙江衢枳壳之乡”的有利时机，加快衢枳壳基地的改造提

升，建立衢枳壳药用标准化示范基地，开展衢枳壳产前、产中、产后的全程示范化管理，生产符合中药材质量管理规范要求的合格药材，创新建立省级地方标准。通过开展技术培训，认真指导柚农科学合理采摘青果，正确处理好胡柚青果与胡柚鲜果的关系，努力保护好全县柚农的根本利益，以点带面，加快粗放与失管果园的恢复，逐年扩大生产基地面积，促进衢枳壳产业健康发展，助推衢枳壳顺利载入《中国药典》。同时，加快“常山猴头菇”地理标志商标建设，提升品牌影响力。

3. 加强新兴产业培育

水栀、代代果、覆盆子、白及、黄精等在本地已种植成功，有些品种已有产出，但技术还不成熟，效益还不突出，规模小，而且基地基础设施落后，缺乏加工场地及加工设备，下一步要加强技术研究，引进新技术，加强基地设施建设，并在此基础上扩大种植面积，坚实产业基础，建设好道地优质中药材示范基地。

4. 出台并争取政策扶持

要制定并落实新形势下的各项优惠政策，安排专项资金，改善中药材栽培基础设施条件，加强新品种、新技术、新模式推广力度，以提升常山县中药材发展水平。积极争取省、市项目扶持资金或采取政府贴息贷款等方式，为中药材产业发展注入新活力，通过加大对中药材产业的培育，使之与胡柚、食用菌等产业同步发展。

5. 建立中药材交易市场

与全国大市场对接，利用胡柚节，每年召开中药材购销交易会，逐步培育中药材市场。把中药材产业与胡柚产业紧密结合，适时召开中药材购销交易会，积极与全国各中药材市场和中药材购销商对接，逐步建立常山县的中药材交易市场。

二十、江山市保护和发展道地中药材举措与对策建议

毛土有　　吴增军　　吴新明

（江山市经济特产技术推广站，浙江　衢州　324100）

摘　要　江山市中药材产业近三年来在政策推动、基地带动、创新驱动、品牌提升等方面采取积极措施，取得了明显成效。针对江山存在的品牌缺乏、行业规模偏小、药材价格波动加剧等问题，提出协调推进三产、健全保障体系、增强产业优势、加强安全监管、营造产销平台等建议措施，以进一步促进江山中药材产业稳定发展。

关键词　江山　中药材　发展

江山市地处浙江西部、钱江源头，境内气候宜人，生态优越。近年来，随着农业产业结构调整深入和全民健康养生知识普及等因素的综合影响，江山市中药材产业得了较快发展，成为农民增收致富的新亮点，被市委市政府列为新兴特色农业产业，先后被评为“浙江省中药材产业基地县”“浙江葛根之乡”。

（一）中药材产业发展概况

1. 基本情况

近几年来，江山市中药材产业呈现高速发展势头。至2017年，全市中药材种植面积16 455亩，总产量1 760吨，总产值19 754万元（表2–19），与2015年种植面积3 319亩，总产量468吨，总产值8 821万元相比，面积增13 136亩，增395.8％；总产量增1 292吨，增276.1％；总产值增10 933万元，增123.9％。种植药材主要有覆盆子、黄精、白及、葛根、米仁、贝母、元胡、铁皮石斛、白花蛇舌草、金银花、白术、灵芝、竹荪、金线吊葫

芦、红虎刺、大叶青、莲茵陈、夏枯草、七叶一枝花、麦冬、何首乌等30多个，主要分布在虎山、保安、碗窑、凤林、塘源口、张村、上余、大陈、四都、清湖等乡镇。

表2-19　产业主要生产经济指标

主要经济指标	单位	2015年	2016年	2017年
种植面积	亩	3 319	10 335	16 455
单产(干品)	千克/亩	141	138	107
总产量	吨	468	1 426	1 760
总产值	万元	8 821	17 239	19 754
亩产值	元	26 577	16 680	12 005
出口额	万美元	397	410	480

2. 产业特色

当前，江山市中药材产业与省内外同行比，具有三个方面的突出特色：一是葛根面积大、加工能力强，整体全国领先。截至2017年，全市葛根种植面积1 135亩(不包括野生面积、野生葛根面积超万亩)，其中大棚设施面积85亩。2013年，双塔街道塔东村村民徐水清在自家地上挖出长1.45米、重达112千克的葛根，创浙江农业吉尼斯纪录。红盖头葛根健康饮品有限公司开发深加工产品葛根饮料、葛根片、葛粉、葛粉丝、葛根黄精粉等，2017年加工葛根3 000余吨，年产值3 000万元。葛产业种植、加工、营销规模居全国领先水平。二是白及产业链完善，综合水平全省领先。截止目前，全市白及种植面积2 000余亩，并向省内外大量供应白及组培苗、驯化苗、块根苗、种子直播苗；形成白及平原田栽、果园套栽、光伏板下套栽、林下山地套栽等多种栽培模式，凤林镇凤溪村白及栽培基地被列入2017年省100个农作制度创新示范基地，并创二年生块茎苗白及单株产量1.825千克的浙江农业之最；先后开发出白及养颜霜、白及野甜茶、白及灵芝粉等系列深加工产品，形成产、加、销同步发展的良好势态。据行业评估，江山白及产业在种植面积、效益水平、产品开发上都居全省领先水平。2016年9月28日，全省白及高峰论坛在江山首次成功举办。三是覆盆子规模大，品质优，产业全省一流。截至2017年，全市覆盆子栽培面积6 900亩，其中，虎山街道金坞勤绿覆盆子基地连片面积3 200亩，单个基地规模居全国第一；市内覆盆子产品销往江西汇仁肾宝集团、浙江英特尔公司等，产品因品质优良获得国内客商的高度肯定。塘源口乡几乎家家户户都栽种覆盆子，乡民把其当作“致富果”。

（二）保护发展主要措施及成效

1. 出台扶持政策，助推产业提速

一是出台市委发〔2012〕1号文件。对发展中药材、种子种苗等农业新兴产业，连片面积达100亩以上的，经市农业、财政部门验收合格后，给予每亩一次性200元补助。鼓励村级发展特色农业产业，对被评定为特色农业精品村的行政村，给予一次性2万元的奖励。二是出台江政发〔2012〕62号文件，对购置设施农业装备享受补贴。园区内的农民、农民专业合作组织和企业购置钢架大棚、温室等设施农业装备，除优先享受国家和省的农机购置补贴政策外，市财政再给予一定的设施补助；其中，对发展连片30亩以上钢架大棚的，市财政再补助每亩1 000元，最多补助10万元；发展钢管连栋大棚设施5 000平方米以上的，市财政再补助每平方米20元，最多补助30万元。以上两项政策的出台，有效促进了规模中药材种植企业的发展。

2. 建设规模基地，带动产业发展

2015年以来，全市中药材规范化基地建设取得了显著成绩，基地建设规模，质量水平、带动能力、示范效应均显著增强（表2-20），极大地带动了市内农户发展白及、覆盆子、黄精等道地药材。与此同时，在中药材特色小镇建设上，2018年1月9日江山市与中国科学院大学签订合作备忘录，双方合作计划在江山打造一个集吃、住、医、养、游为一体的中药科教健康小镇，目前各项工作正启动建设中。

表2-20　中药材规范化基地建设情况

序号	基地名称	建设主体（详细地点）	规模面积（亩）	主要品种	产量（千克）	产值（万元）	基本情况
1	江山市勤绿中草药专业合作社	江山市虎山街道金坞村	3 200	覆盆子	38	3 500	有烘干设备、示范带动强
2	江山隆泰农业开发有限公司	江山市凤林镇中岗村	1 000	芍药、黄精	150	450	光伏板下套种扩展空间大
3	浙江红盖头农业科技有限公司	江山市贺村镇金蝉山	600	葛根	350	315	有葛饮料生产厂、带动面广
4	江山市竹海家庭农场	江山市保安乡保安村	600	黄精	180	430	毛竹林下套种

（续表）

序号	基地名称	建设主体（详细地点）	规模面积（亩）	主要品种	产量（千克）	产值（万元）	基本情况
5	江山市绿业公司	江山市保安后坂、峡口枫石、凤林山岗等	1 000	白及	20	1 500	树苗圃里套种发展空间大
6	浙江卿枫峡中药材有限公司	江山市峡口镇三卿口村、新和村等	300	浙贝母、元胡	220	500	有简易的加工能力、营销力、带动力强
7	浙江汇悦农业发展有限公司	江山市凤林镇凤溪村	101	白及	50	300	科技创新强
8	浙江苗苗壮生物科技有限公司	江山市贺村镇友爱村	20	白及直播苗	10 000/m²		科技创新强
9	浙江御园珍稀植物开发有限公司	江山市上余镇余航村	30	白及、黄精、三叶青等组培苗	1千万/年		科技创新强
10	江山市毛家尖铁皮石斛有限公司	江山市碗窑乡源口村	105	铁皮石斛	110	600	有自己的商标和品牌

3. 强化科技创新，推动产业提效

一是开展药用植物资源普查。查阅历史资料，江山2016年前都无专门的药用植物资源普查材料。经多方争取，2017年，由15所大学与科研院所30多名专家组成的国家基础性研究专项“华东生物多样性调查研究”项目组对江郎山国家级风景名胜区、廿八都雪岭大峡谷、浮盖山风景名胜区进行了实地联合考察（由于本次项目组考察期为2017—2019年，详细数据还没有正式发布），据预测，本地现有种子植物约1 600多种，且野生中药材品种丰富，在浙江省常见300种中药材中，有250种以上，仅野生兰科植物就有白及、大花无柱兰、斑叶兰、春兰、蕙兰、钩距虾脊兰、台湾独蒜兰、羊耳蒜、石斛等20余个品种。其中重点开发的覆盆子、黄精、白及三大主导品种，前两者在本市均有广泛分布，而被国家列为濒危植物名录的白及在本市有4个调查点被发现有野生白及分布。这为发展道地药材提供了宝贵的基础性资料。二是自主开展良种选育。由于在覆盆子、白及、黄精、葛根等主栽品种上没有培育好的新品种，所以目前主栽中药材覆盆子、白及、黄精、葛根均应用本地野生中药材资源，但在白及、葛根、黄精三个主导品种上，有关企业正开展新品种培育工作。三是大力推广创新技术。近三年来，推广应用的新技术有：白及直播育苗技术、白及组培育苗技术、白及驯化育苗技术、育苗基地物联网智能能控制技术、药材基地气象自动远程观测技术等，

有效地促进了道地中药材产业发展。四是大力推广药材种植新模式。先后推广应用白及/玉米间作套种高效栽培模式、白及—太阳能光伏发电农光互补高效生产模式、贝母—竹荪药菌轮作模式等。其中，位于凤林镇凤溪村达坝淤，由浙江汇悦农业发展有限公司负责建设的一省级白及套种玉米新型农作制度创新示范基地，2017年创二年生白及块茎苗单株重1.825千克的浙江农业之最。

4. 加强品牌建设，提升产业影响

一是成功被认定为“浙江省中药材产业基地县”“浙江葛根之乡”。为进一步打响江山中药材品牌，抓住省中药材产业协会组织评选“浙江省中药材基地县、乡”、的契机，组织相关技术力量，以市政府的名义积极申报“浙江省中药材基地县”“浙江葛根之乡”，并成功获评。二是成功举办一系列高层次会议。2016年9月28—29日，首届浙江省白及产业发展高峰论坛在江山成功举行，论坛以“拯救濒危白及、培育道地产区”为主题，吸引了省内外140多位人士参会；2018年3月29—30日，浙江省中药材产业协会四届三次理事会在江山召开，会议吸引了省内外200多位中药界代表参会；2018年6月7日，两岸中药青年联合会在江山成功召开，会议吸引了国内外50多位中药届代表参加。上述会议的成功举行，极大地提升了江山中药材在省内外的知名度，有力地打响了“江山药材品牌”。三是积极参加“浙江省农博会”。在2017年11月召开的浙江省农博会上，组织浙江红盖头农业科技有限公司的葛系列产品参展，该系列产品受到杭州市民的高度欣赏，被评为“省农博会金奖”。四是成功举办2017浙、闽、赣、皖四省五县（市、区）精品蔬菜瓜果（中药材）展示展销会。2017年8月12日，邀请福建省浦城县、江西省玉山县、江西省广丰区、安徽省休宁县的27家农业主体共同展销精品蔬菜瓜果（中药材），会场气氛热烈，受到市民朋友、参展主体的一致好评，不仅提高了江山中药材知名度，更加深了区域间的交流合作。

（三）存在问题

1. 品牌缺乏，效应不明显

一是中药材种植企业基本没有注册品牌，药材销售处于无品牌的普通销售，致使药材售价不高、效益不显著。二是2家中药材加工企业虽有品牌，但品牌效应不明显，尚没有发展成为知名企业，企业带动能力不强。三是全市中药材行业无公共的区域品牌，表现为江山中药材产业在国内外知名度不高，难以促进江山中药材在国内外的市场制高点的占领和品质药材的外销。

2. 行业规模偏小，联合程度低

当前由于中药材市场波动大、生产成本投入高，中药材种植总体规模不大，品种、种植区域零散，大户数量偏少且未形成明显的规模效应。另外，企业之间合作程度低，信息互通不足，难以抱团联合拓市场、稳价格。

3. 部分主导药材价格波动加剧，种植效益急速下滑

今年以来的覆盆子、白及市场价格的急速下滑，严重影响药农效益和产业发展。对此，政府、药农又无可奈何，急需引起相关部门和生产主体的高度重视，出台相应的应对措施。

（四）对策建议

1. 协调推进三产，优化产业链条

一是稳定扩大种植规模。对今年以来价格剧烈波动的覆盆子、白及2个主导药材要引导药农稳定种植面积；对价格稳定的黄精、葛根2个主导药材要引导药农扩大种植面积。继续鼓励江山市勤绿中草药专业合作社等300亩以上规模的种植企业提高效益，进一步增强示范带动力。二是同步并进发展药材加工业。加大招商引资力度，继续引进与培育药材加工企业，特别是鼓励万里中药材有限公司等市内现有加工企业扩大规模、提升档次、增加效益。三是进一步强化营销能力。通过发展订单、搭建平台、网上营销等方式提高营销能力，保障我市中药材销售通畅、价格稳定。

2. 健全保障体系，提升服务能力

一是强化组织保障体系。新成立的江山市中药材产业发展服务小组应根据药材产业形势变化发展的需要，不断调整小组成员，进一步强化组织保障能力，同时要定期不定期地召开小组会议，有效解决产业发展中的重大问题。二是健全技术保障体系。在产业服务小组的领导下，组成种植技术以农、林两局为主，加工技术以经信局为主，技术标准以市场监督局为主的产业技术服务体系，通过各部门、各单位的协调配合，强力促进江山中药材产业的高质量发展。

3. 增强产业优势，提升区域特色

一是强化中药材的育苗优势。通过浙江御园珍稀植物开发有限公司、浙

江苗苗壮农业发展有限公司等育苗企业建立的濒危珍稀植物种苗快繁应用技术浙西南产业科技服务平台，利用组织培养快繁技术实现珍稀濒危植物的快速繁殖，推动植物资源利用新技术的开发与应用，全面提高栽培植物资源的质量和产量，降低对野生药用生物资源的依赖，保护濒危植物资源、造福子孙后代。二是提升中药材的规模优势。本地中药材种植种类较多，各类型药材发展齐头并进。白及种子直播苗、组培驯化苗、块茎苗的系列化生产能力，黄精组培苗的大规模生产能力，都在省内外有独特优势。与此同时，我市的葛根、野甜茶等亦极具特色，发展潜力巨大，均应进一步提升。三是深化中药材的科技优势。科学技术是第一生产力，中药材虽然起步较晚，但依靠科技，科学种植、科学加工、借力发展已成为企业与种植户的共识。目前，江山市中药材规模企业几乎都和省内外高等院校、研究院所等科研机构保持着非常密切的合作关系，均应进一步固化、深化。

4. 加强安全监管，提高产品质量

相关部门要形成合力，加强对中药材产品质量的监管，重点是对中药材种植过程中的农药使用情况、生产档案建立与否，加工过程中的是否采用硫磺处理，销售过程中的产品质量安全抽检等环节进行重点监管，确保江山中药材的产品品质，从而有效提升江山中药材的市场美誉度。

5. 做强产销平台，打响江山品牌

一是继续举办全省性、全国性中药材会议，持续扩大江山中药材影响。在今年召开两岸中药青年联合会、浙江省中药材产业协会理事会等重大会议基础上，继续举办全省性乃至全国性中药材会议，有效提升江山中药材在省内外的知名度，继续打响“江山中药材品牌”。二是充分发挥江山市中药材产业协会的作用，为中药材与市内外相关主体的产、加、销深度融合作更大贡献。三是借助展示展销会为中药材提供营销平台，实现产销对接，为中药材营销提供绿色通道。四是引导主体创新营销思路，借助淘宝、微信等新型电子商务交易平台，开展便捷式营销。促进营销信息化。五是加快培育区域公共品牌。政府部门要联合相关主体，加快农业区域公共品牌建设，为江山中药材“走出去、强起来”提供坚强的品牌支撑。

二十一、新昌县发展中药材产业举措与对策建议

张伟金　　章文斌

（新昌县本草中药材研究所，浙江　新昌　312500）

摘　要　新昌中药材资源十分丰富，为浙江中药材重点产区之一。近年来新昌采取政策扶持、科研支撑、产业基地等措施发展道地中药材，取得明显成效。针对体量小、种植规模萎缩、销售渠道单一、种植技术落后等制约问题，从政府、科技、种质资源和基地等方面提出建议措施，进一步加快新昌中药材产业发展。

关键词　新昌　中药材　发展

新昌中药材资源十分丰富，为浙江中药材重点产区之一。近几年，新昌县中药材产业以科技为支撑，以效益为导向，坚定不移地走品牌、创新、绿色、高效的发展之路，种植结构不断调整，呈现出传统品种面积有所下降，新兴品种快速发展的局面。本文通过了解当前新昌县中药材产业发展现状，总结近年来的产业发展成效，分析存在问题，并提出新昌中药材产业提升发展对策建议，以确保中药材产业持续稳定发展。

（一）新昌县中药材产业发展概况

1. 总面积减少

种植面积从2015年的14 850亩下降到2017年的11 420亩，共减少3 430亩，降幅23.1％；各品种间差异化发展，有增有减。主要有：一是南方红豆杉面积大幅减少，受市场需求、宏观经济等影响，以绿化苗木销售为主的南方红豆杉销量一路下滑，价格暴跌，致使部分种植业主逐步退出。二

是传统种植品种白术的面积不断减少，因前几年的白术价格持续低迷，但人工、物资投入成本却继续攀升，综合效益不高，传统产区的部分农户种植意愿不强，特别是术栽生产面积的下降，转而影响了大田生产，三年来白术种植面积减少3 500亩，降幅41.2%。三是高效品种发展较快，受野生资源减少、用量增大等影响，白及、覆盆子、黄精、三叶青等药材价格大幅上涨，因此，近几年这类药材的种植面积从无到有，从小到大，面积增长较快，尤其是覆盆子种植规模已达1 000多亩，并且还有继续扩大的势头。四是铁皮石斛逐渐步入投产期。铁皮石斛发展由快速向平稳转变，前几年种植的基地开始投产，销售以鲜条为主，部分基地面临着销售压力，因此有种植业主尝试转变，以干粉、泡酒等初加工形式开发市场需求。新发展基地则采用林下仿野生栽培，走高端精品路线，价格要比大棚种植高3倍以上。

2. 产量减少，产值增加

因南方红豆杉、白术的种植面积降幅较大，致使总产量也相应降低，但得益于铁皮石斛等高收益品种的投产以及白术价格的回升，总产值不降反升。2015年总产量3 800吨，总产值5 154万元，亩产值3 471元；2017年总产量1 212吨，总产值5 708万元，亩产值4 998元，分别比2015年降低68.1%，增长10.7%和44%（表2-21）。

表2-21　新昌县2015—2017年中药材产业主要经济指标

主要经济指标	单位	2015年	2016年	2017年
种植面积	亩	14 900	11 980	11 420
单产（干品）	千克/亩	166.2	138.2	149.7
总产量	吨	3 800	1 367	1 212
总产值	万元	5 154	5 335	5 708
亩产值	元	3 471	4 453	4 998

3. 道地药材面临竞争加大

白术是新昌县的道地药材，种植区域主要集中在回山、遁山等传统产区，种植户也基本是上了年纪的闲散富余劳动力。由于缺乏大型的加工企业，一直以来销售以散卖或者药材市场收购为主，价格话语权不高、波动较大，再加上生产上具有明显的连作障碍，综合效益相对低下，生产面积下滑明显。2016、2017两年，受面积、产量减少影响，价格有所上涨，年涨幅在20%左右。白术是重要的大宗药材，市场需求量很大，包括新昌在内的浙产白术因质优物美而深受市场欢迎，价格也比安徽、河北等外省白术高，因此市场前景还是值得期待的。接下来，新昌将通过技术创新与合作在白术的绿色化生产和深加工方面发力，努力提升白术的种植效益，目前相关工作已经启动。

(二)产业发展主要措施及成效

1.政策扶持，引导产业发展

出台《全县农业农村工作配套政策》《新昌县人民政府关于推进万元亩产行动加快特色高效农业发展的意见》等文件，在种苗引进、基础设施建设、农业功能拓展等方面进行补助。

(1)新发展铁皮石斛3亩以上且相对集中连片的，按不超过每亩1 000元给予种植户种苗补助；新发展多年生珍稀药材10亩以上且相对集中连片的，按不超过每亩500元给予种植户种苗补助。

(2)对当年建设普通钢管大棚(含水泥柱钢架顶结构)、连栋大棚3亩以上的，分别给予每亩不超过5 000元、10 000元的补助；建设喷滴灌设施50亩以上的，给予每亩200元的补助；对安装杀虫灯(线路铺设到田间)连片面积100亩以上且每盏作用面积达到30亩以上的，给予每盏500元的补助。

(3)对县域内有农业休闲基地面积100亩以上，配套建设基地内隔离围栏、观光游步道、停车场、接待配套设施、观光平台等(原则上一村限设一点)，按立项投资额内实际投资额的50%以内给予补助，每个点补助总额不超过20万元。

2.科研支撑，开展项目实施

2014—2016年开展了中药材资源普查，共摸排出野生药用植物508种，涉及112个科。实施了省中药材产业团队项目—特色药材白及健康种苗示范项目以及利用野菊多糖防控白术土传病害试验项目。推广水旱轮作的稻板白术栽培模式和化学除蕾方式，降低了白术生产的劳动成本。

3.产业基地，以点带面

申报创建药谷养生小镇，规划面积3.5平方千米，将按照健康服务养生区、健康产品研发区、中药材休闲观光区的空间架构规划建设。经多年努力，全县省级现代农业综合区内有农业精品园2家，创建市级现代农业园区3家，其中2家铁皮石斛企业通过有机认证。

（三）发展过程中的主要问题

近几年，新昌县中药材种植品种不断丰富，从业主体实力不断增强，但分析整个产业，存在的几大问题还是比较突出的，主要有：

1. 体量小，风险管控能力较弱

中药材市场情况千变万化，价格涨跌频繁，种植风险较大。新昌的中药材产业体量相对较小，信息不对称带来的盲目种植又会加剧风险，从而影响产业的平稳健康发展。

2. 销售渠道单一，产业链延伸有待加强

缺乏专业的药材市场和深加工企业，所产的绝大部分药材都是以原材料形式销售，散卖或者药农收购，对价值的挖掘还主要停留在初级产品层面。

3. 种植技术落后，标准化程度不高

受土地分散、经营观念、风险因素等影响，新昌大多数中药材品种以散户种植为主，规模化和标准化基地还相对缺乏，种植方式较为原始，管理水平较为粗放，产量和质量差异较大。

4. 种子生产、种质资源保护较弱

目前，中药材的生产用种以农户自留、野生驯化和大户采购为主，种源混淆，品质分化退化较严重；过度的野生驯化又会造成野生种质资源的破坏。

（四）对策建议

新昌县中药材产业的思路是：继续以结构调整为主线，通过政府、企业、农户的共同努力，稳住传统品种，发展高效品种，不断壮大提升中药材产业。

1. 发挥政府的引导作用

利用财政资金支持传统产区种植白术，提高农户积极性，保证“新昌白术”道地药材的面积和影响力；鼓励种植大户流转土地或者成立专业合作社，对于原先基础较好的地方可以设立中药材专业村，以奖代补支持种植的集聚化。

2. 发挥科技的提质增效作用

主要从种植和加工两方面入手。种植方面，在抓好稻板白术技术推广的同时，积极开展新药剂、新技术的试验，探索绿色、省工的种植方法；加快标准化基地、示范基地的建设，以点带面促进新品种和标准化技术的推广，提高中药材品质。加工方面，借助于科研院所和专业企业的力量，重点突破白术、铁皮石斛、覆盆子等品种深加工瓶颈，扩大产品销路、延伸产业链条、挖掘富余价值、提高种植效益。

3. 探索中药材种质资源保护和特色药材基地建设

种质资源保护亟待引起重视，因此要加快建立起政府主导、企业为建设主体的种质资源圃，形成保护和利用相结合的体系；同时围绕全域旅游和乡村振兴，引导规模主体从单一种植向参观、教育、健康、养生的大产业经营转变。

二十二、黄岩区发展中药材产业举措及对策

林海忠　金罗漪

（黄岩区农业技术推广中心，浙江　台州　318020）

摘　要　通过对黄岩区目前中药材产业发展现状和存在的问题进行分析，提出了发展对策，通过政策保障、技术支撑、产销对接、质量保障等措施，以推动黄岩区中药材产业的可持续发展。

关键词　黄岩　中药材　发展

随着世界范围内崇尚中药传统疗法和天然药物潮流的兴起，以天然中药材资源为原料生产的药物和保健食品的国际认知度不断提高，开发利用中药材资源已成为世界医药发展的重要趋势。

（一）黄岩区中药材发展简介

浙江省地处亚热带季风气候，生态环境良好，全省共有中药材资源2 385种，已查明的地产经营药材687种。黄岩区位于浙江内陆中部，辖区地形狭长，地势西高东低，东部属温黄平原，是富饶的鱼米之乡；西部是山区，拥有丰富的森林资源，全区森林覆盖率70%。黄岩属亚热带季风区，四季分明，温暖湿润，雨水充沛，光照充足；夏少酷暑，冬无严寒、雨热同季，气候条件十分优越。全年年平均气温17℃，平均无霜期259天，年降水量1 537毫米。自然资源十分丰富。植物资源有针叶林、阔叶林、混交林、竹林、矮林灌丛等40多科700多种，花卉品种145种，药材近百种。黄岩区一直有种植中药材的传统，但面积比较零星，品种为浙八味及民间草药（如菜头肾、夏枯草等）。近几年黄岩区中药材产业发展较快，从事中药材生产的主体从2012年的5个发展到2017年的40个；中药材种植面积从不足150

亩发展到2017年的2 278亩；产值从不足200万元上升到3 100余万元（表2-22）。

表2-22　黄岩区2015—2017年中药材产业主要生产经济指标

主要经济指标	单位	2015年	2016年	2017年
种植面积	亩	1 500	1 485	2 278
单产（干品）	千克/亩	157	163	232
总产量	吨	235	242	536
总产值	万元	2 530	2 880.7	3 174
亩产值	元	16 867	19 399	13 740

2018年6月30日止，全区中药材种植面积达2 926亩，品种增加到19类。目前种植面积最大的三类中药材为：覆盆子1 173亩，占40%；铁皮石斛672亩，占23%；土太子参384.5亩，占13%。其中铁皮石斛建有无公害铁皮石斛种植基地1个，面积138亩，仿野生铁皮石斛种植基地1个，面积300亩；实现了本地野生中药材三叶青的家养驯化种植共有109亩。

从种植区域分析，主要分布在上垟、平田、上郑等12个乡镇，其中种植面积最大的三个乡镇为：上垟乡876亩，占30%；宁溪镇611亩，占21%；上郑乡386亩，占13%。

（二）产业发展主要措施及成效

1.政策推动，锦上添花，推动产业健康发展

2018年黄岩区从发展政策、产业布局、发展模式等几个方面进行了反复论证，成立了由区长担任组长，分管卫生、农业副区长担任副组长，区农林局、区卫计局、区财政（地税）局、西部扶贫委、区科技局、黄岩国土资源分局、区市场监督管理局、区中医院等单位负责人为成员的领导小组。领导小组下设办公室（黄岩区中药材产业发展办公室），设在区农林局。

出台了《黄岩区中药材产业发展的若干意见（试行）》，在对白及、红栀子、前胡3个主导品种及黄精、重楼等7个特色品种种植实行直接补贴的同时，对村集体土地流转，种质资源保护区、药用植物园、中药花卉园、种苗基地、加工中心、标准化生产基地建设，品牌宣传和新技术推广等方面再进行奖补。

2. 整体规划，确保产业均衡发展

为充分发挥黄岩西部环境优美、山地资源丰富的优势，保护长潭库区水环境，加快发展中药材产业，提出了充分利用抛荒地、坡耕地和林地资源，以打造“一区、二园、三主导、七特色”为重点，以“一场、二中心”为支撑，初步形成环长潭湖两镇五乡“黄岩地产特色中药材产业带”。预计至2020年，黄岩区中药材种植面积达2万亩，产值达3亿元以上。

3. 建立种子种苗基地，确保中药材道地性

为避免种质混杂、品种退化等现象影响中药材药性，2018年浙江台州绿沃川农业有限公司初次建了1个白及种苗基地，由南京厚芽生物医药科技有限公司提供种子及全套技术服务，通过土肥精准输送、病虫害绿色防控等生态栽培技术，培育出高品质健康种苗，2019年2~3月可供大田种植。

4. 充分发挥山地资源，推动林下经济

践行生态、经济效益双发展的理念，探索发展林下经济。黄岩区总的情况是“七山一水两分田”，山林面积巨大。例如上郑乡，该乡是黄岩区林业大乡，现有林业用地110 230亩，其中生态公益林面积90 960亩，林木蓄积32万立方米，森林覆盖率89.91%，森林资源丰富，林下经济发展潜力巨大。该乡林下经济发展始于2005年，从0.5亩开始，经过十几年的发展，目前已发展林下套种土太子参面积500多亩，总产值近800万元，实现了“一亩山万元钱”林业科技富民新模式，成为山区农民致富奔小康新途径。

(三)产业发展过程中的主要问题和建议

黄岩的中药材产业刚刚起步，目前存在的主要问题有。

1. 基础设施薄弱，抗自然灾害能力低

从目前各药材种植基地看，除铁皮石斛、灵芝二种采取大棚设施栽培外，其余均为露天栽培，道路、沟渠及必要的防晒设施配备极少，难以抵御干旱、冻害等自然灾害。

2. 信息不畅，抗市场波动水平差

近年来我国中药材价格多次出现剧烈波动，如铁皮石斛，2011年最高峰时鲜条每千克1 500元左右，以后价格直线下滑，至今年年初的每千克150元左右；再如浙贝母，2014年最高时达每千克170元，自2015年起价

格下跌，至现在每千克60~70元；覆盆子价格自2013年每千克50元见底反弹以来，价格逐年上扬，至2017年初达每千克330元后，2018年产新后价格暴跌至每千克100元。本区中药材种植户大多在市场价格高位时种植，如铁皮石斛、浙贝母、覆盆子（主要为今年新发展）无不如此。销售以邻近市场个体药商上门收取的零售方式为主，自主与药企对接的极少，效益受市场波动影响极大。

3. 技术水平不一，产量效益低

影响中药材质量的一个主要问题是中药材种苗（种子）管理处于失控状态。由于对药材种苗基源鉴定等环节缺乏严格管理，加之南药北移，北药南迁的地域交流，使药材发生变异，直接影响了药材的道地性并造成品种的混乱。当前，大多主体是毫无经验的跟风种植，根本不知道种子质量好差，且种植管理技术缺乏，主要依靠种植过程中自己摸索或引种地师傅进行指导，产量效益普遍偏低。

4. 品牌与质量意识较差

在黄岩区所有中药材基地中，仅有神农铁皮石斛合作社位于平田乡天灯洋村的铁皮石斛基地通过了有机认证，注册了单独商标，产品以自有品牌进行销售，在铁皮石斛价格大幅下跌时也能保持较好的效益。其他种植者大多没有品牌意识也不清楚其所种植产品的质量标准，个别甚至在种植过程中过量施用化肥及生长调节剂等。

（四）对策与建议

为全面贯彻落实习近平总书记“我们既要绿水青山，又要金山银山”“绿水青山本身就是金山银山”的“两山”理论，从生态、安全、健康出发，构建四个体系，促进本区中药材产业稳步、健康发展。

1. 政策保障体系

（1）建立中药材生产直接补贴机制。对利用抛荒耕地种植中药材或疏林地发展林下中药材种植的给予直接补贴。

（2）对中药材种植所需配套基础设施进行补贴。参照现代农业发展项目，对适度规模种植基地，沟渠路等基础设施及大棚、遮阳等栽培设施进行补贴。

（3）协调建立金融扶持机制，对发展中药材种植主体提供贷款等金融支持。

（4）购销环节补助机制。对区内与种植户签订购销合同、按合同收购的中药材流通企业进行补贴。

2. 技术支撑体系

（1）构建全区性中药材生产技术服务网络。充分发挥现有农业技术推广系统的作用，加强与省厅、高校、科研院所的联系与对接，加强新品种引进、种苗繁育研究、种植模式等种植方面的研究，建立无公害标准化中药材技术体系，同时加强与种植主体的联结，使技术直接到户。

（2）建立现代中药材核心基地。打造一个集名特优品种、先进设施与生态栽培技术于一体的现代中药材产业园，开展技术引进与技术攻关，使之成为我区中药材品种与技术储备基地。

3. 信息与购销服务体系

（1）建立信息服务平台。利用现代网络信息技术，依托“农安黄岩APP”平台对接全国中药材生产信息采集网络，及时、准确发布中药材生产、销售、价格等信息，强化趋势预测、促进产需衔接；同时建立覆盖全区中药材主要产区的资源监测网络，掌握资源动态变化，及时提供预警信息，防止盲目种植，减少跟风种植。

（2）建立购销服务平台。扶持建立1~2个购销流通企业，推广订单农业，大力推广“品牌+龙头企业+基地/合作社+农户”等形式。建设现代化中药材仓储物流中心，引导产销双方无缝对接，推进中药材流通体系标准化、现代化发展，初步形成从中药材种养到初加工、包装、仓储和运输一体化的现代物流体系。鼓励企业与药企直接对接，建立长期稳定的供货渠道。

4. 质量保障体系

（1）建立覆盖主要中药材品种的全过程追溯体系。以省级农产品质量安全追溯平台为依托，以二维码为产品标识，运用物联网、互联网等技术信息化的手段，融合政府监管、主体生产、消费服务等功能，将规模以上种植、养殖户全部纳入省级农产品质量安全追溯系统主体信息库管理，做到及时更新信息库数据。配备可追溯所需的设备和农残快速检测设备，统一农产品包装标识，标示农产品质量安全追溯码。建立中药材从种植、养殖、加工、收购、储存、运输、销售到使用全过程追溯体系，实现来源可查、去向可追、责任可究。

（2）实施品牌战略。鼓励种植主体开展品牌建设，按标准生产，提高质量水平，认证一批无公害中药材种植基地，打响黄岩中药材“生态、安全”品牌。

二十三、天台县中药材产业发展措施及对策建议

姚国富　林文韬

（天台县农技推广总站，浙江　台州　317200）

摘　要　天台中药材种植历史悠久、资源丰富，是浙江道地药材主产区。天台采取政策扶持、科技创新、精深加工以及品牌建设等措施发展中药材产业，取得明显成效。针对种植规模小、种苗产业滞后、产业链不完整等制约问题，提出"营造政策环境""依靠科技""引资办企"等建议措施，打造天台中药材全新产业。

关键词　天台　中药材　发展措施　对策

天台县位于浙江省东部，境内四面环山，是一个"八山半水分半田"的山区县，属浙江丘陵盆地，中亚热带季风气候，雨量充沛，植被良好，中药材资源十分丰富。早在20世纪60、70年代，天台县是浙江省中药材8大产区县之一。本文通过了解天台县中药材产业发展现状、取得的成效，分析存在问题，提出产业发展对策建议，确保中药材产业健康稳定发展。

（一）天台县中药材产业发展概述

1. 中药材是天台的传统产业，产业效应明显

天台是浙江省道地药材主产区，种植历史悠久。随着产业结构的调整，中药材生产得到很大发展。2017年中药材种植面积2.206万亩，比2015年2.07万亩增6.6%；总产量2 564吨，比2015年增11.9%，总产值3.65亿元，比2015年增47.8%（见表2–23）。全县中药材从业人员达1.5万人。现有中药材专业合作社（家庭农场）21家，中药材企业18家，其中省级农业龙头企

业2家，市级农业龙头企业2家。中药材产值占全县农业总产值12.1％。全县中药材生产品种多样化，除三大道地品种外，还种植了栀子、无患子、莲子、覆盆子、黄精、元胡、白及、三叶青、艾草、元参、贝母、羊肚菌、何首乌等，品种近30个。

表2–23　天台县2015—2017年中药材产业主要经济指标

主要经济指标	单位	2015年	2016年	2017年
种植面积	亩	20 700	19 760	22 060
单产（干品）	千克／亩	110.9	124.3	116.2
总产量	吨	2 290	2 460	2 564
总产值	万元	24 700	26 300	36 500
亩产值	元	11 942	13 315	16 534

2. 道地药材稳定发展

白术、铁皮石斛、乌药是天台县三大道地特色品种。白术以农户分散种植为主，主要集中在一些山区乡镇，种植历史悠久，距今约有800年。由于受多年来价格持续低迷的影响，术农种植亏本导致生产积极性下降，连年面积减少，从2015年的5 800亩，减今年的3 800亩，减少34.5％。铁皮石斛从20世纪80年代开始实行人工仿野生种植，至今已有30多年，是省内最早进行人工种植的县，目前已形成较稳定的产业。天台县铁皮石斛生产主要以企业化生产管理为主，很少有散户进行种植。据统计，2017年县内铁皮石斛留地面积3 620亩，采收面积700亩，总产值3.13亿元。乌药野生资源丰富，2004年浙江红石梁集团天台山乌药有限公司在天台三州乡建立了天台乌药种质资源保护与繁育基地40亩，开展天台乌药良种培育和乌药野生向家种转化技术研究，2008年公司实施大田推广种植天台乌药。寒山湖乌药种植基地面积1 500亩，采用林下套种、仿生种植，实施标准化管理。

3. 特色药材发展较快

近年来，天台的特色药材发展较快，发展的主要品种有覆盆子、三叶青、白及、艾草、黄精等。

覆盆子：天台县境内山区分布较多，野生资源丰富，人工栽培从2010年开始。近年由于受市场高价位影响（每千克260元），目前有大发展趋势。现有种植面积约3 000亩，同比增10多倍。

三叶青：有野生资源，天台野森宝生态农业发展有限公司于2012开始种植，种苗从本县雷峰乡野生采挖来的，现在三合百花林场发展林下三叶青150亩；坦头镇欢岙大余等村今年重新种植三叶青50亩。

白及：天台野生白及有分布，从2014年开始种植，有从本县野生采挖的，也有从外地引进种苗的，受市场高价影响（每千克900元），去年以来发展较快，现有种植面积达1 000多亩。

艾草：野生资源丰富，天台艾草叫“海艾”，浙江艾元臻妙健康科技有限公司以“公司+基地”的形式，发展艾草基地200多亩，每年可收2次，用于生产艾条、艾炙贴等健康养生产品，前景看好。

黄精：天台山区野生资源丰富，是药食两用品种，很受人们青睐，近年来过度的野生采挖，已导致可用资源越来越少，因此进行人工野生驯化种植迫在眉睫，浙江鑫德园农业科技有限公司在石梁镇绿葱可林场承包疏林山地种植林下黄精近200亩，天台弘鑫家庭农场在石梁镇种植林下黄精30亩。作为药食两用品种，其前景广阔，且价格适中（每千克干品60元），很有发展前途。

（二）产业发展主要措施及成效

1. 政策扶持，引导产业发展

首先制定了中药材产业发展规划，天台县中药材产业重点围绕“特色、保健、高效、优质”总目标，稳定发展道地药材品种，着力发展药食两用品种，引导发展高效药材品种，打造浙东中药材产业区，规划到2020年，全县中药材种植面积达到2.5万亩，产值2.8亿元。其次是出台扶持政策，2017年天台县人民政府《关于印发天台县发展林药产业消除经济薄弱村扶持办法的通知》（天政办发〔2017〕59号）文件，按各集体经济薄弱村每村5亩，每亩1万元标准进行扶持，建林药（白及）基地2 185亩，2015年农财两局出台的“现代农业项目申报管理办法”，对生产规模集中，连片种植100亩以上，设施和珍稀名贵药材种植面积50亩以上，符合申报条件的，可申报现代农业项目，补助资金不少于50万元。2017年全县现代农业项目资金的2/3用于中药材生产基地扶持，各级各类财政资金用于中药材生产的补助达200多万元。

2. 科技创新，助推产业发展

（1）开展了第四次中药资源普查，摸清中药资源家底。由浙江省中药研究所有限公司承担的天台县普查小组于2015年6月正式开展野外中药资源普查工作。普查队历经3个多月的艰苦奋战，采集药用植物标本580种，制作标本800余份，拍摄照片1万余张，收集种子种苗118种，采集药材81种。根据所采集的药用植物种类对其进行分科，分别隶属于123个科，并统计了重点药材的蕴含量。通过此次调查基本掌握天台县主要中药资源家底情况。

（2）承担省市项目的实施，加大科技攻关。承担了浙江省中药材产业技术团队项目—“乌药优质高产标准化技术示范项目”的实施。开展以种质优选、种苗培育和种植密度、整枝修剪、病虫害绿色防控为主要内容的乌药优质高产关键技术攻关。2016年以来，天台县开展省特色农产品全产业链安全风险管控（“一品一策”）铁皮石斛实施，参与编印了《铁皮石斛主要病虫害绿色防控技术》。2017年承担市农技推广基金项目“油茶—白及、黄精间套种技术”，获先进项目。

近年来，企业加大科技研发力度，不断推出新产品进入市场。如浙江天皇药业团队攻关的“立钻”铁皮枫斗颗粒，治疗慢性萎缩性胃炎扩大适应症项目，被列为国家卫计委新药创制重大科技专项，该项目公司已完成了二期临床试验，将进行第三期临床试验，对深化铁皮石斛领域的科技开发研究，具有重要意义。三年来乌药公司共研发出“乌药铁皮人参颗粒”“黄精颗粒”等新产品6个，研发和生产的台乌牌保健食品共获得了国家发明专利5项。

（3）做好中药材新品种（种源）、新技术和高效生产模式的推广应用。近几年来，引进（或本地种源）种植了三叶青、白及、艾草、黄精、油用牡丹、西红花、重楼等新品种（种源）；推广了铁皮石斛树栽、石栽生态栽培、铁皮石斛绿色遮阳网覆盖、铁皮石斛病虫绿色防控、乌药优质高产标准化栽培、西红花—水稻轮作、元胡—水稻轮作、油茶间作黄精白及、林下种植乌药、黄精、白及、三叶青等新技术和高效生产模式。三年来累计推广西红花—水稻、元胡—水稻轮作1 450亩，每亩增效5 000元以上，林下乌药、黄精、白及、三叶青面积2 250亩。

3. 精深加工，保证产业发展

中药材初（精）加工，可延长产业链条，企业兴产业稳，天台的中药材产业发展也证明了这一点。据调查，天台县中药材产地初（精）加工企业有5家。浙江天皇药业主要产品有“立钻”牌铁皮枫斗颗粒、胶囊、含片、铁皮石斛花茶等，且市场供不应求。浙江旺旺公司中药饮片生产灵芝、铁皮枫斗、铁皮直条、铁皮花等；深加工的产品有颗粒剂、软胶囊、膏剂。浙江红石梁集团天台山乌药公司生产的“台乌牌”乌药精茶、乌药黄精颗粒，因其出色的功效和品质，被誉为“健康守护神”，成为人们养生保健的理想产品。浙江艾元臻妙健康科技有限公司已生产出“肩颈艾元贴”“暖宫艾元贴”“养生艾元贴”以及“足浴包”“艾草皂”“海艾茶”等养生保健产品。浙江和兴田生物科技公司结合中国道教南宗祖庭—天台山桐柏宫传承千年的黄精养生配方和现代加工技艺，生产加工“黄精丸”保健品。

4. 品牌建设，提升产业发展

天台目前虽然还没有中药材方面的公共品牌创建。但天台的中药生产加工企业非常注重品牌建设，天台的乌药，注册了“天台乌药”证明商标，取得了中国地理标志产品保护，乌药叶批准为国家新资源食品。参与浙江省“新浙八味”品种遴选，天台乌药成功进入“新浙八味”培育名单，提高天台乌药的知名度和美誉度。其他的都是企业自己注册商标，并注重创品牌，如乌药公司的“台乌”商标，被认定为浙江省著名商标，天皇药业的“立钻”商标，获中国驰名商标，浙江旺旺的“济公缘”商标获台州著名商标。绿野合作社也注册了“寒山”牌商标，用于铁皮石斛的超微粉、枫斗和干花商品。浙江艾元臻妙健康科技有限公司被浙江省健康产业研究会评为“浙江省健康产业优秀企业”和“十佳健康品牌”。

（三）产业发展过程中的主要问题

1. 中药材产业低、小、散问题突出

全县中药材种植面积2万多亩，而种植的品种有近30个，除铁皮石斛、白术、乌药、覆盆子、白及、厚朴、无患子等稍有规模外，其他品种种植规模小，且较分散，达不到规模化、规范化、标准化的水平，产量、质量难以保证。

2. 中药材种子、种苗产业滞后

淮南为橘，淮北为枳，同一物种因生长地域不同，其品质大不相同。中药材栽培历来讲究道地性，而近年来，由于中药材种子、种苗产业发展滞后，乱购、乱引中药材种子、种苗的现象非常突出，必然会影响中药材的产量和质量，最终影响到药农的生产积极性和药材的临床疗效。如目前栽种的白及、黄精、三叶青、重楼等，很多都是从外省购入，盲目引种，参差不齐，难以保证其产品质量。

3. 产业链条还不完整，影响产业发展

中药材不同于其他农产品，大多不能直接食用，需要经过加工炮制后成为食药品。只有一产，没有二三产，产业是不稳定的。实际上现在中药材许多品种，只有原药材生产环节，没有加工销售环节，全凭市场调节，大起大落现象不可避免，产业链不全，伤的是药农，最终影响的产业发展。

（四）产业发展的对策措施

1. 营造良好政策环境，促进产业健康发展

政府在推动中药材产业健康发展起着关键作用，要切实从农业产业结构调整和中药材产业发展的高度，把中药材发展作为一项重要工作来抓，加大人才引进力度，制定中药材中长期产业发展规范和优惠政策，加大扶持力度，有重点地扶持道地药材开发，克服低小散，促进规模化、规范化、标准化基地建设，同时各有关部门在制定政策、提供支持、提供服务等方面给予积极配合。

2. 依靠科技进步，支撑产业发展

科技是中药材产业发展的关健因素，要从“提质增效、增产增效、节本增效”上下功夫，要以中药科研单位和高等院校为依托，以中药企业为主体，加强对关健技术和先进适用技术的研究和攻关，建立产学研结合的技术开发和产业化体系。农业部门开展中药材基础性研究和天然种源选优研究，为育种改良、筛选和进行人工栽培提供技术支撑。抓好县内道地药材优良品种和良种基地建设，建立道地药材种子种苗繁育基地。中药加工企业要围绕大健康产业发展，针对当前在延缓衰老、老年保健等方面的巨大市场需求，以天台特色药材为原料，大力推进相关健康产品创新、研发，推出一批市场竞争力强，保健功能佳的知名品牌和拳头产品。

3. 引进工商资本，保证产业的可持续发展

中药材产业要想可持续健康发展，必须是一二三全产业链发展，关键是要加大生产加工企业的培育力度，要扩大投资渠道，加大融资力度，吸引工商资本投资中药材产业，开发中药饮片加工和中成药的深加工，延长产业链。坚持两条腿走路，一是鼓励本地的工商业主投资兴建中药材初（精）加

工企业，二是与县外的大中型中药企业联接，建立道地药材基地，提供优质药材。除道地药材白术外，覆盆子、白及、黄精也是本地的道地药材，这些品种既可加工成保健食品，又可制成药品，前景非常广阔，因此要积极引进精细加工企业，利用天台旅游业的发展，开发具有天台特色中药保健食品，如一些糕点、保健茶、保健酒等，有条件的企业，可开发加工制成中成药。发展精深加工，既可稳定基地面积，增加农民收入，又延伸了中药材产业链条。

二十四、温岭市中药材产业发展现状与对策建议

毛玲荣　林　燚　王文华

（温岭市农业林业局，浙江　温岭　317500）

摘　要　温岭是新兴的中药材产区，近几年依托政策扶持、市场引领、院地合作、企业主导等举措，取得了一定的成效。在发展“新浙八味”上，温岭紧赶快追，换道超车；主推道地药材三叶青、传统药材铁皮石斛、订单药材毛地黄的优化种植和产业升级，谋求后发优势，发展特色中药产业。

关键词　温岭　中药材　发展

中药材产业是能耗低、污染少、带动广、潜力大、附加值高、产业链长的朝阳产业，温岭民间资本充裕，药农对投资中药材产业的积极性很高。按照浙江省“优势区域、资源禀赋、现有基础、产业特征”的区域布局指导方针，本文通过调查当前温岭市中药材产业发展现状，总结近年来的产业发展成效，分析存在问题，提出了温岭中药材产业提升发展对策建议，以确保中药材产业持续稳定发展。

（一）发展现状与产业特点

1. 种植面积不大，品种不少

据不完全统计，全市中药材种植面积4 100亩，比去年增98%，产量340吨。品种有10多个，其中铁皮石斛810亩，覆盆子1 000亩，三叶青360亩，西红花5亩，毛地黄800亩，白及250亩，药用百合20亩，鸢尾20亩，芍药100亩，黄精20亩，水蛭40亩，艾草、太子参、重楼、杜仲等，其中“新浙八味”培育品种有4个。

2. 生产组织形式多样

一是农民单家独户自发组织生产。二是订单生产，与国内大药企签订种植协议，根据订单组织生产，避免了中药材生产的盲目性，如坞根的毛地黄。三是合作社、家庭农场和企业直接承包土地连片种植，形成基地规模化生产，如城南的浙青药材合作社、箬横的浙江豆豆宝中药研究有限公司，坞根的毛地黄专业合作社。四是村集体负责生产，如大溪白石泥村，城南池头村。

3. 发展势头强劲

随着低丘缓坡项目的实施，太平街道、石桥头等镇尚有一定量的土地有待开发种植，承包者面对贫瘠的土壤，首选作物是中药材。所以，近阶段很多农民前来咨询中药材发展前景及表达投资意向。2016年以来，温岭的中药材种植面积逐渐扩大，尤其是城南镇，城南镇76个村有20多个村种植中药材，面积占全市的一半以上，达2 100亩，品种涉及10多种。城南镇一些农户种植中药材已有30年历史，然而规模化种植始于2013年。之后，该镇几乎每年都在增加，2016年增加120亩，2017年增加300多亩，2018年增加350亩。

4. 中药加工正在起步

浙江豆豆宝中药研究有限公司取得7个外用产品浙卫计委的消字号批文，并已完成了加工设备的调试和初投产；三合农业科技公司（铁皮石斛）取得健字号批文；温岭锦华仙草（铁皮石斛）与化工厂合作研发中药特色洗护产品。

（二）存在问题

1. 缺乏分析市场能力

很多药农对市场信息了解不够，又不善于分析市场行情，了解发展趋势，而是跟别人种。别人种植某种药材效益好，就盲目跟风，不管懂不懂种植技术，有没有销路，市场是否需求，先种上再说，等到产品销售时才发现由于市场饱和，种出的产品缺乏销路，卖不出好价，甚至还亏本，劳命伤财，更谈不上经济效益，就放弃发展念头，严重阻碍中药材产业的健康发展。

2. 产业规模不大

由于受资金、技术的限制，再加上中药材价格变幻莫测，上规模种植的农户、家庭农场、合作社不多，据统计超过5亩以上的种植户只有30来户；也没开发出打得出、叫得响的品牌。

3. 科技含量低

生产上，科技主体是农民，而农民的科技水平有待提高。经营上，也局限于传统的经营理念，基本上是原材料销售，即使与国内大药企合作，也是提供原材料。

4. 市场行情影响大

中药材产业对市场变化反应敏感，而且中药材生产周期长，生产过程中存在很多不确定因素。2014年覆盆子干果每千克的价格是116~140元，2015年涨到130~150元，2016年价格180元，2017年更是高达360元。可是，2018年覆盆子价格迅速下跌，最低时才每千克100元，原因是大家一窝蜂似的种植覆盆子。覆盆子可以说是温岭种植面积发展得最快的中药材了，两年时间就增加了近800亩。盲目种植带来的负面影响，除了覆盆子之外，铁皮石斛也是前车之鉴，以前每千克2 000元以上的铁皮石斛，如今不到200元就能买到1千克。温岭的铁皮石斛，面积最多时超过1 000亩。不过，比起1亩覆盆子只要投入5 000~6 000元，铁皮石斛的投入就高得多，每亩要10多万元。价格太低，投入太高，如今，有的种植户不得不放弃铁皮石斛。

在生产上还是要尊重农民意愿，合理引导，尽力提供力所能及的服务，从而导致技术总结、探索、推广受到限制。

(三)对策及建议

针对目前存在的问题，要推动本市中药材产业的进一步发展，应从以下几个方面入手。

1. 推进规模生产

强化适度规模和专业化生产，造就一批从事中药材种植的专业村和专业大户。要调整区域内的品种结构，强化主栽品种的地位，以推广新培育“新浙八味”为契机，压缩零星品种的生产，主推温岭道地药材三叶青、传统药材铁皮石斛、订单药材毛地黄，使品种结构相对统一、特色优势明显。

2. 加强品牌建设

建立中药材规范化生产基地，创建“道地药园”，开展“三叶青”种质保护和驯化，品种认定和地理标志认证工作。实行标准化生产，加强对药材的质量管理，提高药农的质量意识，强化其市场竞争观念，树立品牌意识。

3. 加大政策倾斜

各级政府要对中药材发展给予政策倾斜，要大力扶持中药材规范化基地建设；要支持和保护药农和企业技术创新活动，提高技术创新能力，搞好中药材深度开发，如中药功能性食品、中药材综合利用、提取物、中成药等；要用好各级政府对中药材产业化和现代化发展的有关政策，积极推荐中药材项目向上级有关部门申报立项，争取项目资金。

4. 加强科技攻关

加强与大专院校、科研单位的合作攻关，开展药材品种选育，突破品种、无公害生产、病虫害防治、产品深加工等技术难题。加快技术推广，促进科技成果的转化，提高药农种植水平；深入推进铁皮石斛、三叶青、白及、毛地黄产品深加工，向日用品、保健食品、药品等多个领域延伸，提升产品附件值；开展三叶青的叶、藤有效成分分析，合作研发兽用中药；开展与浙江省中药研究院、浙江理工大学的院（校）地合作；开展试验和检测，谋求在中药加工领域占有一席位置。

5. 完善服务体系

加强培训和生产指导，努力培养一批精通中药材标准化生产技术的乡镇技术人员、种植大户、科技示范户、药农。重视信息的收集、研究、辨别、发布工作，引导农户合理选择药材品种，尽量减少盲目种植，提高产业整体效益。加强对外联系和合作，努力架起国内医药企业与中药材生产基地的桥梁，建立长期稳定的合作关系，实行产销对接，以销带产，推动中药材生产集约化、规模化经营。组织企业、经营大户、药农等参加有影响力的药材博览会、洽谈会，提高温岭药材知名度。

6. 探索营销模式

鼓励药农和企业探索和利用“互联网+中药材”营销模式，将中药材产业做大做强。推动中药产业电商化，构建“互联网+铁皮石斛、三叶青”线上线下营销平台，发展消字号、妆字号、健字号快消合规产品的微商销售模式，拓宽销售渠道。以一二三产业融合发展为方向，将铁皮石斛、三叶青、白及、毛地黄的产业链从精深加工、科研孵化、贸易展示、文化体验、休闲旅游结合起来，打造产业品牌。

7. 推进中药材（健康旅游）特色乡镇（城南镇）建设

城南镇山清水秀，低丘缓坡资源丰富，目前该镇中草药种植面积2 100亩。2015年，该镇专门出台了《城南镇2015—2017年扶持发展中药材及花卉产业的若干奖励政策的通知》，对成片种植中草药的给予每亩600~1 000元的补贴，连续补助3年，目前成效明显。接下去，争取市政府继续出台产业扶持政策，打造以覆盆子、芍药、鸢尾花、金丝皇菊、铁皮石斛为特色的万亩药材基地和旅游观光线。推进林药精品园建设，实现生态效益和经济效益的双赢。

二十五、温州市中药材产业发展现状与对策

赵佩欧　张海利　黄歆贤　倪日群　刘家明

（温州市农业站，浙江　温州　325000）

摘　要　在分析温州市中药材产业现状的基础上，对中药材产业发展中存在的问题进行分析，并提出加快建设道地药园，积极推进品牌建设，强化质量安全监管，促进产业转型升级对策。

关键词　温州　中药材　发展

中药材产业是温州市农业的十大主导产业之一。本文通过总结温州市中药材产业近几年发展现状，分析存在问题，并提出温州市中药材产业提升发展对策建议，以确保中药材产业持续稳定发展，促进温州市农业产业发展和西部生态休闲产业带建设。

（一）温州市中药材产业发展概况

温州市位于浙江东南部，“七山二水一分田”，地形复杂多样，属亚热带湿润季风气候区，四季分明，雨量充沛，中药材野生品种资源丰富，人工栽培历史悠久，道地药材多，其中尤以温郁金、温山药、温栀子和温枳壳这四大传统温药最负盛名。近年来，中药材这项产业总体平稳。根据农业部门的统计，2015—2017年，温州市中药材种植面积逐年稳定增加，受气象条件和部分增加的木本药材尚未进入采收期的影响，总产基本保持稳定，总产值和亩均产值受中药材价格影响均有波动（表2-24）。2017年，全市中药材种植面积12.89万亩，总产2.34万吨，总产值9.85亿元。其中，温栀子面积5.48万亩，是目前种植面积最大的中药材品种，主要在平阳、苍南、文成、泰顺等山区的新垦造耕地上发展，近几年种植面积呈稳定上升趋势；受

2016年温郁金价格上涨的影响，2017年温郁金种植面积为1.33万亩，比上年增加88.3%，越升为种植面积第二的中药材品种；铁皮石斛面积保持在12.6万亩左右，目前是第三大中药材品种，但其总产值占中药材总产值的54.6%。其他品种中药材面积均未超过1万亩，其中传统的金银花面积0.89万亩，面积连续多年持续下滑；厚朴0.81万亩，保持稳定；薏苡0.76万亩，是近年来第一次面积跌破1万亩，呈快速下降趋势。

表2–24　2015—2017年温州市中药材主要经济指标

主要经济指标	单位	2015年	2016年	2017年
种植面积	万亩	11.28	12.03	12.89
单产(干品)	千克/亩	212.05	184.49	181.18
总产量(干品)	万吨	2.39	2.22	2.34
总产值	万元	9.13	9.91	9.85
亩产值	元	8 093.97	8 237.74	7 641.58

(二)产业发展主要措施及成效

1. 出台政策扶持，引导产业发展

2015年，浙江省出台了《浙江省中药材保护和发展规划(2015—2020年)》，提出中药材产业发展重点工作和措施后，温州市委农办(市农业局)召集了中药材生产经营主体代表召开了全市中药材工作座谈会，共商行业发展计划。2016年，温州市人民政府办公室发布了《加快推进中医药健康服务发展的实施意见》，《意见》将发展中药材产业列为重要内容，做大做强石斛、温郁金、栀子、山药、薏苡等区域特色优势产业。2017年，市委市政府发布《关于建设区域医疗康养中心城市的实施意见》，指出要培育中药材产区发展，建设一批优质地道药材品种及其种子种苗基地项目，重点建设乐清石斛、瑞安温郁金、平阳栀子等中药材种植基地，稳定中药材种植面积10万亩以上；支持以"新浙八味""新温四味"为重点的道地大宗中药材生产基地建设，提升药材产地加工装备、加工技术和贮运管理水平，重点建设乐清铁皮石斛生产加工园。

2. 立足本地特色，建设规模基地

近年来，全市立足本地特色优势中药材产业，通过主导产业提升项目和现代农业园区项目，建设了一批中药材产业基地。目前，已经形成了乐清石

斛种植基地、瑞安温郁金种植基地、平阳栀子种植基地等万亩基地，陶山镇已经是温郁金之乡，乐清铁皮石斛特色小镇建设正如火如荼，小镇目前集聚了“聚优品”“铁枫堂”等多家铁皮石斛生产企业。

3. 开展科技服务，提升产业水平

温州市分别在“十二五”和“十三五”期间开展了温郁金和黄栀子新品选育的重大专项研究，由浙江省亚热带作物研究所承担相关课题，助推了本地道地药材产业的发展。乐清市先后成立了国家中医药管理铁皮石斛品种选育与生态栽培重点研究室铁皮石斛院士工作站，初步形成了产学研紧密结合的科技创新模式。此外，各地中药材经营主体也与省内外的科研机构合作，建立中药材温郁金、温山药、黄栀子、铁皮石斛、黄精、白及等示范基地2 800亩，为山区发展生态高效农业产业、农民脱贫致富提供了技术支撑，取得了显著的经济效益和社会效益。截至2017年底，全市建成资源保护圃（药用植物园）2个，50亩以上良种繁育基地建设1个。制定并发布温郁金生产技术规程（DB 33/T654—2016）和金银花生产技术规程（DB 33/T655—2016）2部浙江省地方标准。

（三）产业发展过程中的主要问题

1. 盲目发展无计划

中药材，特别是草本一年生中药材因种植门槛低，投入较少，年度间面积变化特别明显。比如：2016年，国内多家药企拿到备案文号，可从温郁金提取莪术油，助推了温郁金价格快速上扬，价格从一般年份的每千克5元攀升至9.8元，2017年，温郁金种植从原本小范围的瑞安陶山附近，扩张至乐清、永嘉、文成、泰顺7个县（市），面积上升为1.33万亩，比2016年增加88.3%，价格也从上年的高位下跌，盲目跟风种植的农户损失惨重。西红花、覆盆子等都有相似的例子。

2. 价格下行压力大

黄栀子、铁皮石斛作为本市主要中药材品种，目前已经渐渐失去先发优势，面临福建、广西、云南等外省大面积种植的重大冲击，价格下行趋势渐渐显现。这些中药材均属于季节性采收，加工仓储设施不完善，鲜品储存不易，种植农户与中间收购商信息不对称，造成种植户卖难的现象，增产不增收，薏苡种植面积大幅下降正是受某大型药企多年来压价收购的结果。

3. 产业链尚未延伸

本市中药材产业仍以一产种植业为主，龙头加工企业少且规模小，大多数中药材加工以手工操作来完成，科技含量不高，辐射带动能力弱，生产、加工、销售一体化水平低。2017年，全市中药材二产的产值仅2 220万元，中药材相关的三产产值仅130万元。

4. 品牌效应不明显

虽然温郁金和雁荡山铁皮石斛已经取得地理标志，但还未真正形成一个具有较大号召力的品牌，区域性公共品牌的策划还没有取得实质性进展。且各类中药材因种植年份、采收季节、制作工艺等不同，药效品质也相差悬殊，优劣评价相当困难，经营者因此出现虚假夸大宣传、使用标签标识不规范等问题，更使已有的品牌难以做大做强。

（四）产业发展思路

1. 加快建设道地药园

开展中药材产业优势和发展潜力评价，优化区域布局和品种结构，打造专业化生产集聚区，做强铁皮石斛、温栀子和温郁金等地方特色优势产业，重点支持推进大宗中药材种植规范化、规模化、产业化基地建设。

2. 积极推进品牌建设

推进现有品牌的整合，强化运营和保护，以品牌为引领，拓展市场；以温州市中药材行业协会为主体，积极开展温栀子、温山药等区域性地理标志申报注册，树立区域公共品牌，进一步提升温产药材的市场影响力，力争在一些重点道地药材上掌握一定的话语权，定位权。

3. 强化质量安全监管

推进中药材生产基地信息体系建设，强化生产过程质量追溯管理，加强中药材标准化体系建设，指导科学合理使用农药，大力推行统防统治，提升产品质量水平，大力实施中药材生产质量管理规范（GAP），建设一批优质道地药材品种及其种子种苗种植基地项目，推进企业主动实施GAP，保障中药材质量。

4. 促进产业转型升级

引导有实力的中药材生产经营主体逐步将传统种植业向加工生产、流通和养生农业等新产业、新业态方向发展，推动中药材产业集聚、创新和升级。中药材做为我市西部休闲产业带的重要产业具有巨大的发展潜力。乐清市大荆石斛田园综合体刚刚通过首批市级田园综合体试点，该项目将以市县共建的形式，拓展多种农业功能，打造成温州市一二三产业融合发展示范点。

二十六、平阳县中药材产业现状与发展对策建议

许统科[1]　李　国[2]　陈爱柳[1]

（1. 平阳县农业局农业站，浙江　平阳　325400；
2. 浙江星光农业开发有限公司，浙江　平阳　325400）

摘　要　平阳县中药材种植历史悠久、资源较为丰富，是道地药材“四大温药”主产县之一。经过近几年的发展，栀子产业已经成为本县中药材生产领域内的支柱产业。目前栀子生产面积已经处于稳定且在近几年内无大面积增加的可能，产地加工和销售已经成为栀子生产的关键制约环节。在提高技术投入，提升产品品质的同时，延伸产业链，拓展销售渠道，提升区域品牌影响力已成为促进产业发展的主要着力点。

关键词　平阳　栀子　发展

平阳地处浙南沿海，境陆域处北纬27° 21′ ~27° 46′和东经120° 24′ ~121° 08′ 之间，与瑞安市、文成县、苍南县接壤。全县陆地面积1 051平方千米，海域面积3.7万平方千米。属海洋性季风气候区，光照充足，雨水丰沛，物产丰富。境内野生、人工种植的中药材、苗医药材多达百种，其中人工栽培的主要品种有栀子、太子参、金银花、厚朴、杜仲、红豆杉等。

（一）平阳县中药材产业发展概况

全县药材播种面积由2014年的1.71万亩增加到2.014万亩，其中，栀子种植面积增加2 500亩，太子参种植面积增加400亩。在过去的三年中，太子参和金银花种植面积基本维持在1 200亩和740亩水平。元胡、浙贝母、温郁金、山菱已经不再种植，铁皮石斛面积零星发展。

自2009年以来，平阳县栀子产业出现了一个蓬勃发展的新局面，在工

商资本回归、中药材市场价格高涨、国家土地开垦政策等多重因素影响下，种植面积每年以超越20％的速度增长，大量闲置荒山被开垦整理，形成一个个崭新的栀子种植基地，由2006年的2 500亩迅速增长到2015年的1.63万亩，之后在可用种植面积减少、市场价格回落等因素的综合作用下，种植热情大减，重新回归于正常状态。2015—2017年平阳县主要中药材品种种植情况详见表2-25。

表2-25　平阳县主要中药材品种2015—2017年度种植情况

单位：亩、吨

品种	2015年度		2016年度		2017年度	
	种植面积	产量	种植面积	产量	种植面积	产量
栀子	16 300	3 100	15 540	3 500	15 980	4 800
太子参	1 200	144	1 200	144	1 200	128
厚朴	760	0	760	0	760	0
金银花	640	105	700	81	740	80
杜仲	500	0	500	0	500	0
红豆杉	500	0	500	0	500	0
浙贝母	80	7.8	0	0	80	0
水栀子			460	72	460	82
其他			100			
合计	18 880	3 200	19 760	3 797	20 220	5 090

截至2017年底，全县中药材投产总面积1.595万亩亩，其中栀子投产总面积1.4万亩，太子参投产面积1 200亩，金银花投产面积740万亩，药材总产量5 193.5吨，总产值4 650万元。2015—2017年三年期间平阳县县中药材产业发展情况详见表2-26。

表2-26　平阳县2015—2017年中药材产业主要经济指标

主要经济指标	单位	2015年	2016年	2017年
种植面积	亩	18 860	19 800	20 140
投产面积	亩	8 400	14 700	15 900
单产（干品）	千克/亩	420	264.3	329.4
总产量	吨	3 500	3 944	5 193.5
总产值	万元	3 110	7 395	4 650
亩产值	元	3 530	5 031	2 915

（二）保护发展的主要措施和成效

1. 政策推动，促进产业发展

平阳县已经将中药材列为农业主导产业，但目前栀子产业发展尚无明确出台扶持政策。主要采用浙江省农业厅和财政厅以及温州市级相关政策扶持产业发展。主要有生态循环农业项目、山区经济发展项目政策、农产品质量安全相关政策以及国家农业综合开发项目、经信委中药现代化项目部分政策可以套用。温州市2014年度农业主导产业项目对栀子产业发展给予了大力支持，在本地建立了栀子产地加工厂及仓储设施，同时支持了北台山栀子标准化种植基地创建。

平阳县2018年度政府工作报告中明确提出了“以创建省级现代农业园区为抓手、加快现代农业发展”的工作要求，实施现代农业园区建设“544”工程，全力打造以“一杯茶（平阳黄汤）、一条鱼（南麂大黄鱼）、一支笋（平阳马蹄笋）、一只鸭（怀溪番鸭）、一个蛋（平阳鸽蛋）”为特色的“5个1”农业品牌，开工建设以生猪、奶牛、油茶、黄栀子为重点的4个农业集聚示范区打造现代农业精品。这是政府对产业发展提出新的目标和要求，相信今后还将会有全新的产业政策出台。

2. 产业基地建设带动产业发展

全县中药材产业发展以栀子为主，近几年共建立特色农业精品园2个，市级主导产业示范区1个，总面积接近2 000亩。规范化种植基地8个，基地总面积9 000亩，省级栀子种苗良种繁育基地1个，采用全光照喷雾扦插育苗技术，生根苗床面积500平方米，大田苗圃面积50亩，年育苗能力200万株以上，2015—2017年累计出售优质栀子扦插苗630万株，除供应本地外，其余主要销往浙江省内以及福建、湖南、广西、贵州、重庆等省市自治区。

浙江星光农业开发有限公司主要以基地种植、产地加工、产品深加工、仓储、技术研发，采用“龙头企业＋基地＋农户”“龙头企业＋合作社”发展模式，一二三产业融合发展。有自己的研究团队和销售队伍、自有仓储和加工设施、用于“自绿”“星光诚品”两个注册商标。创建的莲花山基地为省级农业精品园创建基地，浙江省道地优质中药材生产示范基地。基地为公司主要科研项目基地，辐射带动全县种植企业。除栀子生产外、还以栀子和栀子花为原料，开发出了栀子茶、栀子籽油、栀子花纯露、精油、日化用品、美妆产品等，延伸产业链，带动了第一产业的发展。

温州皓绿生态农业开发有限公司位于昆阳镇城西社区北台山建设的栀子基地为昆阳镇“栀子花小镇”建设项目，温州市主导产业示范基地，也是目前本县唯一一个以栀子为主题的休闲观光农业基地，对发展新型农业起到了一个良好的示范带动作用。

除了发展传统农业生产外，中药材从业单位积极寻求与科研院校合作，开展技术研究、新产品研发工作，目前主要合作单位有温州农科院、浙江省中药研究所、浙江省农科院、南京中医药大学、上海交大芳香植物研究中心、上海中医药大学等，并取得了一定的科研成果，已经有一宽产品获得发明专利、一款实用新型专利已被受理，采用新型设备和工艺提取的栀子花纯露气味芳香浓郁，接近植物原香水平，深受市场青睐。

3. 科技创新引领产业发展

（1）资源普查与资源圃创建。在莲花山栀子种植基地建于栀子种植资源圃1个，共有来自浙江、江西、福建、安徽、河南、广西、贵州等地野生种植资源6个以及人工栽培资源5个。涵盖国内栀子主产区的主要植株形态特征和生物学特性，对研究栀子生产、物种变异具有十分重要的意义。

（2）科技项目申报与研发情况。在过去的三年里，《中药饮片标准化－黄栀子饮片标准化》项目，《栀子功能性食品和保健饮品研发》项目，《栀子花纯露低温提取工艺研究》《栀子机械化烘干工艺曲线研究》《栀子主要病虫害绿色防控技术》《不同品种有机肥对栀子产量及品质的影响研究》等一个个和栀子产业发展息息相关的研究项目被立项实施，这些项目中除了个别项目获得过政府科技经费资助外，其余均为企业自主立项，自筹自己承担实施的研究内容，这些项目的研究实施，标志着栀子产业的发展，由以前的传统农业种植模式逐渐进入了以基地种植为基础、以科技研发为支撑、结合多方技术力量共同促进产业发展的新局面。

（3）良种推广情况。全县目前开展栀子种苗繁育的企业共有2家，浙江星光农业开发有限公司采用全光照喷雾扦插育苗技术开展育苗工作，结合栀子品种选育同时进行，建有全省唯一的黄栀子优质种苗繁育中心，年育苗能力200万株。产品主要销往全国各栀子主产区。

温州拓鸿农业开发有限公司采用传统硬枝扦插法开展育苗工作，年培育能力10万株，主要以自我需要为主，剩余部分在本地销售。

2015—2017年度，浙江星光农业开发有限公司累计销售种苗630万株，产值1 000万元（部分种苗含技术服务费）。平阳县栀子良种覆盖率达到38.4%。主要栽培技术理论除传统经验外，大部分为平阳县黄栀子行业协会主推的黄栀子标准化栽培技术，该技术为多年的项目研究总结，并结合浙南地区生产实践所形成，具有较强的代表性和适用性，累计举办培训班26期，共有1 476人次参加过系统的学习。目前采用该技术的种植基地，盛果期平均亩产均在650千克，最高亩产812.2千克，2017年度最大单株产量18.7千克。

4. 精深加工实现产业增效

平阳县具备栀子产地加工能力的企业3家，分别代表栀子产地加工三个不同的发展阶段。分别是浙江星光农业开发有限公司，采用现代化烘干设备，产地加工全过程机械化；温州拓鸿农业开发有限公司，采用“烘干机＋热风烘干炕”相结合模式，为产地加工中级阶段的代表；温州腾林农产品专业合作社，采用传统土炕烘干模式，为初级加工阶段的代表，也是目前国内栀子行业产地加工普遍采用的方式。

围绕栀子产业开发的新产品主要有栀子籽油、栀子手工皂系列、栀子茶系列、栀子洗护产品、栀子花精油、栀子花纯露、栀子精粹水、栀子面膜等产品。其中栀子茶系列、栀子洗护产品、栀子花精油、栀子花纯露、栀子精粹水、栀子面膜产品为创新产品，在此之前，国内市场上尚无同类产品出现。栀子花纯露为独具中国特色的芳香型产品。

5. 规范化管理为农业生产安全保驾护航

平阳县栀子生产执行平阳县《无公害栀子》农业标准规范，该规范于2008年由平阳县质量技术监督局颁布实施，并于2012年进行修订。目前无省级标准和国家标准颁布实施，行业标准正在制定过程中。

平阳县农业主管部门十分重视农产品质量安全工作，自2008年起，在市级农业主管部门的推动下，引导农业企业开展农产品生产档案记录工作，截至2017年度共更新了三代，实现了由纸质档案向电子档案的升级。全县目前有34家从业单位建立有规范性的农产品生产档案，部分具备电子建档条件的从业单位建有电子档案。浙江星光农业开发有限公司于2015年度引入浙江省农业主体追溯管理系统，是本县第一家从事农产品生产电子档案记录的企业，并在各生产基地及合作订单单位内开展记录工作，记录结果以二维码的形式提供给消费群体，供其查询使用。在历年来的栀子安全性抽检过程中，尚未检测出违禁农药。2015年度，由平阳县农业局出资，在全县各乡镇农技服务中心建立检测室，免费为辖区内农户提供农产品质量安全检测。

6. 品牌建设与宣传推广提升行业地位

（1）品牌创建情况。目前全县共有“自绿”和“星光诚品”两个商标注册在中药材类，商标持有人为浙江星光农业开发有限公司。2017年度，温州市委农办（农业局）组织全市栀子从业企业一起，共同开展“温栀子”地理标志产品认证工作，目前处于申报材料准备阶段。

星光公司栀子系列产品多次参加浙江省农产品博览会、温州市农博会、义乌森林产品博览会和国内各药材市场举办的中药材交流会，并多次获奖。

（2）品牌宣传运营情况。自2014年起，部分企业开始举办以栀子花为主题的栀子花文化节，目前共举办四届，由第一届的1家企业1个基地发展的第四届的3家企业5各基地同时举办，游客人数由先前的1600人次上升到2.3万人次，观众也由平阳县延伸到温州周边县市，并带动了泰顺、文成、瑞安的栀子花赏花旅游活动。

2016年度，借助第三届栀子花文化节，邀请国内中药材领域的专家学者、制药企业共40余人齐聚一堂，召开了栀子产业提升研讨会，会后有多家企业和科研机构与本县企业签约，共同开展技术合作和产品合作，取得了非凡成绩。

（三）产业发展过程中的主要问题

1. 产地加工能力严重不足

目前本县栀子产业发展基本趋于稳定，栽培面积快速增长的可能性不大。产地加工已经成为制约产业发展的瓶颈问题，需要有条件的企业开展产地初加工业务，改变传统的鲜果销售生产模式，通过初加工、深加工来提高农业产值，增加农业效益。目前全县的46个种植基地中，只有两家从业单位具备产地初加工设备，加工能力远远不能满足我县栀子产地加工的需求，绝大部分产品仍需以鲜果形式对外销售。

2. 病虫害防治技术有待进一步加强

农业的规模化生产势必会带来病虫害大面积发生的问题，新型病虫害近两年不断出现，部分基地受损情况严重，传统的经验和技术逐渐变得难以满足当前的生产需求。需要加强植保领域专业技术力量开展科研工作，协助从业单位做好防治，降低经济损失。

3. 产品销售仍是栀子生产中的薄弱环节

目前栀子销售方向主要有三个，一是栀子初加工企业，本部分主要以鲜果销售为主，经农产品经纪人只手将鲜果销往江西、安徽等从事栀子鲜果烘干的农户手中，赚取部分差价，在栀子市场良好时，本路径交易异常活跃，栀子价格下滑栀子鲜果滞销时，本路径如同绝路。二是栀子干果销售，具备产地加工能力、具有一定的资金和仓储能力的从业企业，在完成本单位产品产地加工的同时，利用富余的自己和加工能力，从本地收购鲜果，加工后以干果形式销售给制药企业和药材市场，实现农产品保值增值。目前受多种因素影响，对接的制药企业和市场客商有限，目前规模相对较小仍需进一步加强。三是产品深加工，以栀子为原料，开发出栀子茶、栀子籽油等系列产品，在增加附加值的同时，起到了对原料的消耗作用，有效降低栀子市场的原料库存量，借此来拉动原料市场的价格，但尚未形成规模，市场影响力有限，需要全国从业单位共同努力，推动本渠道的发展。

综上所述，按照目前栀子产业发展现状，急需建立一支专业的农村经纪人队伍，全力把温州栀子推向全国市场，提高市场知名度和影响力，打响温州栀子品牌。

（四）对策和建议

1. 抱团发展，开展多种经营

针对目前栀子产业生产情况，结合国内市场现状，建议企业抱团发展，在政府政策支持下开展栀子产品产地加工和深加工业务，延伸产业链。鼓励有条件的种植基地开展多元化经营，发展种养结合的发展模式或者农业休闲旅游、农家乐性质的新型农业。

2. 寻求技术支持，开发新产品，拓展原料消纳渠道

积极和科研院校合作，利用他们的技术优势、人才优势和实验条件，开展以栀子为原料的产品研究开发工作，促进科技成果服务于农业生产，通过增加栀子市场消纳途径来改变目前供大于求的饱和局面，帮助企业早日摆脱违纪。

3. 政府引导，实现产业集聚

在平阳建立栀子特色产业示范园区，实现集中加工、仓储、技术研发、技术培训、产品销售等领域，以此推动地方特色产业的发展，使浙南闽北产区集散中心由闽北转移到浙南来，早日形成全国性的中药材仓储、物流中心。本县部分企业也在和中药材天地网、汉光集团、九州通等国内中药材领域知名企业合作，希望在政府政策的帮助下能够技术把握机会，早日完成全国性仓储物流中心建设。

二十七、乐清市铁皮石斛产业发展举措与对策建议

黄向永　盛小宽　朱金杏　胡文杰

(乐清市农业局，浙江　乐清　325600)

摘　要　乐清是铁皮石斛道地产区，近年来，乐清市铁皮石斛产业得到快速发展，形成了集种苗培育、种植、加工、销售为一体的全产业链，是温州首个突破十亿元的农业产业链，荣誉“中国铁皮石斛之乡”“中国铁皮石斛枫斗加工之乡”等国字号金名片，2017年雁荡山铁皮石斛获国家农产品地理标志登记。通过政策扶持、三产融合、三路齐走、农旅结合等发展举措，产业发展较快，对区域经济发展与乡村振兴起到了重要作用，但产业发展中仍面临一些困境和问题。本文围绕“做大做强创优”的总体发展目标，按照“提升一产、主攻二产、拓展三产”三产融合的产业发展思路，提出对策及建议，引领产业可持续健康发展。

关键字　雁荡山铁皮石斛　发展措施　对策

乐清市是铁皮石斛的传统产区与产品集散地，本文立足当前乐清市铁皮石斛产业发展现状，总结近年来的产业发展成效，分析存在的问题，并提出产业提升发展对策建议，以确保产业持续稳定发展。

（一）产业发展概况

近10年来，乐清铁皮石斛产业得到快速发展，成为乐清特色农业的一大主导支柱产业，已经形成集种苗培育、种植、加工、销售为一体的石斛全产业链，成为全温州首个突破十亿元的农业产业链，先后获得“中国铁皮石斛之乡”“中国铁皮枫斗加工之乡”“国家现代农业示范区”“国家铁皮石斛生物产业基地”等国字号金名片。龙西乡北垟村、大荆镇平园村分别被农业

部评为全国“一村一品”示范村（铁皮石斛枫斗）。据2015—2017年统计来看，乐清铁皮石斛种植面积、产量、产值稳中有增（表2–27）。2017年全市铁皮石斛种植面积12 000亩（投产面积8500亩），其中原生态近野生生态栽培2 000多亩，已开发铁皮石斛药品与保健品20多个，全市全产业链产值达26亿元，其中铁皮石斛鲜条、枫斗产量分别占全国总产量的30%、80%，是全国铁皮石斛人工栽培规模、产品初加工规模最大的基地。截至2017年底，乐清市从事铁皮石斛产业的生产主体278家（工商注册），其中国家级农民专业合作社1家、国家林业标准化示范企业1家，省级龙头企业2家、市级农业龙头企业15家；已经注册“铁枫堂”“雁吹雪”“雁圣源”等铁皮石斛系列商标328个；有机产品认证企业18家，保健食品批文5个，GMP批文2个。2017年雁荡山铁皮石斛获农产品地理标志登记，并获评浙江知名农产品区域公用品牌。带动农户数3万户，带动当地农民5万余人从事铁皮石斛产业。

表2–27　乐清市2015—2017年铁皮石斛产业主要经济指标

主要经济指标	单位	2015年	2016年	2017年
投产面积	亩	8 000	8 200	8 500
单产（干品）	千克/亩	45	56	55
总产量	吨	360	1 230	1 300
总产值	万元	30 000	31 000	33 500
亩产值	元	37 500	37 805	39 412

（二）产业发展举措及成效

1. 政策给力，保障产业可持续发展

2009年乐清市出台《乐清市人民政府关于加快铁皮石斛产业发展的若干意见》，建立起了比较完善的产业健康发展的管理和激励机制，对推动乐清铁皮石斛产业快速发展起到了至关重要的作用。2014年编制了《乐清市铁皮石斛产业发展规划（2015—2020）》，明确了发展布局、发展目标、支持措施，指明了今后的努力方向，并成立专门的领导机构与管理机构。建立市铁皮石斛行业协会，负责协调全市铁皮石斛种植、加工、销售、科研等有关工作；2016年成立乐清市铁皮石斛产业发展服务中心，负责铁皮石斛产业发展的日常工作，加强对铁皮石斛产业的管理，实现产业提升。2017年出台

了《乐清市人民政府关于加快铁皮石斛产业转型升级的若干意见》，明确提出了“提升一产、主攻二产、拓展三产”三产融合发展的12字发展战略，围绕产业提升的目标，重点培育雁荡山铁皮石斛区域公用品牌，提升产业科技支撑和成果转化，鼓励企业融资上市、开展深加工、加快建设流通市场与加大招商选资力度，在土地供应保障、规费减免与财政贡献度奖励等方面给予明确的奖励规定，成立了产业基金，助推铁皮石斛产业的健康有序发展。2017年乐清市在全国率先推行大棚铁皮石斛种植保险及附加大棚保险试点工作，提高产业抗风险能力，助推产业平稳发展。

2. 三产融合，打造完整产业链条

（1）创新栽培技术，提升“一产”。乐清市以国家铁皮石斛生物产业基地和省级铁皮石斛产业集聚区建设为抓手，立足一产，加强药材生产基地建设，注重栽培技术提升。在品种选育、种苗（组培苗）繁育、种植环节等方面创新发展，大力推广实施仿野生栽培方式，逐步实现产业提质增效，提升一产种苗高效繁育、仿生栽培、规范化种植技术走在国内领先地位。加快淘汰落后产能，现存种苗生产企业12家，年产铁皮石斛组培苗2亿多株。通过与科研机构合作，目前已有活树附生、段木盆栽、立体栽培、岩壁附生、石堆栽培等多种栽培模式。10家企业被列为浙江省特色农产品全产业链安全风险管控（一品一策）示范基地，2家企业实施浙江省中药材产业技术团队项目，通过技术示范推广，辐射带动全域铁皮石斛标准化生产。

（2）着重产品加工，主攻“二产”。乐清铁皮枫斗加工，已有两百多年历史，20世纪60年代初在大荆镇平园村成立了新中国第一家专业的枫斗加工厂。但铁皮石斛初加工长期处于“低小散”状态，近年来乐清打破传统，以龙头企业带动模式组团发展铁皮石斛初加工与深加工，并与清华大学、浙江大学、中国中医药大学、浙江农林大学等科研院校开展战略合作，逐步完善铁皮石斛产品加工技术，解决了一些共性基础科研问题，在GMP加工与精深加工方面取得长足进展，加快以铁皮石斛为原料的食品、保健、饮料、酒类等系列新产品开发，提高附加值。2015年制定颁布了《铁皮枫斗加工技术规程》地方标准，2017年联合浙江省农业科学院制定了《铁皮枫斗加工技术规范》省级地方标准。

（3）完善营销网络，拓展“三产”。以市场需求为导向，出台奖励政策鼓励和帮扶企业与经销商建设农产品配送中心、现代石斛交易中心和农产品展示展销中心；发动企业“走出去”找市场，组织铁皮石斛企业参加省农博会、中国农产品交易会等国内大型农业展销会，着力形成覆盖广泛、信息通畅的域外营销网络。实施“域外农业”发展战略，采取域内不足域外补的方法，积极搭建产业链、服务链、功能链等“三个平台”让乐清在外农民“打造另一片天地”。推进“互联网+铁皮石斛”新模式，加快发展铁皮石斛医药保健新业态，培育农村发展新动能，铁皮石斛产业向“深度”与“广度”进军。通过石斛在线、现货交易所、微商城、PC端商城等电商平台，着力引导企业品牌优势转化为市场优势与产业优势，2015年建立全国首个石斛电子交易中心—中国石斛交易交收中心，拓展销售渠道；建设农业物联网示范基地，发展智慧农业；培育“淘宝村”，以“协会+合作社+农户”及“龙头企业带动+资源整合”为营销策略，打造独具特色的农产品网销模式。乐清市仙溪镇北垟村、大荆镇平园村分别被认定为第三批、第五批全国一村一品（铁皮石斛）示范村镇，平园村被评为浙江省电子商务示范村。

3. 三路齐走，全线引导产业集群发展

（1）走集群发展之路，打造区域品牌。乐清是我国道地优质铁皮石斛主产区，文化底蕴深厚，借此优势，全面实施区域品牌战略。2017年乐清市委托浙江大学CARD中国农业品牌研究中心编制《雁荡山铁皮石斛区域公用品牌战略规划》，设计品牌形象识别体系，集中优势资源，全力打造“中华仙草，雁荡石斛”。同年，雁荡山铁皮石斛入选浙江省知名农产品区域公共品牌（浙江省知名农业品牌百强榜）。2018年，为充分发挥雁荡山铁皮石区域公用品牌引领作用，构建雁荡山铁皮石斛品牌形象，提升文化内涵，提高市场影响力和竞争力，打造铁皮石斛产业全国标杆，开展雁荡山铁皮石斛区域公用品牌LOGO及品牌口号全球征集等系列活动。同时注重优先推荐统一品牌申报浙江省优秀农产品区域公用品牌、省知名商号、省名牌产品。支持行业协会和有关企业申报注册国家地理标志证明商标、国家农产品地理标志证明、道地药材产品认证、中国特色农产品优势区等省部级金名片。

（2）走科技创新之路，打造科研中心。吸引省内外的专家把雁荡山铁皮石斛产业做成立足当地、辐射全国的铁皮石斛技术、产业示范推广中心。鼓励铁皮石斛企业与高校合作，积极参与科技攻关、技术试验与示范，形成了产学研紧密结合的科技创新模式。2013年成立了国家中医药管理局铁皮石斛品种选育及生态栽培重点研究室和铁皮石斛院士专家工作站，组建科研团队，就铁皮石斛产业相关的技术分育种等八个专题进行技术攻关，重点解决铁皮石斛栽培品种优质化、专用化与深加工等关键问题。截至目前，已拥有浙江省农业科技企业5家，获得相关专利技术12项，获得县级以上科技进步奖16项。承担国家星火计划项目2项，参与的省级以上的科技攻关与推广示范项目有14个。自2001年以来，立项的科技试验与示范项目达200多个。

4. 农旅结合，引领全域旅游健康发展

为全面打造雁荡山铁皮石斛品牌，近年来乐清市举办多届中国浙江雁荡山铁皮石斛文化节、旅游康养节，承办第四届中国林下经济发展高端论坛等产业论坛。推进石斛康养、产景互融、农旅结合，打造结合美丽乡村、铁皮石斛特色小镇、石斛谷、集聚区、风情街等载体的铁皮石斛精品旅游路线。2016年在大荆镇平园村举办“雁荡仙草　宴迎百家”乐清首届雁荡山铁皮石斛品赏节。2017年举办第四届中国林下经济发展高端论坛、第二届雁荡山平园村铁皮石斛旅游文化节、第四届中国·乐清雁荡山铁皮石斛文化节。2018年在石斛小镇龙西乡举办乐清市石斛康养节暨龙西首届休闲旅游节。通过铁皮石斛品牌宣传、文化体验、康养休闲游，引领全域旅游健康发展，品味美丽新农村新风貌的独特魅力，助推乡村振兴战略。

（三）产业发展主要问题

乐清市铁皮石斛产业虽有较快的发展，但仍面临一些困境和问题。主要有：龙头企业规模小，产业带动能力较弱；铁皮石斛产业链条不健全，二产、三产延伸还不够；精加工起步较晚，基础薄弱，相关衍生品开发尚存不足；市场流通体系尚未形成，市场建设有待加强；资源的转化增值水平不高，产业支撑体系尚不完善；区域公用品牌宣传刚起步，有待加速；专业技术人才缺乏，良种选育与基础性研究还较滞后，创新能力有待进一步提升等。

（四）对策及建议

围绕“做大做强创优”的总体发展目标，遵循“调结构、拓市场、求高效、创品牌”的产业发展思路，形成“提升一产、主攻二产、拓展三产”三产融合的产业发展新格局，实现种植规范化、加工精深化、产业集约化和质量标准化，把雁荡山铁皮石斛产业建设成为山老区农民增收致富、农村经济结构调整和区域经济发展的农业支柱产业。

1. 提升产业科技支撑和成果转化

一是实施种子种苗工程。通过开展铁皮石斛种质资源的收集、保护和利用开发，加快地域特色良种的开发，积极选育本土化良种，强化雁荡山铁皮石斛道地中药材种子的选取、提纯、鉴定等工作。2011年以来会同浙江省农科院、浙江农林大学等科研院校联合攻关，开展雁荡红杆等品系铁皮石斛的选育研究，取得了一定的成效。2016年建立了雁荡山铁皮石斛省级公共种质资源库，现已从云南、贵州、广东、广西和浙江铁皮石斛产区的种质资源850余份，实施种源追溯，为铁皮石斛遗传育种工作奠定基础。二是推进铁皮石斛低碳优质高效技术的研究及应用。推广应用铁皮石斛病虫害绿色防控技术，加强智能冷藏保鲜技术与铁皮石斛回归森林等低碳优质高效技术研究。三是鼓励企业参与技术创新和研发活动。鼓励企业加大研发投入和增加研发产出，加强校企合作，注重加快成果转化，促进科技与产业的深度融合。加快雁荡山铁皮石斛“药食同源”、新食品原料等公共新产品的研究，科技研发创新类项目优先推荐申报国家和省、温州市科技计划。鼓励支持企业提高技术资质与开发铁皮石斛药品、保健食品、食品、日化用品等新产品，对依法获得药品、保健食品、食品、日化用品认证、许可等资质，并在我市实现产业化的给予政策奖励。四是加快项目落地，健全市场流通体系。引进一批高附加值的深加工项目，着力解决企业建设用地计划，减免税额与城市基础建设配套费，对设备投资进行补助。因地制宜建设铁皮石斛道地药材交易专业市场，鼓励石斛电商现代示范园建设，构筑完善的市场交易体系，组建多产业联动式产品销售网络。建设现代中药仓储、物流配送系统，引导产销无缝对接，形成从铁皮石斛种植到初加工、包装、仓储和运输一体化的现代流通体系。

2. 强化产业集约发展

推动铁皮石斛种植业的规模化发展，促进铁皮石斛加工业的集群化发展，实现由铁皮石斛资源大县向中药经济强市的转变，推动铁皮石斛产业由资源、劳动密集型向资本、技术及知识密集型转移。一是控面积调结构。适当控制种植面积增长，优化结构，重点发展二产，积极推进三产，实现产业融合发展。农旅结合，发挥雁荡山风景旅游资源优势，打造铁皮石斛康养旅游精品线路，推动石斛产业与农业观光采摘、民俗节庆、文化科普、美丽乡村等有机结合，发展铁皮石斛精深加工与健康养生新业态。二是合理规划产业布局。完善功能区划分，重点加快大荆铁皮石斛特色小镇、铁皮石斛集聚区、大荆铁皮石斛综合体和铁皮石斛康养基地的创建工作。三是提升产业基础。优化生产设施，加强节水喷滴灌、水渠、道路、生物防治等基础生产设施建设，增强现代化生产能力。开展雁荡山铁皮石斛核心保护区建设，完善核心保护区基础设施，加强品质管控，打造雁荡山铁皮石斛地理标志精品示范样板，通过典型示范、辐射带动、激励创新等方式提升产业基础。四是培育重点骨干企业。鼓励优质企业通过整合、联合、兼并、重组等方式做大做强，成为行业龙头企业，推动产业集聚发展。五是打造公共服务平台。加强行业产前、产中、产后服务平台建设，加快铁皮石斛检测中心建设，成立自律产业联盟，发挥行业协会作用，加强行业自律，协调行业竞争、推动行业合作，培育壮大市场。六是提高质量安全水平。进一步完善组培育苗、大棚种植、仿野生种植、铁皮枫斗等地方性行业标准，积极参与、协助国家级、省级铁皮石斛行业标准的制定。充分发挥乐清主产区生态资源优势，加快标准化基地建设，强化标准化生产技术推广，推广企业快速检测技术，全面实施质量追溯管理。

3. 提升产业发展层次

一是以农产品地理标志促进产业提升。雁荡山铁皮石斛在2017年1月10日通过国家农业部发布的农产品地理标志登记（登记证书编号：AG102017）。为规范雁荡山铁皮石斛农产品地理标志的使用，保证雁荡山铁皮石斛品质和特色，2018年8月乐清已全面启动雁荡山铁皮石斛农产品地理标志应用。下一步将致力提升产业发展层次，加强农产品地理标志授权管理和用标监管，重点培育一批以地理标志农产品为主导产品的市级以上农业龙头企业（示范性农民专业合作社），推广“农产品地理标志 +农业龙头企业 +农户”的区域品牌发展模式，形成一批龙头企业引领雁荡山铁皮石斛地理标志品牌、带动产业发展的良好格局。二是加快地理标志证明商标申请保护。为促进品牌建设与保护，2018年初乐清市向国家工商行政管理总局申报雁荡山铁皮石斛地理标志证明商标。通过农产品地理标志与证明商标双管齐下，多措并举，提升农产品质量安全水平与产业发展层次，促进农业提质增效和农民增收。

4. 培育区域公用品牌

一是实施品牌战略。大力实施雁荡山铁皮石斛区域公用品牌战略，挖掘品牌文化，提炼品牌核心价值，建立全新的品牌价值体系，创新升级雁荡山铁皮石斛的双路径品牌传播策略和宣传常态机制，讲好品牌故事，加大宣传推介力度，在行业内和消费端同步扩大品牌影响力，切实提升雁荡山铁皮石斛品牌的知名度、美誉度和忠诚度，打造全国铁皮石斛行业标杆。二是拓宽品牌发展途径。强化区域公共品牌与授权企业产品品牌的母子品牌联动机制，鼓励建立线上线下相结合的营销体系，推进产销对接，提升雁荡山铁皮石斛市场竞争力。实施名企、名品推进工程，评选、宣传优秀企业、优势品种和杰出人才。三是加大政府投入。市财政统筹安排专项资金并积极争取上级资金支持产业发展，市财政每年安排专项资金用于品牌宣传，开展石斛推介会、石斛论坛、石斛文化、品牌建设等工作，保证政府政策性资金的持续投入和增长，充分发挥财政资金和产业基金的支持引导作用。

5. 提升产业开放合作水平

一是加大招商引资力度。制订出台铁皮石斛产业招商优惠政策，坚持招商引资，内外并举，发挥雁荡山铁皮石斛区域优势，通过以民引外、以研引产、以股权换合作、以市场换技术等多元投入体系，搭建多元化投资格局，着力引进大公司、大集团、大项目研发基地、总部中心和先进管理方法、先进技术等。二是发挥产业基金引导作用。在乐清市政府产业基金下设立铁皮石斛产业基金，按照“政府引导、市场运作、分类管理、防范风险”的原则进行运作管理，引导社会资本投资铁皮石斛产业。完善铁皮石斛相关各类保险，构建市场化的风险防控和损失补偿机制。三是强化人才培养与政策激励。坚持人才引领，把大健康产业纳入区域深度合作议题，加强与医院、高校、健康科研机构的合作，加强中药材健康产业人才培养，建设健康产业应用技术教育和实训基地，按照“雁荡英才计划”政策，强化人才激励。

二十八、湖州市中药材产业提升发展对策与建议

殷益明[1]　王莉[1]　侯建军[2]　程　挚[3]

（1. 湖州市经济作物技术推广站，浙江　湖州　313000；2. 安吉县农业技术推广指导服务中心，浙江　安吉　313300；3. 长兴县经济作物技术推广站，浙江　长兴　313100）

摘　要　湖州市中药材种植主要分布在安吉与长兴2个道地主产县。近年来，湖州市出台政策扶持、培育生产主体、引进三新模式、狠抓技术培训发展道地中药材，取得明显成效。针对种植品种散、投入成本高、缺乏专业技术人才、销售环节薄弱等制约问题，提出加大政策支持，加快中药材生产基地规范化建设、发展生态中药材种植、加快人才培养、推广中药材养生理念，树立“湖州道地精品药材”与中药材文化休闲旅游品牌。

关键词　湖州市　中药材　发展

湖州中药材生产历史悠久，品种较多，重要的传统产品有玫瑰花、杭白菊、百合、山药、白扁豆、莲须、经霜桑叶、桑椹子、桑枝片、僵蚕、菜菔子、苏梗片、白槿花、火麻仁、太子参、大力子等。但是由于受价值规律的支配和市场需求的变化以及其他多种原因，部分药材生产很不稳定，大起大落常有发生。清朝同治七年及同治十三年，“安吉州志”记载中药材多达22种，以采集野生药材为主，家种很少。据调查，到解放初期，仅有家种药材白芍、白术2种，而且产量很低。本文拟通过调查当前湖州市中药材产业发展现状，总结近年来的产业发展成效，分析存在问题，并提出湖州中药材产业提升发展对策建议，以重振湖州中药材产业发展兴旺。

（一）湖州市中药材产业发展概况

现今湖州市中药材种植品种与面积都不多，主要分布在安吉与长兴2个道地主产县，德清县、吴兴区与南浔区种植较少。种植种类涉及大果水栀子、白及、白芍、三叶青、铁皮石斛、菊花、浙贝母、紫苏等品种。2015年全市中药材种植面积2万亩，总产量0.107万吨，总产值1.24亿元。2016年种植面积2.12万亩，总产量0.084 7万吨，总产值2.24亿元。2017年种植面积2.12万亩，总产量0.094 8万吨，总产值2.24亿元（表2-28）。近年来，全市中药材产业在重点围绕推广特色产品的基础上，抓重点，办基地，不断提升中药材产业的健康发展，从原先零星、盲目种植中药材到如今已有上规模、上档次的基地和产业数个，面积已超2万亩。同时大力推广运用中药材标准化生产管理技术，重点加强示范基地的带头示范作用。

表2-28　湖州市中药材产业主要生产经济指标

主要经济指标	2015年	2016年	2017年
种植面积（万亩）	2	2.12	2.12
单产（干品）（千克/亩）	427.7	352	484
总产量（万吨）	0.107	0.084 7	0.094 8
总产值（亿元）	1.24	2.24	2.24
亩产值（元）	6 200	10 566	10 566

（二）产业发展主要措施及成效

1. 出台扶持政策

2018年，在市政府《湖州市支持农业产业兴旺发展十条政策》文件中，第一条明确提出加快推进特色优势产业发展，要进一步加大力度整合中央、省市各类支农资金，配套支持茶叶品牌化、蔬菜绿色化、水果精品化、粮油优质化发展；鼓励中药材等新兴产业发展，着力推进产业绿色化发展。在近几年中湖州市通过产业化政策项目、科技项目等形式对中药材产业进行支持。

2. 培育专业经济实体，种植基地向规模化方向发展

根据中药材生产的要求，就近几年来发展中药材的经验、教训，大多由工商资本投入为主，改变原来品种多、乱、杂的局面，突出自己的主导产品，组建龙头企业，以龙头带动示范园建设，以示范园幅射种植户发展，搞好产、供、销一条龙服务。同时，加强中药材种植技术的管理工作，严格按

照中药材标准化生产技术的操作规程管理，在生产中大力推广生物有机肥，减少化肥用量和合理配施磷、钾肥料及微量元素，加强农药管理，严禁施用高毒高残留的农药，确保中药材的生产安全。种植运作模式主要是“公司+基地”的种植方式，如湖州灵兰铁皮石斛农业科技有限公司在道场乡红里山村种植铁皮石斛，拥有占地5 000平方米的组培室、30 000平方米的现代化温室和200亩的种植基地。

3. 积极引进新品种、新技术与新模式

以中药材生产标准为基础，采取多种方式把中药材的生产种植、采收、加工、销售等一套完整的技术模式，送到千家万户。积极推广间作套种轮作模式，除铁皮石斛外，大部分中药材可利用冬季闲田、闲地间作套种或轮作。如湖州比洛德生态有限公司种植的元胡，主要套种在小树林中，利用秋冬季树叶脱落期间种植，阳光也充足，基本上以10—11月播种，翌年6—7月收获；西红花与水稻轮作，8月份开始发芽生长，11月中旬前后开花采收，开花后进入繁殖种球阶段，翌年4月下旬叶枯倒苗，5月上旬收种茎；灵芝与蔬菜轮作等。

4. 抓好技术培训，提高业务种植能力

为了提高中药材种植大户的技术水平，利用农民信箱、报纸等优势外，及时为农户提供信息和提高农户的种植经济效益。同时，积极邀请中药材专家、教授讲课，发放技术资料、图册，及时解决种植大户在生产中所碰到的实际生产问题。如邀请湖州市中心医院钱晓东博士讲授设施葡萄园套种西红花栽培技术等。

（三）产业发展的主要问题及建议

1. 存在问题

（1）种植品种散，上档次、上规模的基地少，难以形成主导产业。除大果水栀子药材形成一定规模外，其他品种规模比较零散且不稳定，同时水栀子种植近几年受效益影响，面积逐年下降且多数属于粗放管理，没有发挥种植的最大效益，药材采收、贮藏不能按标准化、规范化的操作规程操作，导致药材的质量参差不齐，影响了价格和市场竞争，主导品种难于形成。

（2）投入成本高，缺乏资金投入。由于中药材种子价格高，投入周期长，一般小农户投资不起，且风险较大。同时从事中药材种植的都是中小企业，企业财力有限，抗风险能力较低，资金投入严重不足，另外，政府对中药材产业扶持优惠政策有限，企业融资难，也在一定程度上制约了中药材产业的发展。

（3）缺乏中药材种植的人才、科技力量。中药材种植与其他农作物相比，技术要求较高，从选种、播种、施肥、除虫到采收时间、采收方法等，都直接影响药材质量。所以，必须要求具备药材种植的专业技术。目前种植企业大多是靠供种方提供技术指导，但技术水平不高，规范化生产严重不足，有的聘有种植人员，但无药材种植技术；有的只靠农民工，什么技术都不懂。这样，种植后的管理就成了空档，如何才能高产，药用什么部位，还有立体种植、轮换种植、种植养殖相结合等。因此，生产管理和技术也是急需解决的问题。

（4）销售环节薄弱。中药材信息交流方式与产品销售渠道不畅，市场开拓能力不强，难以满足农户发展中药材生产致富的迫切需求，主要是自产自销，生产的大部分中药材销售到浙南金华磐安中药材交易市，价格不稳定，风险值大，制约了全市中药材的发展。

2. 建议

（1）加大支持，加快中药材生产基地规范化建设。由于本市人均耕地面积少，只有通过集约化的基地建设才能有效提高中药材种植产能。要采取市场引导、科技支撑、企业运作、带动农民的运行机制，鼓励引导区内外中药材工商企业、科研单位参与中药材种植基地建设。发挥基地建设在中药材种植中的示范带动作用，既可提高药农中药材种植技术水平，保障种植药材质量，又可提高中药材亩产量，最终增加企业和农户的收益。

（2）加强技术培训和人才引进，提高中药材种植和研发水平。本市中药材种植属于发展初级阶段，需要各种形式和渠道进行人才引进和技术培训。一是要抓好药农和企业有关人员的技术培训。聘请中药材种植专家、技术能手对药农进行集中培训，提高药农种植技术水平。二要是抓好市、区县、乡镇技术干部队伍培训。原有的农业技术人员一般只懂粮食作物种植，未涉及中药材种植领域，要加强对农业技术人员在中药材种植技术方面的培训，把农业技术人员培养成中药材种植方面的骨干技术力量。三是加强中药材生产经营企业中的技术人才培养。企业可从大专院校、科研机构引进一批从事种植、加工、流通等方面的专业技术人才，也可选配技术骨干到大专院校、科研机构学习深造，还可聘请专家、学者参与药材产业的研究开发，有计划地培养一批在中药材研究开发、生产管理、国际贸易等方面的高素质人才。

（3）立足于市场，结合本地优势，发展生态中药材种植，选择一到两个主打品种，形成具有湖州特色的中药材产业。拓展思路，开发传统的、稳定常规的、瞄准野生的，即坚持开发种植大果栀子、稳定大众类中药材，挖掘本地产野生资源的潜力，突出1~2个主栽品种，坚持以人工栽培为主，野生开发为辅，以销售促进发展思路，促进产业升级，为湖州中药材生产的发展创造一个美好的空间。

（4）树立品牌，确保质量。以立足生态、围绕“绿色”、突出特色、抓好质量、树立自己的主导品牌为前提，采取“公司+基地+农户”模式，统一管理，统一销售，做大品牌。

（四）产业发展思路

1. 推广中药材养生理念

将药膳、药浴、药熏等现代休闲方式引进至中药材种植基地，结合水果、蔬菜等经济作物的种植特点，研究和建立中药材与经济作物杂种、轮种、间种等立体式种植基地，全面提高经济效益。

2. 发展中药材文化休闲旅游

加大宣传力度，将中药材、经济作物立体式种植基地和中药材规范化种植示范基地、人文景观、自然风光、休闲农庄等有机结合起来，大力开发和发展现代中药健康休闲旅游产业，打造成原生态观光旅游、中药健康体验的风景区和绿色旅游景观带。

3. 发展中药材加工业

鼓励中药企业发展中药材精深加工，加大招商引资力度，力争引进上药集团等优质企业或医药集团，通过加工业的带动来促进整个产业的发展。

参考文献

朱德明.近代浙江中药材调查[J].浙江中医药大学学报.2010，5(34).

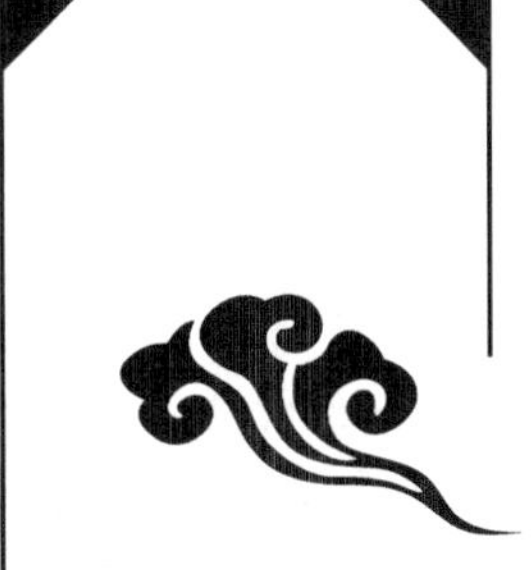

第三章 浙产好药

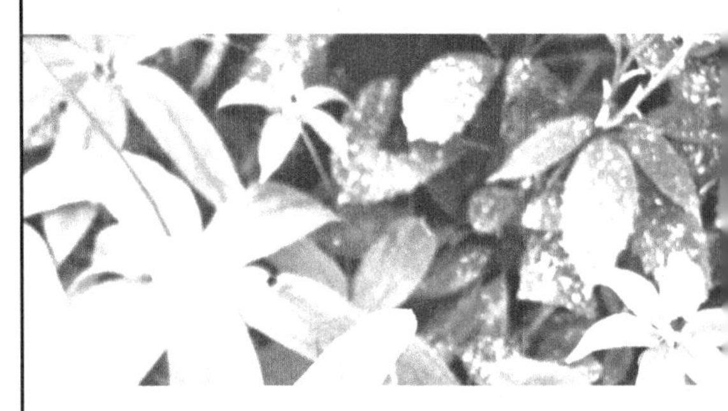

浙江省道地中药材资源丰富，素有中国“东南药用植物宝库”的美誉，其中，传统道地药材“浙八味”为历代医家所推荐。为贯彻落实《浙江省人民政府关于加快推动中医药发展的实施意见》（浙政发〔2017〕50号）、《浙江省人民政府办公厅关于加快推进中药产业传承发展的指导意见》（浙政办发〔2015〕123号）等文件要求，进一步加快推进中药产业传承发展，2017年，省经信委、省卫生计生委、省中医药管理局、省农业厅、省食品药品监管局、省林业厅、省工商局等部门组织开展“新浙八味”遴选工作。经各地推荐上报、社会公众投票、专家评审、部门联席会议审定和网上公示等程序，确定铁皮石斛、衢枳壳、乌药、三叶青、覆盆子、前胡、灵芝、西红花为“新浙八味”中药材培育品种（浙经信医化〔2018〕47号）。为更好指导中药材产业规模化、规范化、产业化、生态化发展，现将浙产道地药材主要品种生产情况、浙江省中药材新品种审（认）定品种、浙江省获得国家地理标志保护中药材品种、浙江省道地优质药材示范基地、浙江省中药材产业（县、乡）基地、浙江省中医药旅游养生示范基地、浙江省中药材历年地方标准及浙江省中药材登记农药品种及技术介绍于后，供各地参考学习。

一、浙产道地药材主要品种生产情况

浙产道地药材主要品种生产情况

序号	品种	面积（亩）	产量（吨）	主要产地
1	浙贝母	5.3万	1.1万	磐安、东阳、海曙、仙居、丽水等地
2	元胡	5.6万	7 500	磐安、东阳、仙居等地
3	浙白术	2.1万	4 000	磐安、新昌、天台等地
4	杭白菊	5.6万	9 500	桐乡、兰溪、淳安等地
5	杭白芍	4 212	1 520	磐安、东阳、柯城等地
6	玄参	5 089	1 269	金华磐安等地
7	温郁金	1.5万	6 300	温州瑞安、永嘉等地
8	杭麦冬	6 000	720	慈溪、三门等地
9	铁皮石斛	4.3万	1.29万（鲜品）	天台、乐清、武义、磐安、义乌、婺城、莲都、龙泉、庆元、临安、建德、淳安、嵊州、桐庐、新昌、兰溪等
10	灵芝	3 000	1 650（子实体）	龙泉、武义、庆元、磐安、常山等地
11	西红花	6 000	4.5	建德、秀洲、永康、缙云、海盐、定海、武义等地
12	三叶青	1.07万	545	遂昌、莲都、龙泉、武义、磐安、淳安、衢江、温岭、黄岩等地
13	覆盆子	12万	4 834	淳安、临安、建德、桐庐、莲都、江山、三门、宁海等地
14	衢枳壳	12万	6 000	常山、柯城、衢江等地
15	乌药	4 000	1 000	天台
16	前胡	1.3万	2 000	淳安、丽水等地
17	黄栀子	6.5万	1.2万	平阳、泰顺、文成、苍南等地
18	益母草	1 510	3 560	义乌、莲都等地
19	吴茱萸	3 725	216	建德、淳安、缙云等地
20	厚朴	14.5万	4 867	丽水、金华、衢州等地

（续表）

序号	品种	面积（亩）	产量（吨）	主要产地
21	灰树花	1 598万（袋）	611	庆元等地
22	白及	9 787	1 314	江山、衢江、安吉、淳安、桐庐、临安、平阳、新昌、磐安、开化、天台等地
23	陈皮	16.5万	5 000余	衢州等地
24	猴头菇	750万（袋）	56	常山
25	白花蛇舌草	2 225	1 042	开化、衢江、常山等地
26	黄精	34 204	4 746	淳安、临安、建德、桐庐、安吉、衢江、开化、江山、遂昌、龙泉、遂昌、云和等地
27	玉竹	6 183	1 648	磐安、瓯海、新昌、云和等地
28	山茱萸	5.5万	1 000	淳安、临安等地
29	菊米	6 760	218	遂昌、龙游等地
30	薏苡	13 560	1 983	泰顺、文成、江山、庆元、缙云等地
31	食凉茶	850	25	丽水松阳、景宁等地
32	卷丹百合	4 825	942	丽水青田、遂昌、景宁等地
33	青钱柳	3 030	231	遂昌等地

二、浙江省中药材新品种审（认）定品种

浙江省中药材新品种审（认）定汇总

序号	品种名称	编号	作物	申报单位（选育单位、选育人）	品种来源
1	天斛1号	浙认药2006001	铁皮石斛	杭州天目永安集团有限公司	天目山上野生种经组培快繁、驯化而成
2	小洋菊	浙认药2006002	菊花	桐乡市农经局	杭白菊地方种
3	早小洋菊	浙认药2006003	菊花	桐乡市农经局、浙江省农业科学院园艺所	“小洋菊”变异单株经系统选育而成
4	浙贝1号	浙认药2007001	浙贝母	鄞州区农林局、磐安县中药材生产办公室	鄞州及磐安种植的地方品种“樟村贝母”系统选育
5	浙胡1号	浙认药2007002	元胡	磐安县中药材生产办公室、东阳市农业局、磐安县中药材研究所	磐安和东阳的元胡地方品种系统选育
6	浙芍1号	浙认药2007003	芍药	东阳市农业局、磐安县中药材生产办公室	东阳市杭白芍地方品种（大红袍）系统选育
7	温郁金1号	浙认药2008001	郁金	浙江省亚热带作物研究所、乐清市源生中药材种植有限公司、浙江省中药研究所	瑞安地方品种
8	浙玄1号	浙认药2008002	玄参	磐安县农业局	磐安地方品种
9	仙斛1号	浙认药2008003	铁皮石斛	金华寿仙谷药业有限公司、浙江省农业科学院园艺研究所	武义县野生铁皮石斛人工驯化
10	浙石蒜1号	浙认药2008004	石蒜	浙江省中药研究所、浙江一新制药股份有限公司	兰溪石蒜地方种系统选育
11	浙藤1号	浙认药2008005	雷公滕	浙江省中药研究所、浙江得恩德制药有限公司	新昌雷公藤野生种源驯化
12	浙薏1号	浙认药2008006	薏苡	浙江省中药研究所	泰顺薏苡地方品种系统选育

（续表一）

序号	品种名称	编号	作物	申报单位（选育单位、选育人）	品种来源
13	森山1号	浙认药2008007	石斛	浙江森宇实业有限公司	云南采集铁皮石斛驯化
14	金菊1号	浙认药2008008	菊花	桐乡市农业技术推广服务中心、南京农业大学园艺学院	早小洋菊芽变株系选
15	仙芝1号	浙（非）审菌2009003	灵芝	浙江寿仙谷生物科技有限公司、金华寿仙谷药业有限公司	武义野生灵芝人工驯化
16	浙葛1号	浙（非）审药2009001	野葛	浙江省中药研究所	淳安地方种系统选育
17	浙玉竹1号	浙（非）审药2009002	玉竹	磐安县农业局、磐安县中药材研究所、磐安县诸源中药材科技开发有限公司	磐安地方品种
18	金菊2号	浙（非）审药2009003	菊花	桐乡市农业技术推广服务中心、浙江中信药用植物种业有限公司	早小洋菊芽变株系选
19	仙斛2号	浙（非）审药2011001	铁皮石斛	金华寿仙谷药业有限公司、浙江寿仙谷生物科技有限公司、浙江寿仙谷珍稀植物药研究院、浙江省农业科学院园艺研究所	野生铁皮石斛人工驯化
20	龙芝2号	浙（非）审菌2013005	灵芝	龙泉市兴龙生物科技有限公司、浙江省农业科学院园艺研究所、龙泉市张良明菌种场	野生赤芝驯化
21	浙贝2号	浙（非）审药2013001	贝母	宁波市鄞州区农林局	鄞州地方品种
22	金菊3号	浙（非）审药2013002	菊花	桐乡市农技推广服务中心、浙江省中药研究所有限公司	小洋菊芽变单株系选
23	仙芝2号	浙（非）审菌2014003	灵芝	浙江寿仙谷医药股份有限公司、金华寿仙谷药业有限公司、浙江寿仙谷珍稀植物药研究院李明焱、李振皓、王瑛、徐靖、朱卫东	“仙芝1号”航天诱变
24	浙胡2号	浙（非）审药2014001	元胡	东阳市农技推广中心、浙江省中药研究所、东阳市农业科学研究所厉永强、沈晓霞、戚正华、马美兰、胡红强	本地种变异株系选
25	番红1号	浙（非）审药2014002	西红花	浙江中信药用植物种业有限公司、建德市三都西红花专业合作社、浙江大学生物技术研究所、金华寿仙谷药业有限公司、浙江省农技推广中心陆中华、王根法、毛碧增、李明焱、吴学莉	地方品种变异株系选

（续表二）

序号	品种名称	编号	作物	申报单位（选育单位、选育人）	品种来源
26	浙术1号	浙（非）审药2014003	白术	磐安县中药材研究所、浙江省中药研究所有限公司周晓龙、沈晓霞、陈斌龙、张光进、倪向群	地方品种系统选育
27	浙薏2号	浙（非）审药2014004	薏苡	浙江省中药研究所有限公司、缙云县康莱特米仁发展有限公司沈晓霞、王志安、沈宇峰、徐余兔、孙乙铭	"浙薏1号"辐射诱变
28	温山药1号	浙（非）审药2014005	参薯	浙江省亚热带作物研究所吴志刚、陶正明、姜武、魏余煌、陈巍	参薯变异株系统选育
29	仙斛3号	浙（非）审药2015001	铁皮石斛	金华寿仙谷药业有限公司、浙江寿仙谷医药股份有限公司、浙江寿仙谷珍稀植物药研究院、浙江省农业技术推广中心李明焱、朱惠照、王瑛、李振皓、陆中华	（514×仙斛1号）F1代经航天诱变
30	温郁金2号	浙（非）审药2015002	温郁金	浙江省中药研究所有限公司、浙江省亚热带作物研究所、温州市天禾生物科技有限公司、瑞安市陶山镇农业公共服务中心任江剑、王志安、陶正明、徐杰、郑福勃	温郁金1号变异株
31	浙益1号	浙（非）审药2015003	益母草	浙江省中药研究所有限公司、浙江大德药业集团有限公司、丽水市林业科学研究院徐建中、王志安、俞旭平、孙乙铭、王建国	河南灵宝野生种质资源经驯化后系统选育
32	龙芝1号	浙品认2018012	灵芝	龙泉市兴龙生物科技有限公司、浙江省农业科学研究院园艺研究、龙泉市张良明菌种场李朝谦、蔡为明、金群力、谢良明、叶晓菊	由"HG03"菌株经UV诱变处理后系统选育而成
33	浙麦冬1号	浙品认2018014	麦冬	浙江省中药研究所有限公司、正大青春宝药业有限公司、三门鸿禾瑞堂中药材专业合作社、慈溪市兴兴麦冬种植场、慈溪鍪瑞药材专业合作社俞旭平、李振峰、杜崇福、罗水孟、陈建钢	慈溪崇寿镇浙麦冬变异株经系统选育而成
34	浙贝3号	浙品认2018015	贝母	浙江省中药研究所有限公司、浙江万里学院、宁波市海曙富农浙贝母专业合作社王志安、俞信光、江建铭、王忠华、邵将炜	系宁波海曙区（原鄞州区）浙贝母地方种多籽贝母的自然变异株经系统选育而成

三、浙江省获得国家地理标志保护中药材品种名单

国家农产品地理标志登记保护产品名录-1（截至2019年2月）

序号	产品名称	持证单位	登记时间（年）
1	武义铁皮石斛	浙江寿仙谷珍稀植物药研究所	2011
2	缙云米仁	缙云县米仁产业协会	2013
3	里叶白莲	建德市莲子产业协会	2014
4	金华佛手	金华佛手产业协会	2014
5	庆元灰树花	庆元县食用菌管理局	2014
6	常山猴头菇	常山县食用菌办公室	2015
7	五指岩生姜	永康市五指岩生姜专业合作社	2017
8	雁荡山铁皮石斛	乐清市铁皮石斛产业协会	2017
9	遂昌菊米	遂昌县中药材开发研究所	2018
10	建德西红花	建德市中药材产业协会	2018
11	淳安覆盆子	淳安县农业技术推广中心	2018
12	杭白菊	桐乡市农业技术推广服务中心	2019（已通过农业农村部评审）
13	遂昌三叶青	遂昌县中药材开发研究所	2019（已通过农业农村部评审）
14	温栀子	温州市特产站	2019（已通过农业农村部评审）

国家质检总局生态原产地保护产品PEOP名录-2

序号	产品名称	申报单位	公告号
1	丽水本润覆盆子	丽水市本润农业有限公司	2014年第91号
2	森山铁皮枫斗及其制品	浙江森宇实业有限公司	2015年第102号
3	大晟破壁灵芝孢子粉及其制品	浙江省磐安县外贸药业有限公司	2017年第17号
4	大晟铁皮石斛及其制品	浙江省磐安县外贸药业有限公司	2017年第17号
5	武义“寿仙谷”铁皮石斛及制品	浙江寿仙谷医药股份有限公司	2017年第90号
6	武义“寿仙谷”灵芝、灵芝孢子粉及制品	浙江寿仙谷医药股份有限公司	2017年第90号

国家地理标志证明商标GI名录-3

序号	名称	申请人	类别	地区	时间	注册号
1	常山胡柚	常山县农业局特产站	胡柚	衢州	1998年	1219974
2	磐五味	浙江磐安中药协会	白术；元胡；浙贝母；玄参；杭白芍五味中药材	金华	2006年	7346417
3	磐安白术	浙江磐安中药协会	白术(中药材)	金华	2006年	3593189
4	磐安浙贝母	浙江磐安中药协会	浙贝母(中药材)	金华	2006年	3603849
5	磐安杭白芍	浙江磐安中药协会	杭白芍(中药材)	金华	2006年	3854802
6	磐安玄参	浙江磐安中药协会	玄参(中药材)	金华	2006年	3854801
7	磐安元胡	浙江磐安中药协会	元胡(中药材)	金华	2006年	3854800
8	遂昌菊米	遂昌县菊米产业协会	菊米茶	丽水	2006年	4428161 9723722
9	桐乡杭白菊	杭白菊原产地域产品保护办公室	菊花茶	嘉兴	2007年	3729657
10	金华佛手	金华市林业局生产经营管理站	佛手	金华	2008年	3088313
11	天台乌药	天台县天台乌药养生研究协会	乌药(中药材)	台州	2008年	6400083
12	处州白莲	丽水市莲都区农业技术推广中心	莲子	丽水	2009年	6942857
13	长兴吊瓜子	长兴县栝楼协会	吊瓜子	湖州	2010年	5163542
14	志棠白莲	龙游县志棠莲籽协会	莲子	衢州	2010年	7774713
15	临安於术	临安区於术研究所	白术(中药材)	杭州	2011年	9922092
16	新丰生姜	南湖区新丰镇农业技术服务中心	腌制姜	嘉兴	2011年	8265882
17	新丰生姜	南湖区新丰镇农业技术服务中心	新鲜姜	嘉兴	2011年	8265881
18	武义宣莲	武义县经济特产技术推广站	莲子	金华	2012年	6890855
19	新昌白术	新昌县特种经济作物总站	白术(中药材)	绍兴	2013年	10493149
20	樟村浙贝	鄞州区浙贝母生产协会	浙贝母(中药材)	宁波	2014年	11265826
21	长兴银杏	长兴县小浦银杏协会	银杏	湖州	2016年	15672514

国家质检总局地理标志保护产品名录-4

原产地标记保护（2001—2005年）

序号	产品名称	申请单位／所有人	产品类别	地区	公告文号(公示)	公告时间	保护品牌	类型	发文单位
1	长兴白果	浙江省长兴县进出口有限公司	其他初级产品	湖州	2003年第41号	2003年4月25日	—	原产地标记保护	国家质检总局
2	金华佛手	金华市锦林佛手开发有限公司	初级农产品	金华	2003年第67号	2003年7月24日	金华山牌	原产地标记保护	国家质检总局
3	磐安中药材	浙江磐安中药协会	其他初级产品	金华	2003年第67号	2003年7月24日	诸源牌、科信牌	原产地标记保护	国家质检总局
4	慈溪丝瓜络及其制品	慈溪市丝瓜络产销协会	其他	宁波	2003年第95号	2003年10月10日	申成牌、EaseSeek牌、意丝特牌、康尔牌	原产地标记保护	国家质检总局
5	志棠白莲	龙游县志棠莲籽协会	初级农产品	衢州	2004年第3号	2004年1月12日	志棠牌、天子贡珠牌	原产地标记保护	国家质检总局
6	樟村浙贝	鄞州区浙贝母生产协会	初级农产品	宁波	2005年第8号	2005年1月11日	—	原产地标记保护	国家质检总局

原产地域产品保护（2000—2005年）

序号	产品名称	申请单位／所有人	产品类别	地区	公告文号	生效时间	地域范围	类型	发文单位
7	杭白菊	杭白菊原产地域产品保护办公室	加工食品	嘉兴	2002年第48号	2002年6月12日	浙江省桐乡市现辖行政区域	原产地域产品保护	国家质检总局
8	常山胡柚	常山县农业局特产站	初级农产品	衢州	2003年第12号	2003年2月14日	常山县现辖行政区域	原产地域产品保护	国家质检总局
9	天台乌药	天台县天台乌药养生研究协会	其他	台州	2005年第80号	2005年5月9日	浙江省天台县现辖行政区域	原产地域产品保护	国家质检总局

国家地理标志保护产品（2005—2017年）

序号	产品名称	申请单位／所有人	产品类别	地区	公告文号	生效时间	地域范围	类型	发文单位
10	温郁金	瑞安市温郁金协会	其他初级产品	温州	2008年第54号	2008年5月7日	浙江省瑞安市现辖行政区域	地理标志产品保护	国家质检总局
11	天目山铁皮石斛	浙江省中药材产业协会铁皮石斛分会	其他初级产品	杭州	2008年第133号	2008年12月10日	浙江省临安市现辖行政区域	地理标志产品保护	国家质检总局
12	长兴吊瓜籽	长兴县栝楼协会	初级农产品	湖州	2008年第140号	2008年12月24日	浙江省长兴县现辖行政区域	地理标志产品保护	国家质检总局
13	里叶白莲	建德市莲子产业协会	初级农产品	杭州	2010年第52号	2010年5月24日	浙江省建德市现辖行政区域	地理标志产品保护	国家质检总局
14	龙泉灵芝	龙泉市食用菌协会	其他初级产品	丽水	2010年第54号	2010年5月24日	浙江省龙泉市现辖行政区域	地理标志产品保护	国家质检总局
15	龙泉灵芝孢子粉	龙泉市食用菌协会	其他初级产品	丽水	2011年第137号	2011年9月19日	浙江省龙泉市现辖行政区域	地理标志产品保护	国家质检总局

注：2001年4月10日，国家质量技术监督局与国家出入境检验检疫局合并成国家质量监督检验检疫总局。2005年7月起，中国国家质量监督检验检疫总局发布《地理标志产品保护条例》，替代原先的《原产地域产品保护规定》，之前已批准的原产地域保护产品、原产地标记保护产品也全部自动转成地理标志保护产品。

四、浙江省道地优质药材示范基地名单

为推进浙江省中药材生产规模化、规范化、标准化与品牌化发展，打造一批有较高知名度和良好信誉的道地优质中药材生产基地，提高“浙产药材”的市场竞争力，促进中药材产业提升发展，2017年，根据《浙江省种植业管理局　浙江省中药材产业协会关于开展“浙江省道地优质中药材示范基地”评选活动的通知》和《浙江省道地优质中药材示范基地评选办法》，经自愿申报，各县（市）农业局、产业协会推荐，综合评定和公示，认定了一批“浙江省道地优质中药材示范基地”。

浙江省道地优质中药材示范基地名单

序号	申报单位	基地名称
1	杭州三叶青农业科技有限公司	余杭区三叶青堂三叶青种植示范基地
2	桐庐桐阁堂中药材专业合作社	桐庐县桐阁堂浙贝母种植示范基地
3	宁波市海曙富农浙贝母专业合作社	海曙区富农浙贝母种植示范基地
4	宁波易中禾生物技术有限公司	宁波易中禾铁皮石斛种植示范基地
5	浙江高鼻子生物科技有限公司	乐清市高鼻子铁皮石斛种植示范基地
6	浙江铁枫堂生物科技股份有限公司	乐清市铁枫堂铁皮石斛种植示范基地
7	浙江星光农业开发有限公司	平阳县黄栀子种植示范基地（莲花山、蔡垟村、北台山基地）
8	浙江兰溪锦荣生物科技股份有限公司	兰溪市锦荣铁皮石斛种植示范基地
9	浙江天保药材发展有限公司	兰溪市康恩贝天保银杏种植示范基地
10	磐安县方正珍稀药材开发有限公司	磐安县石秀铁皮石斛种植示范基地
11	浙江省磐安外贸药业股份有限公司	磐安县大晟铁皮石斛、灵芝种植示范基地
12	磐安县晨海家庭农场	磐安县云水谣“磐五味”中药材种植示范基地
13	浙江海兴生物科技有限公司	武义县海兴嘉禾铁皮石斛种植示范基地
14	浙江武义汇美中药材有限公司	武义县汇美三叶青种植示范基地
15	常山县豪锋农业发展有限公司	常山县森力灵芝种植示范基地
16	浙江美柚生物科技有限公司	常山县美柚衢枳壳中药材种植示范基地
17	衢州市益年堂农林科技有限公司	衢江区益年堂白及种植示范基地

（续表）

序号	申报单位	基地名称
18	天台县中药药物研究所	天台县立钻铁皮石斛种植示范基地（后洋、西方洋、田洋陈基地）
19	三门鸿禾瑞堂中药材专业合作社	三门县鸿禾瑞堂浙麦冬种植示范基地
20	三门县北塘铁皮石斛专业合作社	三门县北塘铁皮石斛种植示范基地
21	丽水市本润农业有限公司	莲都区本润覆盆子种植示范基地
22	浙江庆元仙草苑珍稀植物开发有限公司	庆元县仙草苑铁皮石斛种植示范基地
23	庆元县亿康农林科技有限公司	庆元县益津康多花黄精种植示范基地
24	遂昌县华昊特产有限公司	遂昌县华昊菊米种植示范基地
25	遂昌县青苗中草药专业合作社	遂昌县青苗三叶青种植示范基地
26	遂昌远扬农产品专业合作社	遂昌县远扬青钱柳种植示范基地
27	缙云县宏峰西红花合作社	缙云县宏峰西红花种植示范基地
28	磐安县新渥浙贝母专业合作社	磐安县新渥浙贝母种植示范基地
29	浙江森宇实业有限公司	义乌市森山铁皮石斛种植示范基地
30	浙江红石梁集团天台山乌药有限公司	天台县天台乌药种植示范基地

五、浙江省中药材产业基地（县、乡）名单

为加快推进浙江省中药材产业深度融合发展，打造一批生产基地化、经营产业化、手段智慧化、产品优质化、田园美丽化的道地药材产业集群，促进中药发展方式转变，增强“浙产药材”品牌竞争力，全面提升现代中药农业发展层次。2017年，根据《浙江省中药材产业基地（县、乡）认定管理办法》，经各地自愿申报，省中药材产业协会组织评定和公示，认定了一批浙江省中药材产业基地（县、乡）。

浙江省中药材产业基地（县、乡）名单

序号	申报单位	产业基地名称
1	淳安县临岐镇人民政府	浙江中药材之乡
2	磐安县人民政府	“磐五味”中药材产业基地
3	江山市人民政府	浙江省中药材产业基地
4	淳安县人民政府	浙江省中药材产业基地
5	建德市三都镇人民政府	浙江西红花之乡
6	常山县青石镇人民政府	浙江衢枳壳之乡
7	常山县球川镇人民政府	浙江中药材之乡
8	遂昌县石练镇人民政府	浙江中药材之乡
9	瑞安市陶山镇人民政府	浙江温郁金之乡
10	江山市人民政府	浙江葛根之乡
11	武义县人民政府	浙江省中药材产业基地
12	淳安县临岐镇人民政府	浙江覆盆子之乡
13	淳安县临岐镇人民政府	浙江白花前胡之乡

六、浙江省中医药旅游养生示范基地名单

浙江省中医药文化养生示范基地创建情况汇总

总数	创建年份	所在地市	数量	创建单位
54个	2013年（6个）	杭州	4个	杭州市清河坊历史文化特色街区
				桐君堂（杭州桐君堂医药药材有限公司）
				杭州东方文化园
				江南春堂同来湾中药材种植基地（杭州江南春堂生物科技有限公司）
		金华	2个	武义寿仙谷
				兰溪市诸葛八卦村
	2014年（3个）	宁波	1个	宁波慈溪鸣鹤古镇
		温州	1个	温州泰顺玉龙山氡温泉
		嘉兴	1个	嘉兴秀洲清池温泉
	2015年（12个）	杭州	1个	建国南路中医街
		宁波	2个	宁波市香泉湾山庄有限公司
				宁波易中禾仙草园
		温州	3个	温州叶同仁中医药博物馆
				雁荡山铁枫堂铁皮石斛
				温州中医院普安文化养生基地
		嘉兴	1个	云澜湾温泉（度假）小镇
		湖州	2个	湖州德泰恒大药房有限公司
				浙江圣氏生物科技有限公司
		金华	2个	浙江环大盘山中医药生态旅游基地
				中华养生丹溪文化园
		丽水	1个	缙云县西红花养生园
	2016年（17个）	杭州	2个	杭州市中医院广兴堂国医馆
				江南养生文化村
		宁波	1个	宁波枫康石斛养生园

（续表）

总数	创建年份	所在地市	数量	创建单位
54个	2016年（17个）	温州	4个	浙江聚优品铁皮石斛生产基地
				雁荡山龙西石斛谷
				泰顺穆寨栀子花生产基地
				浙江四海山中医药文化养生基地
		湖州	3个	安吉浙大铁皮石斛基地
				德清县莫干山陆有仁中草药博物馆
				安吉和也磁疗健康养生基地
		嘉兴	2个	浙江泛亚虫草博物馆
				华圣石斛园
		台州	1个	天台山温泉山庄
		金华	1个	菇尔康中医药养生园
		舟山	1个	舟山中医院中医药养生保健旅游基地
		衢州	1个	青禾谷仙草园
		丽水	1个	龙泉唯珍堂铁皮石斛生态博览园
	2017年（16个）	杭州	1	浙江农林大学中医药文化教育基地
		宁波	1	宁波昱博仙草园
		温州	4	泰顺县莲云谷温泉酒店
				文成山一角中药养生休闲园
				乐清市丰之源石斛休闲园
				苍南县鹤顶山老土茶场基地
		湖州	3	安吉章村竹崖家庭农场
				湖州瑞博中医门诊部
				长兴顾渚大唐贡茶院
		绍兴	2	景岳堂中医药旅游基地
				新昌县世豪中医药旅游基地
		金华	2	金东区锦林佛手文化园
				磐安县云水谣农庄
		台州	1	浙江济公缘铁皮石斛旅游基地
		丽水	2	处州国医馆
				莲都区夫人山铁皮石斛基地

七、浙江省中药材历年地方标准目录

浙江省农业现行地方标准目录（2018年7月整理）

序号	标准名称	标准号	标准起草单位	实施日期
2018年发布				
1	天台乌药生产技术规程	DB33/T 696—2018	浙江红石梁集团天台山乌药有限公司、浙江省中医药研究院	2018/4/14
2	里叶白莲生产技术规程	DB33/T 823—2018	浙江省建德市里叶白莲开发有限公司、建德市里叶莲子专业合作社、建德市山木食品有限公司、杭州建德天堂食品有限公司、建德市质量计量监测中心、建德市莲子产业协会、浙江大学农业与生物技术学院	2018/4/14
3	浙贝母主要病虫害防治用药建议	T/ZJZYCK 001—2018	浙江省农业科学院农产品质量标准研究所、浙江省中药材产业协会、磐安县中药材产业协会	2018/6/11
2017年发布				
4	多花黄精生产技术规程	DB33/T 2087—2017	丽水市林业科学研究院、浙江省中药研究所有限公司、浙江维康药业股份有限公司、淳安千岛湖岐仁山中药材专业合作社联合社	2018/12/29
5	菊米生产技术规程	DB33/T 668—2017	浙江省农业科学院、遂昌华昊特产有限公司、遂昌县农业局、浙江石练菊米有限公司	2018/1/18
6	掌叶覆盆子生产技术规程	DB33/T 2076—2017	丽水本润农业有限公司、丽水市林科院、浙江省中药研究所有限公司	2018/1/18
7	大棚芦荟生产技术规程	DB33/T 534—2017	浙江省农业技术推广中心、海盐县经作站、海盐县秦万芦荟专业合作社、嘉兴市芦荟源生物科技有限公司、建德市农业技术推广中心、建德市红腾生物工程有限公司等	2017/8/19

（续表一）

序号	标准名称	标准号	标准起草单位	实施日期
2016年发布				
8	铁皮石斛主要病虫防治用药建议	T/ZAQSAP 003—2016	浙江省农业科学院农产品质量标准研究所、浙江省中药材产业协会	2016/11/22
9	金银花生产技术规程	DB33/T 655—2016	浙江省亚热带作物研究所、浙江星坪中药材种植有限公司	2016/9/30
10	温郁金生产技术规程	DB33/T 654—2016	浙江省亚热带作物研究所、温州翔犇温郁金开发有限公司	2016/9/30
11	毛竹林套种多花黄精栽培技术规程	DB33/T 2006—2016	中国林业科学研究院亚热带林业研究所、桐庐县农业和林业技术推广中心	2016/6/12
12	玄参生产技术规程	DB33/T 487—2016	磐安县中药材研究所、浙江省农业技术推广中心、磐安县大盘镇农业技术综合服务中心	2016/2/18
2015年发布				
13	铁皮石斛生产技术规程	DB33/T 635—2015	浙江省中药材产业协会、浙江省种植业管理局、浙江寿仙谷医药股份有限公司、杭州天目永安集团有限公司、浙江天皇药业有限公司、浙江省中药材产业协会铁皮石斛分会、乐清市铁皮石斛产业协会、金华寿仙谷药业有限公司	2015/9/6
14	段木灵芝生产技术规程	DB33/T 985—2015	浙江省中药材产业协会、浙江省种植业管理局、浙江寿仙谷医药股份有限公司、浙江农林大学、浙江省农技推广中心、浙江森芝宝生物科技有限公司、金华寿仙谷药业有限公司	2015/9/6
2014年发布				
15	浙贝母生产技术规程	DB33/T 532—2014	磐安县中药材研究所、磐安县新渥镇农业技术综合服务中心、鄞州区农技站	2015/1/31
16	浙麦冬生产技术规程	DB33/T 950—2014	浙江省中药研究所、正大青春宝药业有限公司、宁波金瑞农业发展有限公司、三门鸿禾瑞堂中药材专业合作社、慈溪市兴兴麦冬种植场	2015/1/31
17	银杏绿化苗木培育技术规范	DB33/T 338—2014	长兴县林业技术推广中心、长兴县质量技术监督局、长兴县煤山镇林业工作站、湖州市林业科学研究所	2014/12/3
18	食用栝楼籽生产技术规程	DB33/T 590—2014	诸暨市花山苗木专业合作社、诸暨市华夫吊瓜研究所	2014/10/3
19	金华佛手栽培技术规程	DB33/T 305—2014	金华市林业种苗管理站	2014/9/4
20	西红花生产技术规程	DB33/T 530—2014	建德市中药材产业协会、建德市三都西红花专业合作社、建德市质量计量监测中心	2014/3/28

（续表二）

序号	标准名称	标准号	标准起草单位	实施日期
2013年发布				
21	延胡索生产技术规程	DB33/T 382—2013	磐安县中药材研究所	2014/1/19
2012年发布				
22	白术生产技术规程	DB33/T 381—2012	磐安县中药材研究所	2013/1/31
23	薏苡种植技术规程	DB33/T 585—2012	泰顺县中药材产业协会、泰顺县农业局	2012/7/25
2007年发布				
24	无公害中药材　杭白芍 第1部分：产地环境	DB33/T 637.1—2007	浙江省东阳市农业技术推广总站、浙江省磐安县中药材生产办公室	2007/5/16
25	无公害中药材　杭白芍 第2部分：种栽	DB33/T 637.2—2007	浙江省东阳市农业技术推广总站、浙江省磐安县中药材生产办公室	2007/5/16
26	无公害中药材　杭白芍 第3部分：生产与加工技术	DB33/T 637.3—2007	浙江省东阳市农业技术推广总站、浙江省磐安县中药材生产办公室	2007/5/16
2006年发布				
27	无公害中药材　吴茱萸 第1部分：产地环境	DB33/T 613.1—2006	浙江星光农业开发有限公司、浙江省中药材产业协会、平阳县质量技术监督局	2006/10/1
28	无公害中药材　吴茱萸 第2部分：种苗	DB33/T 613.2—2006	浙江星光农业开发有限公司、浙江省中药材产业协会、平阳县质量技术监督局	2006/10/1
29	无公害中药材　吴茱萸 第3部分：生产技术准则	DB33/T 613.3—2006	浙江星光农业开发有限公司、浙江省中药材产业协会、平阳县质量技术监督局	2006/10/1
2004年发布				
30	出口灵芝检验规程	DB33/T 510—2004	中华人民共和国丽水出入境检验检疫局	2004/11/18

八、浙江省中药材登记农药品种及使用介绍

2012年起，浙江省在全国率先实施了特色小品种作物农药登记财政补贴政策，鼓励支持农药生产企业在中药材等浙江特色小品种作物上开展农药登记试验，并给予登记试验费用50％补贴。7年来，在铁皮石斛、杭白菊、浙贝母、元胡、白术、玄参等6种浙产特色药材上共投入1 300多万元，用于支持在这些药材上36种病虫防治对象的农药登记试验。截至目前，在浙产特色药材上共取得23个登记农药产品，其中在铁皮石斛软腐病、炭疽病、黑斑病、白绢病、叶锈病、霜霉病、蜗牛、蚜虫、介壳虫等9种病虫防治上登记农药产品12个，在杭白菊立枯病、根腐病、蚜虫、斜纹夜蛾等4种病虫防治上登记农药产品3个，在浙贝母蛴螬防治上登记农药产品1个，在元胡霜霉病、菌核病、白毛球象3种病虫防治上登记农药产品3个，在白术白绢病、立枯病、小地老虎3种病虫防治上登记农药4个，用药方法、使用剂量、每季最多使用次数、安全间隔期等详见“中药材病虫害防治主要登记农药使用技术介绍”。

中药材病虫害防治主要登记农药使用技术介绍

中药材	登记药剂	防治对象	使用剂量	施用方法	每季最多使用次数	安全间隔期
铁皮石斛	33.5％喹啉铜悬浮剂	软腐病	500～1 000倍	喷雾	3次	14天
	20％噻森铜悬浮剂	软腐病	500～600倍	喷雾	3次	28天
	75％苯醚·咪鲜胺可湿性粉剂	炭疽病	1 000～1 500倍	喷雾	2次	30天
	25％咪鲜胺乳油	炭疽病	1 000～1 500倍	喷雾	3次	28天
	450克/升咪鲜胺水剂	黑斑病	900～1 350倍	喷雾	3次	28天
	16％井冈·噻呋悬浮剂	白绢病	1 000～2 000倍	喷雾	2次	14天
	22.5％啶氧菌酯悬浮剂	叶锈病	1 200～2 000倍	喷雾	3次	28天

（续表）

中药材	登记药剂	防治对象	使用剂量	施用方法	每季最多使用次数	安全间隔期
铁皮石斛	80%烯酰吗啉水分散粒剂	霜霉病	2 400～4 800倍	喷雾	3次	28天
	12%四聚乙醛颗粒剂	蜗牛	325～400克/亩	撒施	1次	7天
	20%松脂酸钠可溶粉剂	介壳虫	200～400倍	喷雾	—	—
	30%松脂酸钠水乳剂	介壳虫	500～600倍	喷雾	—	—
杭白菊	5%甲氨基阿维菌素水分散粒剂	斜纹夜蛾	1 200～1 500倍	喷雾	1次	7天
	8%井冈霉素A水剂	根腐病	200～250倍	喷淋或灌根	3次	14天
		叶枯病	200～250倍	喷雾	3次	14天
浙贝母	3%阿维·吡虫啉颗粒剂	蛴螬	2 000～3 000克/亩	药土法	1次	21天
元胡	25%嘧霉胺可湿性粉剂	菌核病	400～600倍	喷雾	2次	7天
	2%甲维盐乳油	白毛球象	1 200～2 000倍	喷雾	2次	7天
	722克/升霜霉威盐酸盐水剂	霜霉病	500～600倍	喷雾	3次	7天
白术	6%井冈·嘧苷素水剂	白绢病	200～250倍	喷淋	3次	7天
	20%井冈霉素水溶粉剂	白绢病	300～400倍	喷淋	3次	14天
	60%井冈霉素可溶粉剂	立枯病	1 000～1 200倍	喷淋	3次	14天
	5%二嗪磷颗粒剂	小地老虎	2 000～3 000克/亩	撒施	1次	75天

（省农药检定管理所　戴德江）

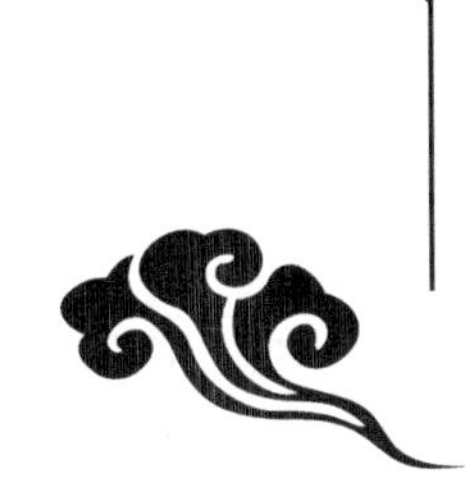

第四章

大事记

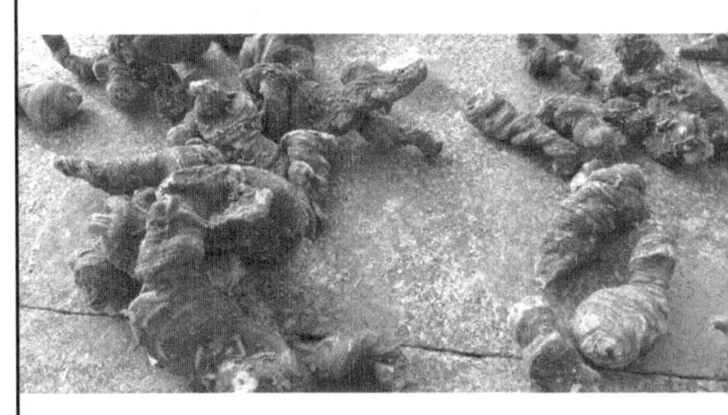

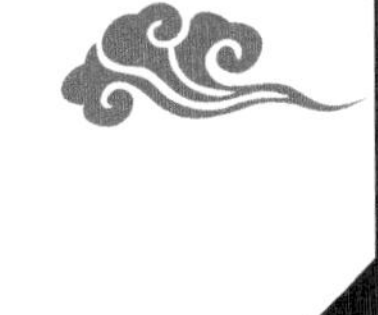

浙江省中药材产业协会是全国最早成立的由省农业厅主管的省级中药材协会，在全国行业内有较高知名度和影响力，回顾发展历程，省协会的每一步成长，凝聚着全体会员的辛勤汗水和无私奉献，凝聚着每一届会长、秘书长、理事会成员的求真务实、诚信和谐的工作作风；省协会的健康发展，得益于省委、省政府对中药材产业的关心重视，得益于省级相关部门的合力指导，得益于全国同行及领导专家的帮助支持，使得协会能凝集全产业链力量，勇于创新，积极作为，成效显著，彰显了“干在实处、走在前列、勇立潮头”的浙江精神。展望发展前景，随着中国特色社会主义进入新时代，大健康产业蓬勃发展，人民群众对高品质中药材需求量不断增加，传承和发展好中医药事业的任务更加艰巨，对协会服务工作提出了更高要求，协会的桥梁和纽带作用也更加重要、更有作为。根据历年协会工作总结、浙江中药材信息网报道等，我们整理了浙江省中药材产业协会（中药材）发展重要事记，供参考，由于时间仓促，编写过程有不当之处敬请批评指正，并恳请大家提供资料，以便补充完善。

浙江省中药材（省中药材产业协会）发展大事记

（2002—2018年）

2002年

是年，浙江省农业厅承担全省中药材生产、管理和行业指导职能，组织开展了全省中药材产业情况调查。此前，浙江省中药材信息网开通试运行。

3月18日，国家药品监督管理局发布《中药材生产质量管理规范（试行）》，自2002年6月1日起施行。

5月27日，浙江省政府办公厅转发了省经贸委、省科技厅《关于加快实施中药现代化工程的意见》，全面实施中药现代化工程建设。

6月24—25日，省农业厅副厅长朱志泉一行到磐安县视察中药材生产，并就组建浙江省中药材产业协会事宜进行商谈。

7月2日，磐安县大盘山自然保护区被国务院列为国家级自然保护区，成为国内唯一以药用植物种子资源为主要保护对象的国家级自然保护区。

7月11日，浙江磐安中药协会成立。首届理事会理事27人，磐安县中药材生产办公室主任倪佩群当选为会长。

9月23日，浙江省中药材产业协会（下文简称“省协会”）成立大会在磐安召开，47家会员参加。浙江磐安科信药业有限公司董事长陈德良当选首届会长，浙江省农业厅农作物管理局副局长王健敏任常务副会长兼秘书长（法人代表）。副省长章猛进、农业厅厅长赵宗英、副厅长朱志泉到会指导并讲话。

同日，省协会在磐安召开第一届理事会第一次会议，20名理事出席会议，调查提出了《浙江省中药材产业发展建议》，该建议向省政府办公厅作了专报，副省长章猛进作了重要批示。

9月24日，浙江省《无公害中药材 白术》、《无公害中药材 延胡索（元胡）》两个省级地方标准发布，这是我省首次发布的中药材省级标准。

同日，磐安中药材展示厅投入使用。展示厅总面积400平方米。共展图片200多幅，主要包括药材基地、野生药用植物、生态环境、药材市场等图片；展示中药材标本及其加工产品600余个，其中精品药材80个，包括浙江省著名道地药材“浙八味”，名优大宗栽培药材，大盘山名贵珍稀野生药材以及大型野生何首乌、茯苓、灵芝、葛根、土茯苓、天门冬、蕲蛇等奇特精品药材。

10月22—23日，全国政协副主席白立忱一行到磐安县特产城考察药材情况。

10月29日，省协会第一届常务理事会第二次会议在杭州召开，对“浙江省中药材产业现状及发展对策调研提纲”和“浙江省中药材种子种苗工程实施方案”进行了讨论，并发出行业自律倡议书。

11月1日，国务院办公厅转发科技部、国家计委、国家经贸委、卫生部、药品监管局、知识产权局、中医药局、中科院关于《中药现代化发展纲要（2002—2010年）》。

是年，磐安县经浙江省工商局批准，设立“浙八味”特产市场。

2003年

1月16日，省协会一届二次理事会在桐乡召开，18位理事出席会议，聘请了协会顾问，吸收5家会员单位，省农业厅朱志泉副厅长到会指导。

3月4日，省委副书记周国富一行7人到磐安县视察效益农业基地，在新渥中药材市场了解中药材情况。

3月13日，金陵药业股份有限公司、浙江金陵药材有限公司和磐安县中药材研究所共同投资创办的浙江金陵浙磐药材开发有限公司成立，在磐安建立玄参GAP基地。

4月24日，时任浙江省委书记习近平同志亲赴淳安县枫树岭镇下姜村调查指导中药材发展。

4月25日，省协会发出预防“非典”防止中药材价格暴涨的倡议书，康恩贝药业、康莱特等捐钱捐物抗击非典。

5月，建德市三都西红花专业合作社成立。

6月12日，省委书记习近平视察磐安中药材，参观了中药材展示厅。他指出：中药材是磐安的最大优势，中药材产业是“生态富县”的重要依托，磐安要致力于药材产、供、销一体化发展体系的建设。

6月13日，磐安县中药协会向国家商标局申请注册“磐安白术”证明商标。

6月23日，磐安县中药协会向国家商标局申请注册“磐安浙贝母”证明商标。

6月，省农业厅制订实施《浙江省中药材特色优势农产品生产区域规划》，加大对中药材特色优势产业基地的扶持。

7月21—23日，省协会和浙江省农业厅农作物管理局联合在杭州举办全省中药材规范化生产培训班，中国中药协会张洪魁会长、省中药研究所原所长许炫玉等省内外专家为100多名从事中药材生产和管理的人员授课。

8月25日，磐安中药材获国家质量检验检疫总局颁发的原产地标记注册证书。

8月27—28日，省协会组织15家会员单位参加上海农展会，有磐安、东阳、桐乡、温州、建德等产地企业，也有天目药业、同仁堂等中药生产厂家，协会获得优秀组织奖，省委常委、常务副省长章猛进亲自颁奖。

9月28—30日，举办首届中国（磐安）国际中药科技展览会，天目药业、康恩贝等有关会员单位参加药交会。

9月28日，国家工程院院士金鉴明参观大盘山药用植物园并题词：“大盘山是我国唯一以要用植物为主要保护对象的国家级自然保护区，要走保护和开发利用相结合的可持续发展道路。”

9月29日，省协会在磐安举行“浙江省中药材产业发展研讨会”，朱志泉副厅长主持，程渭山厅长到会讲话，中国中药协会会长张洪魁、中华中医药学会中成药分会主任委员金世元教授、浙江省中药研究所原所长许炫玉研究员、天目药业董事长钱永涛等30多位省内外专家、领导参加。

11月20日，省协会在临安召开第一届常务理事会第三次会议。

12月30日，淳安县中药材产业协会成立，一届一次会员大会在淳安县农业局隆重召开，陈本贵任会长。

12月31日至2004年1月3日，省协会组织15家会员单位参展2003年浙江（上海）名特优新农产品展销会。

2004年

2月5日，国家“十五”科技攻关项目—名贵珍稀药用植物“铁皮石斛”工厂化高产栽培通过验收。

2月11日，浙江省中药研究所姜建民、俞旭平、任江剑，磐安中药材办公室潘兰兰、陈斌龙，淳安县农业局姜承炳、省中药材产业协会秘书处张文姝等七名同志被评为2003年度省协会优秀信息员。

同日，省协会获得2003年浙江（上海）名特优新农产品展销会优秀组织奖。

2月18日，省协会组织完成厅重点调研课题“浙江省中药材产业现状及发展对策”获得2002—2003年度全省农业系统优秀调研报告一等奖。

3月，杭州56味中药材首次进超市。

3月19日，“十五”国家科技攻关项目——“指纹图谱应用示范研究”在杭州正式通过国家科技部和国家中医药管理局的验收。

3月24日，杭州药品监督稽查队清理毒性中药材。

4月7日，省协会在杭州召开浙贝母生产形势分析会。

4月25日，国家“十五”攻关项目《雷公藤规范化种植研究》项目在杭通过国家验收。

4月，科技部火炬高技术产业开发中心正式认定兰溪为国家火炬计划天然药物产业基地，这是我省唯一的天然药物产业基地。

5月，杭州商学院食品学院和临岐镇共同完成杭州市科技计划项目“山茱萸有效成分提取和保健食品开发”的山茱萸饮料、蜜饯、酒和口服液等4种产品通过专家鉴定。

同月，新昌县特种经济作物总站投资的新昌县中药材研究所正式成立。

同月，磐安中药材产业被省科技厅列为区域支柱产业。

6月11日，安吉县中药材协会成立。

6月18日，浙江省中药材铁皮石斛在开化试种成功，铁皮石斛大面积在活立木上种植栽培在浙江省尚属首次。

7月12日，省协会会长陈德良出席浙江省省级农产品行业协会会长会议暨第六次协会联席会议，并在会上作了发言。

7月13日，省协会第一届理事会第三次会议在杭州召开，共有18位理事参加了会议。

7月29日至8月5日，省协会组织部分会员单位赴陕西、甘肃考察。

8月，磐安无公害浙贝母标准化基地被列为省重点农业标准化示范项目。

同月，台风“云娜”重创磐安中药材生产基地。

同月，淳安加强山茱萸采收统一管理。

同月，浙江省食品药品监督管理局启动浙江省中药材GAP认证工作。

9月3日，浙江杭州建立中药饮片物流信息平台。

9月，浙江省农业技术推广基金会陈其良秘书长视察淳安中药材。

9月7日，浙江天皇药业有限公司以2 507亩的铁皮石斛栽培面积，被载入“大世界基尼斯纪录”（中国之最）。

9月21—22日，第三届中国（磐安）药材交易会在浙江磐安隆重召开。

9月25—27日，由国家科技部中国21世纪议程管理中心主办的“中药材规范化种植研究研讨会”在杭州召开。

10月，临安市天目本草药材专业合作社在湍口镇挂牌成立。

同月，上海小山羊集体公司投资合办的杭州千岛湖鑫光山茱萸养生酒厂在淳安县临岐镇正式投产。

10月28日，“无公害食品—饮用贡菊”杭州市地方标准在淳安县千岛湖镇通过审定。

同日，磐安开展白术、浙贝母航天育种试验。

11月，杭州中药饮片GMP认证启动。

11月15日，《白术及薏苡种质资源及其评价研究》项目被国家科技部列为“十五”国家科技攻关计划“中医药疗效及安全性基本问题研究”项目。

同月，建德市三都西红花专业合作社在杭州市工商行政管理局建德分局注册。

同月，杭州胡庆余堂博物馆举行杭州规模最大的野生灵芝展。

11月28日，省协会联合浙江省蔬菜瓜果产业协会举办“绿色、营养与保健”专题活动参加2004浙江农业博览会。

12月13日，省委副书记夏宝龙到磐安调研并参观了中药材展示厅。

12月，兰溪市设立中药材种植基地建设发展基金。

12月29日至2005年1月4日，协会组织参加“2004年浙江（上海）名特优新农产品展销暨贸易洽谈会”。副省长茅临生视察了中药材展示区。

2005年

2月1日，省农业厅赵利民副厅长考察淳安县枫树岭镇中药材基地。

3月，“浙八味”特产市场初步设计通过审查。

3月22日，时任浙江省委书记的习近平同志再次亲赴淳安县枫树岭镇下姜村视察中药材黄栀子种植基地，他提出要看黄栀子基地，并说“这个好，还可以去除掉苏丹红的使用”。

8月25—27日，省协会组织10家企业参加中国医药集团、中国药材集团公司和国药展览有限责任公司联合主办的第二届中国国际天然药物药材饮片展览会。组织召开了“浙江中药材推介会”，省农业厅朱志泉副厅长、中药材主产县磐安县陈志身副县长等介绍我省中药材产业发展情况及主产中药材。

8月27日，浙江省道地药材“浙八味”、铁皮石斛、西红花、杭白菊亮相第二届中国国际天然药物药材饮片展览会。

11月，浙江省景宁畲族自治县举办“发展民族医药经济洽淡会暨签约仪式”，引进2 400万元医药开发合作项目。

12月30日至2006年1月3日，浙江省中药材协会组织参加“2005年浙江（上海）名特优新农产品展销暨贸易洽谈会”，中耀药业、天目药业、桐乡新和保健品厂等11家会员单位设16个摊位参加，协会名誉会长孔祥有先生出席了开幕式并到场参观指导，协会获得优秀组织奖。

2006年

2月，浙江天冉中药饮片有限公司获国家GMP认证证书，成为绍兴地区首家通过中药饮片GMP认证的生产企业。

2月26日，中央电视台每周质量报告对浙江省铁皮石斛市场存在的问题进行了专题报道，协会及时召开理事会，专门讨论铁皮石斛事件，积极商讨对策。

3月1日，省协会向铁皮石斛生产、经营、加工单位发出倡议书：

（1）加强基地管理，严格按照国家有关要求规范种植，确保铁皮石斛源头安全、有效。

（2）严把产品质量关，做到原料来源渠道明确，种类明示，产品配料真实，不以其他类石斛冒充铁皮石斛，确保铁皮石斛产品货真价实。

（3）诚信经营，公平竞争，不以次充好，不以假乱真，不蒙骗消费者。

（4）规范广告宣传用语，不夸大其词，不做虚假广告。

（5）加强自律，树立企业信誉，珍惜来之不易的成果，共同维护浙产铁皮石斛产品的声誉，维护行业形象。

3月，省协会联系浙江日报、今日早报、钱江晚报、青年时报、农村信息报等新闻单位，走访天目药业、天皇药业等生产加工企业，走访中医专家何任，走访省食品药品监督管理局、省医药行业协会，省药品检验所，制作了一部反映浙江省铁皮石斛产业的宣传片。

5月，浙江神农担保有限公司完成工商注册登记，公司注册资金5 000万元，由省协会、浙江省金华禾信药材种植有限公司、北京二十一世纪本草园生物科技有限公司、陈孙泉共同出资入股组成，协会出资500万元，占10%。

5月18日，省协会联合省医药行业协会、省食品工业协会，协办了由省经贸委、省农业厅、省食品药品监督管理局主办的“浙江省铁皮石斛产业发展研讨会”，邀请省委宣传部、省科技厅、省卫生厅、省工商局、省质量技术监督局等部门，天皇药业、天目药业、胡庆余堂、义乌森宇等主要生产企业，浙江大学、省中医学院、省疾控中心、省药检所、省中药研究所、省中医药研究院、省中医院的专家，以及新闻媒体参加，共同研讨产业发展对策。

6月8日，中药“百年老店”胡庆余堂成国家遗产。

6月10日，中国中药产业发展（西湖）论坛在杭州召开，中国中药协会常务副会长、中国药材集团总经理李光甫代表我国中药企业宣读《中国中药产业发展论坛西湖宣言》。

7月12—14日，天目药业赴湘参加2006中国（长沙）医药博览会。

8月2日，省协会组织杭州天目山药业股份公司、中耀药业集团、温州中药材协会、磐安中药材办、东阳市农业局、淳安县农业局等10家会员单位，参加第三届中国国际天然药物药材饮片展览会，考察黑龙江板蓝根生产基地和三棵树药材市场。

9月，天目药业、胡庆余堂、江南世家药业等9家铁皮石斛生产企业成立杭州市铁皮石斛专业委员会，天目药业总经理郑智强为专业委员会主任委员。

10月16—20日，天目药业的铁皮石斛作为浙江农产品的精品展示亮相北京第四届中国国际农产品交易会。

12月24日，省协会在杭州召开第二次会员代表大会，会议审议并通过了第一届理事会工作报告和财务报告，修改了协会章程，选举产生了新一届协会理事会、常务理事会、会长、副会长、秘书长等，变更了协会法定代表人，聘请了协会顾问、名誉会长，参会代表欢乐祥和共度平安夜。

12月25日，省协会在杭州举办了浙江省中药材产业发展论坛，来自省内外的业内人士对浙江省中药材的发展积极建言献策。

2007年

1月25—29日，省协会组织参加上海召开的第四届浙江（上海）名特优新农产品展销暨休闲观光农业（农家乐）展示推荐会，获“优秀组织奖”。

3月，由磐安檀溪置业有限公司开发的浙江浙八味特产市场—磐安中国药材城在磐安县新城区（新渥镇）开工建设。

5月13日，省协会二届二次理事会在义乌森宇集团召开，名誉会长孔祥有、顾问许炫玉出席了会议，参观了该公司的铁皮石斛种植基地。

5月16日，浙江省人民政府关于加快发展农业主导产业推进现代农业建设的若干意见（浙政发〔2007〕17号），把中药材列入十大农业主导产业之一。

5月20日，协会牵头制订《无公害　铁皮石斛》省级地方系列标准，该标准分为四个部分:《产地环境》《种子种苗》《生产技术规范》《安全质量要求》。6月23日起实施，这是全国第一个关于铁皮石斛的标准，引领着产业的发展。

5—6月间，杭州天厨莲花生物有限公司联合在杭州、建德、富阳等地举办以石斛花卉为主要内容的公益性科普巡回展览。

6月5—7日，省协会组织天目药业、桐乡缘缘食用花卉合作社、森宇集团等企业的杭白菊、铁皮石斛、灵芝等保健产品参加在青岛举办的第五届中国国际天然药物药材饮片展览会。

6月11—13日，省协会组织会员单位参加在河北安国召开的第十六届国际药材节暨2007中国安国药材医药保健品交流会，参观了安国药材交易市场。

8月3日，省协会组织天目药业、森宇集团、寿仙谷、胡庆余堂、天厨小香、江南世家等企业参加在厦门召开的第四届中国国际天然药物药材饮片展览会，展会期间，协会还组织企业参加“2007中国保健行业经销商论坛”。

9月13日，由国家林业局主办的“全国野生动植物保护成果展”在北京开始展出，省协会制作了主标题为“仙草”造福人类，副标题为浙江省铁皮石斛产业已成规模的宣传展板，扩大铁皮石斛产品的影响。

9月，省农业厅、省财政厅下发《关于加快发展浙江中药材产业的实施意见》，在全省组织实施“121”工程，建立10个以“浙八味”为主的道地药材、重要药材和珍稀药材良种资源圃，建成20个500亩以上的规范化、标准化生产示范基地，创建10个浙产中药材品牌。

10月26日，省经贸委、省农业厅、省食品药品监管局颁布《浙江省铁皮石斛产业发展指导意见》，培育铁皮石斛产业做大做强。

10月31日，浙江省保健食品协会成立大会暨首届会员代表大会在杭州隆重召开，浙江省卫生厅卫生监督处原处长林莹当选首届会长。

11月13日，省协会与农业厅工会联合举办了一次养生保健咨询活动，邀请健康管理专家讲中医养生保健的相关知识，为农业厅的干部职工免费咨询、把脉、开方。

12月7日，磐安县召开中药材现代化发展研讨会。

12月8日，省农业厅发布“中药材产业发展白皮书”，开展中药材产业发展的基本评估。

2008年

3月25日，磐安县中药材生产办公室、磐安县质量技术监督局等单位承担实施的万亩国家级农业标准化示范项目《无公害浙贝母标准化示范区》，在杭州通过了由国家标准化委员会委托浙江省质量技术监督局组织的专家组的验收。

6月，省协会帮助西藏山南地区农业技术推广中心人员到建德西红花合作社联系异地种植事宜，双方建立合作关系。

6月15日，浙江省中药材信息网顺利改版。

7月4日，省协会二届三次理事会在平阳县召开，省农业厅朱志泉副厅长、温州市农业局方勇军局长到会指导，23名理事参加了会议。

7月20日，省协会组织编写出版了《浙江中药材》，画册图文并茂。

7月29日，省农业厅农作局发出“关于做好全省首批中药材、食用菌种质资源普查工作的通知”。

7月31日，茅临生副省长主持召开全省中药材产业发展座谈会，研究分析近两年来全省中药材产业发展现状、产业发展特点、制约因素和对策建议。

8月，省协会受邀赴贵州参加2008海峡两岸CSNR全国第八届天然药物资源学术研讨会，会上做专题发言，向200多位业内专家权威宣传了我省中药材产业协会以及中药材专业合作组织发展建设情况。

8月8日，省农业厅农作局联合省协会开展灵芝生产及产品加工情况调查。

8月31日至9月3日，浙江省组织磐安、天台、乐清、景宁等中药材主产县的技术干部参加了农业部种植业管理司和全国农技推广中心联合在吉林省长春市举办的无公害中药材生产技术培训班。

9月12日，天台县农业局与香港正草堂中医药集团达成中药材合作意向。

9月22—24日，第八届中国国际保健博览会在广州召开，省协会组织“杭白菊”企业参展。

10月13—15日，浙江省农业厅农作物管理局、省协会在杭州联合举办了全省中药材生产专业技术人员培训班，培训列入浙江省农业专业技术人才知识更新工程（“653”工程）培训计划，杨晓彤副厅长在培训班开班仪式上作了动员讲话，60多位中药材生产专业技术人员参加培训。

11月，上海华宇药业有限公司副总一行赴建德与合作社商议合作事项。

11月3日，桐乡市杭白菊产业协会成立暨第一次成员大会召开，选举桐乡市新和保健品有限公司总经理曹鉴清为协会会长，市农技推广中心高级农艺师沈学根任秘书长，会员52名。同日，桐乡市成功召开了“桐乡市杭白菊产业信息发布会”。

12月7日，磐安县召开中药材现代化发展研讨会。

12月，香港亚洲电视台拍摄我省白术、白芍、浙贝、元胡，宣传浙江省道地药材。

2009年

1月13日，浙江省重大科技攻关计划项目《‘浙八味’良种选育及规范化基地建设与示范》，通过浙江省科技厅组织验收，浙江省农学会组织鉴定，成果在种质资源收集与新品种选育、新害虫的鉴定、栽培技术研究、集成和产业化等方面有创新，总体水平处于国内同类研究领先水平。项目获得

2009年度浙江省农业厅技术进步一等奖。

1月15日，省农业厅农作局编制了《浙江省中药材主导产业发展子规划》（2008—2015年）《中药材现代农业示范园区建设初步方案》《浙江中药材产业品质提升实施方案》《浙江省药用植物种质资源保护规划》（2008—2015年）和《浙江省药用植物种质资源保护规划实施方案》（2009—2015年），组织了省中药材专家组、省科技厅、省经贸委等专家进行了座谈和认证。

4月23日，浙江省农业厅下发《关于印发中药材等产业品质提升实施方案的通知》（浙农产发〔2009〕5号），积极推进中药材“121”工程建设。

4月24—26日，红石梁集团·浙江天台山乌药生物工程有限公司生产的“台乌”牌乌药精，作为首批被认定的浙江老字号品牌产品选定参加在台北市世贸中心举行的“2009中华老字号台北精品展、两岸老字号精品展”。

5月5日，省协会、浙江省农业厅农作物管理局联合制订“浙江省优质道地药材示范基地评选办法”，组织开展“浙江省优质道地药材示范基地”评选活动。

5月12日，兰溪市汇康药材有限公司企业带动，项目推动，兰溪白菊花产业稳步发展，兰溪市白菊花面积将达到5 000多亩。

5月21—22日，省协会在武义县召开了二届四次理事会，吸收了4家新会员。

6月16—17日，农业部种植业管理司和全国农技推广中心在山西大同市联合举办无公害中药材生产技术培训班。组织了温州、丽水、磐安、东阳、淳安等中药材主产县的技术干部参加了培训。

8月，编写完成浙江农业60周年发展报告中药材产业发展情况材料；编写完成中国种植业技术推广改革发展30年回顾与展望，浙江地方篇中药材产业发展情况。

8月26日，吕祖善省长听取了浙江省农业厅关于农业十大主导产业发展情况汇报，编写了中药材产业汇报材料。

9月27日，“国家中药现代化科技产业（浙江）基地”通过了科技部专家组对验收。

11月9日，“2009传统医药国际科技大会暨博览会”在广州白云国际会议中心隆重开幕。全国政协副主席、科技部部长万钢，广东省省长黄华华、科技部副部长刘燕华、副部长曹健林、农业部总经济师张玉香等国家有关部委、省市领导，以及来自奥地利、日本、意大利、法国等18个国家和地区

2 800多名科学家、企业家和政府官员参加了本次大会。协会组织天目药业等会员单位参展宣传。

11月10日，科技部在广州组织召开了中药现代化科技产业基地建设十周年总结大会，中药现代化科技产业基地建设专家组组长张伯礼院士作了专题总结报告，省农业厅农作物管理局、康恩贝集团有限公司等四家单位被科技部授予中药现代化科技产业基地建设十周年优秀单位，何伯伟、王志安等12位同志被授予中药现代化科技产业基地建设十周年先进个人。

11月18日，"浙八味"特产市场试营业开业。

12月16—22日，浙江省农业厅组织赴青川开展"一乡一品"农业产业援建工作。农业产业援建和技术指导的重点是茶叶、中药材、食用菌等。

12月28日，遂昌发展菊米产业，促进农民增收，全县已形成菊米基地7 000多亩，全县现有涉菊人员4 500多人，菊米产量达100吨，销售产值1 260万元。

12月31日，"浙八味"道地药材产销情况分析，"浙八味"种植面积为18万亩左右，比上年减2万亩，约占全省中药材种植面积的43%。

2010年

2月10日，浙江省非主要农作物品种审定委员会制订发布"浙江省非主要农作物品种审定标准等规定"，把中药材列入审定品种。

3月17日，由浙江省农业厅农作局承担实施的"'浙八味'良种选育及规范化基地建设与示范项目"荣获浙江省科学技术奖二等奖。

4月18日，省协会向来访浙江省的四川阿坝州考察团介绍了浙江中药材产业发展情况和经验措施，达成了合作开发产品和发展中药材种植基地的意向。

4月19—23日，全国农技推广中心在在四川成都市举办的全国无公害中药材生产技术培训班，浙江省组织了磐安、东阳、瑞安、泰顺等中药材主产市、县的技术干部参加培训。

4月29日，全国农业技术推广服务中心牵头成立了全国中药材产业发展技术协作组，协作组由各省市中药材生产管理和技术推广单位专家参加。

7月15日，协会在桐乡召开了二届五次理事会，吸收11家新会员单位，对15家会员单位进行退会处理。协会名誉会长、浙江省人大原副主任孔祥有先生，浙江省农业厅朱志泉副厅长到会指导。

7月16日，中国中药协会中药饮片专业座谈会，建议对浙江产业合作组织的药材产地加工给予支持，提升中药饮片的整体质量水平。

7月17—20日，全国第九届天然药物资源学术研讨会在广东省广州市召开，何伯伟副秘书长向国内外行业专家介绍了我省中药材产业发展的情况。

8月5日，省农业厅农作局制订实施“十二五”浙江中药材产业转型升级方案。

8月30日，省协会组织评定“寿仙谷铁皮石斛规范化生产基地”等20个基地为“浙江省优质道地药材示范基地”。

9月15日，2010海峡两岸（丽水）中药产业经济技术贸易交易会在丽水召开，丽水市委书记陈荣高出席会议并致辞，国家食品药品监督管理局原副局长、北京市惠民医药卫生事业发展基金会理事长惠鲁生，中国中药协会会长房书亭，中华中药商业公会全国联合会理事长、中华中药发展基金会副理事长王瑞叁在会上讲话。丽水市政府与中国药材公司签订《组建规范化药材出口基地战略合作意向书》，中国药材公司、上海天雅信息科技有限公司、台湾汉药生技股份有限公司在会上签署《建立中药材质量安全可追溯保障体系战略合作框架意向书》。

9月18日，省协会第三届会员代表大会在磐安胜利召开，桐乡新和保健品有限公司董事长曹鉴清当选为协会会长。151家会员单位参加，浙江省人大原副主任孔祥有先生、浙江省农业厅朱志泉副厅长、全国农技推广中心园艺处李莉副处长等领导到会指导，同时对杨苏蓓、何伯伟等20位二届理事会工作先进个人进行了表彰。福建省中药材产业协会缪建泉会长一行专程到会祝贺。

同日，省协会第三届理事会第一次会议在磐安召开，选举省农业厅农作物管理局副局长潘慧锋为协会秘书长，提名省农业厅农作物管理局何伯伟为协会副秘书长。聘请孔祥有先生为协会名誉会长，聘请浙江省农业厅副厅长朱志泉为协会名誉会长，聘请中国药材GAP研究促进会会长、中国药科大学教授周荣汉先生为协会顾问。

9月18—20日，中国（磐安）第四届中药材交易博览会在磐安隆重召开。省协会组织了40多家企业，设立了“省协会一条街”，展示会员单位的新成果、新产品、新技术等。

10月1日，2010年版《中华人民共和国药典》新增铁皮石斛单列标准。

11月5日，泰顺县中药材产业协会成立。

11月6日，临岐镇山茱萸收购价翻两番，虽然减产，价格却连翻了两个跟头，“去年的收购价是1千克10几块钱，今年按64块钱1千克的价格收购”，临岐镇有14 000多亩山茱萸，产量共计约500吨，收入预计将达到2 800万元左右。

11月24—26日，第三届中医药国际科技大会在成都召开，大会期间由农业部种植业管理司、国家质检总局科技司、全国农业技术推广服务中心、中国中药协会共同组织召开了“全国道地中药材产业发展县长论坛”，浙江省组织桐乡、磐安参加了县长论坛。

11月29日，省协会名誉会长孔祥有先生参观了浙江农业博览会。

12月18日，丽水市“山海协作”中药材产业协会一届三次常务理事会召开，20多人参加了会议。

同日，国家食品药品监督管理局发布通知，要求各级食品药品监管部门加强中药生产经营环节监督管理，并加大处罚力度，严厉打击违法违规行为。

12月19—20日，“2010中药保健食品发展高端论坛”在义乌市召开，浙江省农业厅副厅长、省协会名誉会长朱志泉先生出席论坛并致辞，考察了协会副会长单位森宇控股集团铁皮石斛规范化生产基地。

12月23日，协会副秘书长何伯伟接受中央电视二台经济信息专访，介绍了我省中药材产销形势，分析了中草药需求确在加大的原因，提出盲目扩种不可取，应实行订单式产业化生产，对产业发展起到积极指导作用。

12月24日，浙江省农业厅发出公告“浙江省首批农作物种质资源保护名录”，在全面普查农作物种质资源的基础上，经各市农业局推荐，并经省农作物种质资源保护和开发利用咨询委员会专家评审，全叶元胡、多籽贝母、桐乡小黄菊、慈溪麦冬等28种药用植物资源列入首批保护名录。

2011年

2月20日，中国果蔬产业品牌论坛组委会考察认定，授予黄岩区“中国紫莳药之乡”称号。

2月24日，杭州市价格协会和华东医药股份有限公司杭州医药站主办的杭州医药价格信息公布，对多种中药材价格再次作了调价。

2月28日，为遏制药材价格疯涨，省协会专家纷出招，提出规范经营、建立国家储备等，发出“发挥行业自律，维护市场稳定，促进中药材产业稳步发展”倡议。

3月1日，中国经济周刊报道浙江省铁皮石斛产业快速发展情况，协会副秘书长何伯伟认为“铁皮石斛产业应拒绝泡沫式发展，浙江铁皮石斛产业现处在良性发展阶段”。

3月2日，全省中药材信息体系建设进一步完善，在浙江省磐安、桐乡、东阳、丽水等10个药材主产县建立主产药材产销信息监测点，专人负责，确保采集信息及时准确；中国中药协会将省协会列入2012年《全国药材信息》采集单位。

3月7日，景宁县农业开发公司等承建的景宁在建畲药园开工，据调查资料显示，畲族民间用药种类达1 072种，其中食凉茶、小香勾等11个畲药品种收载到2005年版的《浙江省中药炮制规则》。

3月17日，“北菊南移”工程建设成效明显，2010年全省菊花种植面积9万亩，比上年增加1.2万亩，产值达7.38亿元，比上年增加4.02亿元，增120%。兰溪、淳安、遂昌、仙居、武义、建德等新产区，发挥生态优势、劳动力资源优势，实行企业订单保护价生产，菊花规范化基地有新的发展。

3月20日，景宁县确定“药材大县、药业大县”的发展战略，成立中药材管理机构，通过基地建设、品牌建设、技术服务等措施，推动中药材产业健康发展。

3月24—25日，全国农技推广中心在湖北省恩施州举办了“全国中药材规范化生产技术培训班举办”，来自浙江、福建、四川、等中药材主产省、市业务负责人和部分中药材主产县的技术骨干共100多人参加了培训。

3月31日，省协会发布“2010年浙江省中药材产业发展报告”。

4月1日，浙江省中药现代化产业技术创新战略联盟授牌仪式暨专家咨询会在杭州召开，天津中医药大学校长张伯礼院士和省科技厅副厅长丁康生为联盟授牌，标志着由正大青春宝药业有限公司牵头的省中药现代化产业技术创新战略联盟正式启动。

4月7日，国食药监局关于发出“加强保健食品原料监督管理有关事宜的通知”。

4月12日，“朱丹溪中医药文化产业发展研讨会”在朱丹溪诞生地赤岸镇东朱村召开，省协会、省科技厅、浙江中医药大学、浙江农林大学、省保健品行业协会、义乌市政协、义乌丹溪酒业有限公司、义乌市丹溪药用生物开发研究所等有关领导、专家、企业家参加。

4月29日，缙云县米仁产业协会成立大会暨米仁规范化种植培训班在新碧镇星辉大酒店举行，丽水市“山海协作”中药材产业协会副会长徐余兔当选缙云县米仁产业协会会长，缙云县农业局沈耀华科长当选协会秘书长。

5月12日，省农业厅农作局发出“关于开展全省药用植物种质资源圃建设情况调查”的通知，推进实施《浙江省药用植物种质资源保护规划》。

5月24日，中药材价遇近10年来最猛涨幅，中国中药协会的监测数据，2010年全国市场537种中药材中有84%涨价，平均涨幅为109%，涨幅超过100%的品种多达96个，而2011年3月以来，中药材涨价进入第四轮高峰，与此前三次相比，这次是新中国成立以来最猛的涨幅。

5月27日，浙江丽水设中药材产业发展中心，编制5名，为丽水市农业局下属正科级公益一类事业单位，中心主要承担全市中药材产业发展规划编制，生产技术指导，项目申报和实施及行业管理等职能；这是我省首个成立中药材生产管理部门的地级市。

6月10日，杭州市率先推出了中药材二氧化硫不超过60毫克/千克的限量标准。

6月13日，受4、5月的持续干旱，江浙一带的浙贝母等中药材大量减产，这让原本就高位运行的中药材价格再受刺激，九成以上的中药纷纷“把头抬”，浙贝母每千克高达106~118元。

6月17日，省协会三届二次理事会在丽水召开，会议由协会会长曹鉴清主持，29位理事代表出席会议，吸收8家单位为新会员单位，研究制订了“浙江中药材产业协会担保资金管理办法”。

6月21日，杭州检验检疫局辖区上半年出口中药材477批次、货值1 386.3万美元，同比分别增长8.9%和38.5%。

6月29日，“天目山铁皮石斛”获得国家地理标志产品保护。

7月12日，浙江省经济和信息化委员会组织申报浙产道地药材“浙八味”振兴项目。

7月22—23日，浙江省中药现代化产业技术创新战略联盟理事会会议，会议交流了联盟单位项目实施进展情况，讨论研究联盟工作计划和重点及项目申报事宜。

8月12日，丽水市发改委组织召开《丽水中药产业发展规划》(2011—2020年)认证会。

9月19—21日，第五届中国磐安中药材交易博览会在磐安召开，省人大常委会副主任程渭山、中国中药协会会长房书亭、国家中医药管理局副局长吴刚等领导出席开幕式，国内知名企业及药界专家、药商近千人参加了本次药交会，省农业厅王建跃总农艺师出席开幕式并致辞。本次药交会签约项目共8个，“大宇饮片”等企业在磐安签下总额达10.29亿元的投资大单。

9月19日，省协会、磐安县人民政府组织召开了“浙产药材”振兴发展论坛，中国中药协会房书亭会长出席了论坛，共征集论文建议23篇，表彰了叶智根等8位同志提出的振兴发展浙产药材“金点子”，近120位代表参加。

同日，磐安县中药材加工专业园区（一期）暨浙江磐安知补阁药业有限公司奠基仪式在新城区隆重举行，加快“江南药谷”中药材产业链条式增值。

同日，磐安县举行首届中国·磐安养生与健康讲座。

同日，磐安信息监测预警平台和电子商务平台正式启动，磐安天地网公司也正式开业。

11月9日，桐乡市政府牵头召开了第三次杭白菊收购协调会，群策全力破解杭白菊价格低迷态势，重点加大对杭白菊加工企业烘道、冷库等加工设施建设的扶持力度，以提升企业的自身加工能力。

2012年

1月18日，工信部出台医药工业“十二五”发展规划（简称《规划》），以专栏形式明确了现代中药、生物技术药物、化学药新品种、先进医疗器械、新型药用辅料、包装材料及制药设备为发展重点领域。

2月2日，省协会评定浙江森芝宝生物科技有限公司、桐乡市衡明菊业有限公司评为“浙江省优质道地药材示范基地”。

3月2日，省协会被评为省AAAA级社会组织。

3月5—8日，杭州市举办“2012新版GMP药品生产验证技术专题研讨会”。

3月8日，商务部等十四部门联合出台“商务部等十四部门关于促进中医药服务贸易发展的若干意见”商服贸发（2012）64号。

3月16日，丽水市人民政府办公室发出“关于加快中药材产业发展的若干意见”。

3月26日，卫生部卫生监督中心领导及专家组一行8人实地考察了天皇药业生产基地，对铁皮石斛原球茎及种植生产过程进行了调查了解，并进行了座谈，建议我省行业协会或企业组织申报铁皮石斛及花为新资源食品。

3月28—29日，省协会第三届三次理事会在淳安召开，浙江省人大常委会原副主任、协会名誉会长孔祥有先生，省农产品联席会议秘书长王良仟先生，中国药材GAP研究促进会、中国药科大学、协会顾问周荣汉教授、参加会议并指导工作。

4月10日，全国农技推广中心在广西玉林举办了“2012年中药材规范化生产技术培训班”和“南方药都”道地药材发展县长论坛，磐安县人民政府作了典型发言。

4月18日，省协会联合发布“2011年浙江省中药材产业发展报告”。

4月28日，省协会和浙江中信药用植物种业有限公司联合主办浙江省中药材种业发展研讨会在富阳召开。

同日，浙江省中药材种子种苗繁育中心在富阳揭牌。省委常委、副省长葛慧君发来贺信，省人大常委会副主任程渭山、农业厅副厅长陈利江、农业厅副巡视员、人事处处长吴金良出席会议并为中心建成揭牌。

5月，浙江省磐安县食药监、农业、工商、质监等部门组建联合执法组，到新渥、冷水、仁川等地开展中药材加工整治执法专项行动，当场查封500斤硫磺。

5月11日，浙江省商务厅组织召开的《浙江省药品流通行业2012—2015年行动规划》意见征询会。

5月23日，省协会何伯伟副秘书长在省农产品行业协会联席会议上作了“推进中药材标准化基地建设、打造‘浙产药材’品牌”工作经验汇报。

6月4日，根据浙江省农业厅“关于组织开展铁皮石斛质量安全专项抽检的通知”要求，省协会会同省食品药品监督管理局，对全省种植基地和生产企业进行了突击检查，对检查中发现的安全隐患及时提出整改建议。

6月7日，农业部首个铁皮石斛地理保护标志落户浙江寿仙谷珍稀植物药研究院。

7月13日，中央电视台农业7套农业频道《聚焦三农》节目组走进磐安，对磐安中药材产业进行了了深入的报道，天地网信息预警平台显实效。

7月8日，省协会铁皮石斛分会成立，省人大常委会原副主任、协会名誉会长孔祥有，省农产品行业协会联席会议秘书长王良仟，省农业厅党组成员、总农艺师、协会名誉会长王建跃，省农业厅副巡视员吴金良等领导到会祝贺，省经信委、省药监局、省科技厅、省农办、省保健品行业协会和厅相关部门负责人及61家会员代表参加了会议，选举金华寿仙谷药业有限公司董事长李明焱为分会会长。

7月8—10日，省协会和浙江大学农业技术推广中心在杭州联合举办了“全省铁皮石斛产业提升发展培训班”，来自全省铁皮石斛主产区农业技术推广部门和铁皮石斛生产、加工企业负责人，共100余人参加培训，协会编印《浙江铁皮石斛生产基地》画册进行宣传。

7月11日，省食品药品监管局、省经信委、省农业厅联合在杭州主办了全省铁皮石斛产业发展与监管会议，以引导铁皮石斛产业健康有序发展。中国科学院周俊院士、中国工程院刘昌孝院士、中国保健协会张凤楼理事长，省食品药品监管局朱志泉局长、省经信委王素娥副主任、省农业厅吴金良副巡视员、省农产品行业协会联席会议王良仟秘书长等领导、专家出席会议并做了重要讲话。省发改委、省经信委、省农业厅、省科技厅、省食品药品监管局等相关部门负责人及全省铁皮石斛生产企业、种植基地的负责人和新闻媒体共100多人参加了大会。

7月13日，省中协会铁皮石斛分会向全体会员发出“浙江省铁皮石斛行业诚信生产经营倡议书”。

7月30日，省经信委、省农业厅、省食品药品监管局联合下发《浙江省铁皮石斛产业发展指导意见（2012—2015年）》，《意见》明确了进一步推进我省铁皮石斛产业健康发展的重点和措施。

8月2日，省协会发出中药材防台风应对措施。

8月13日，省农业厅、省食品药品监管局联合下发了《浙江省铁皮石斛生产基地信息体系建设实施意见》的通知，省协会编印并下发了《浙江省铁皮石斛生产基地质量安全生产管理记录档案》，开发了铁皮石斛行业生产管理及追溯监管平台启动试运行。浙江省正式启动实施铁皮石斛生产基地信息体系建设。

8月17日，铁皮石斛浙江省工程研究中心成立，金华寿仙谷药业有机国药基地为建设主体。

8月23日，浙江中药材产业信息监测预警平台建设一年显实效，根据省农业厅“关于开展农产品产销信息监测工作的通知”要求，省中药材产业协会牵头，磐安县人民政府与中药材天地网共同组建浙江中药材产业信息监测预警平台，信息报送及时，指导生产作用良好。

8月24日，柑橘疏果、青皮为药，衢州柑桔综合利用技术助农增收效果好，小青果（干品）收购价格为12元/千克、中等青果（干品）收购价格为5元/千克。柯城区已收购各类青皮等中药材1.15万吨，为桔农增收8 900万元，已占该区柑桔产值的近20%。

9月19日，全省中药材产业提升发展高峰论坛在磐安举行，中国中药协会会长房书亭、省农产品联席会议秘书处秘书长王良仟到会指导并做了重要讲话，参加代表共130多人，编印了《中药材产业发展对策研究》，供各地借鉴学习。

9月19—21日，第六届中国·磐安中药材交易博览会在“浙八味”特产市场举行，省人大常委会副主任程渭山，中国中药协会会长房书亭，金华市委副书记、市长徐加爱，省农业厅党组成员、总农艺师王建跃等领导出席开幕式。磐安县成功签约16个项目，其中合作项目10个，磐商回归投资项目6个，计划总投资额达14.82亿元。

9月19日，浙江中药材电子商务平台启动暨浙八味营销中心授牌仪式在“浙八味”特产市场举行，中国中药协会会长房书亭参加启动仪式。

10月25—26日，丽水市召开中药材市场监测预警及规范化基地建设工作会议。

11月23日，“中药材GAP发展”浙江座谈会在杭州金川宾馆举行，中国药材GAP研究促进会会长周荣汉主持会议。

11月12日，省协会下发“关于开展全省铁皮石斛生产基地信用等级评价的的通知”，制订了《浙江省铁皮石斛生产基地检查评价内容及评分标准》。

12月12日，省协会调研提交的“浙江中药材产业提升发展的实践和思考”调研报告获三等奖。

12月27日，省协会在杭州组织召开了浙江省中药材产业基地（县、乡）评定会，省农业厅党组成员、总农艺师王建跃，农产品行业协会联席会议秘书处王良仟秘书长出席了评定会。评定桐乡市为“浙江杭白菊产业基地”、遂昌县为“浙江中药材产业基地”、缙云县为“浙江米仁产业基地”、天台县为“浙江中药材产业基地”、淳安县枫树岭镇为“浙江省中药材之乡”、安吉县天子湖镇为“浙江栀子之乡”、瑞安市陶山镇为“浙江温郁金之乡”。

12月28日，省协会组织了6位行业专家，赴北京参加“关于征求拟批准铁皮石斛原球茎等为新资源食品意见的函（卫办监督函〔2012〕1050号）”座谈会，一致建议暂缓审批。

2013年

3月1日，省农产品行业协会联席会议召开年度工作会议，省协会作了“协会工作是靠干出来的”典型发言。

3月5日，商务部等十四部门关于促进中医药服务贸易发展的若干意见。

3月10日，编报了省协会十周年发展成果图片和中药材产业协会介绍，编入省农产品行业协会出版的《十年历程》画册。

4月18日，省中药材产业协会在磐安组织召开了浙江省道地药材产地加工对接会。邀请了省农业厅、省经信委、省食品药品监管局、省商务厅、省药检所等职能部门负责人参会，合力提升浙产道地药材加工水平。

4月18—19日，省协会三届四次理事会在东阳横店召开，吸收13家单位为协会新会员，省人大常委会原副主任、协会名誉会长孔祥有，省农业厅党组成员、总农艺师、协会名誉会长王建跃，省农产品行业协会联席会议秘书长王良仟等领导出席会议并作重要讲话。并为2012年获得浙江省中药材产业基地（县、乡）认定的单位进行了授牌。

4月19日，省中药材产业协会铁皮石斛分会在东阳召开了一届二次理事会。

4月28日，省协会发出“中药材产地规范生产加工倡议书”，合力创建“浙产药材”品牌。

5月10日，宁波市食品药品监督管理局发出“关于严禁生产、经营、使用经硫磺熏蒸的浙贝母的通知”。

5月20日，磐安落实并建立中药材无硫加工技术点21个，引进大型设备、烘干烘房设备，采取切片烘干等方法，加工浙贝母等3 500吨（鲜），加工量比上年增加了113%。鄞州区落实鄞州医药公司、专业合作社等5家无硫加工示范点，加工2 000吨左右，约占商品鲜贝母的50%左右。

5月25日，杭州市丽水高层次人才联谊会中医药专家引智合作项目在丽水召开，何伯伟副秘书长提出在丽水创建华东药用植物园项目和中国农耕文化研究院项目，得到丽水市政府的肯定，任淑女副市长出席对接会。

5月29—30日，全国农技推广中心在厦门举办了全国中药材规范化生产技术培训班。

6月8日，省协会联合发布“2012年度中药材产业发展报告”，刊登在2013年《浙江现代农业》第3期，省农业厅史济锡厅长对报告作出重要批示：

中药材产业是我省农业的一个重要产业，也是农民持续增收的重要渠道，农业厅要加快谋划、促进发展，从产业产品自身特点、优势出发，更有统筹、更有针对性地引导和扶持发展，力争使产业链建设、科技、市场水平在新的一年有新的提升。

7月3日，东阳市马宅省级中药材精品园通过省级考核验收。

7月9日，金华市铁皮石斛产业协会在义乌召开成立大会，森宇控股集团董事局主席、浙江省铁皮石斛产业技术创新联盟理事长俞巧仙当选首届会长。

7月22日，金华市中药材销售至台湾实现零的突破，中药材共计18.1吨，货值达14.5万美元。

8月15日，何伯伟副秘书长带队考察了成都中药材天地网总部，商议将西红花纳入全国药材监测信息品种。

8月16—21日，省协会组织考察了西藏堆龙县古荣乡、藏西红花良种繁育基地的西红花生产情况，浙江专家指导试种成功，同时也填补了我国在高寒地区引种繁育藏红花的技术空白。并和西藏农科院、拉萨农牧局商议了建立西红花产业合作社事宜，指导帮助藏区牧民发展西红花产业。

8月20日，浙江旱情继续扩大，首发干旱橙色预警信号。

9月16—17日，第七届中国·磐安中药材交易博览会在"浙八味"特产市场举行，省人大常委会副主任程渭山，省农业厅党组成员、总农艺师王建跃等领导出席开幕式。

9月16日，省协会和磐安县人民政府联合举办"绿色加工、提质增效"为主题的高峰论坛，大力推进产地无硫加工。

同日，由省中药材产业协会牵头，磐安县政府和成都天地网信息科技有限公司合作编制的浙八味中药材价格指数正式发布。为我省中药材价格监控树立了"风向标"，在中药材专业市场发展史上具有重要意义。

10月9日，食品药品监管总局等部门联合发出"关于进一步加强中药材管理的通知"（食药监〔2013〕208号）。

10月15日，受台风"菲特"影响，桐乡杭白菊受灾严重。

10月16日，国家食药监管总局通报，今后各地一律不得开办新的中药材专业市场。

10月24日，浙江省首个"中医药文化养生旅游示范基地"落户寿仙谷药业。

11月5日，"寿仙谷"杯铁皮石斛产业风采摄影比赛获奖作品的公示。

11月20日，省中药材产业协会组织开展首次全省铁皮石斛生产基地信用等级评价工作，经各生产基地自愿申报，有关专家实地检查、产品抽检、综合评价和公示，评出信用等级AAA级生产基地3家，AA级生产基地5家，A级生产基地16家。组织汇编了《浙江铁皮石斛》生产基地画册，得到省主管单位和全行业内的一致肯定。

11月26—30日，省协会和浙江大学农业技术推广中心联合在乐清举办了“全省铁皮石斛产业提升发展培训班”。

11月28—30日，省协会联合中国中药协会等在乐清联合举办了首届中国·浙江铁皮石斛（乐清）文化节，中国中药协会会长房书亭、中国药学杂志社副主编杨俊山、省农业厅副巡视员吴金良、省农产品行业协会联席会议秘书处秘书长王良仟、温州市副市长任玉明等领导及600多人参加了文化节。

11月28日，省协会与省保健品行业协会联合举办了“铁枫堂”铁皮石斛养生沙龙活动，共150多人参加了活动。

11月29日，浙江农业吉尼斯委员会办公室、省协会联合在乐清举办首届“铁枫堂”杯浙江农业吉尼斯铁皮枫斗加工技能擂台赛。

同日，乐清市被授予“浙江铁皮石斛产业基地”。

12月25日，顾新伟、何伯伟所著，浙江省科技出版社编辑的《浙南山区大型真菌》入选第四届全国“三个一百”原创图书出版工程（科学技术类），有力推进全国菌物药的分类和开发。

12月28日，省协会、丽水市农科院、丽水市中药材产业发展中心、丽水市“山海协作”中药材产业协会联合编写的《浙江丽水中药材与文化》出版，作为2013中国丽水“人才科技”峰会－中药产业科技创新论坛大会交流资料。

同日，建德市中药材产业协会召开第三届会员大会。

12月29日，省协会提交的“浙江铁皮石斛产业提升发展的措施与建议”调研报告，获得省农产品行业协会联席会议秘书处组织的调研报告评选二等奖。

2014年

1月21日，浙江省制定并下发了《关于进一步加强中药材管理实施意见的通知》（浙食药监〔2014〕2号），进一步贯彻落实国家食品药品监管总局等部门《关于进一步加强中药材管理的通知》（食药监〔2013〕208号）。

1月24日，省农业厅刘嫔珺副厅长组织召开了中药材安全生产专题研讨会，落实省领导、厅领导在浙江日报记者撰写的关于“英国禁售非注册中草药引发安全思考——浙江中药材农药残留堪忧”（《内部参考》第189期）上批示要求。

2月26日，浙江省农业厅下发“关于开展中药材质量安全专项整治活动的通知”（浙农质发〔2014〕6号）。

3月7日，省委副书记王辉忠到遂昌县三叶青基地调研三叶青人工仿野生栽培工作。

同日，省农业厅史济锡厅长亲自为首席专家颁发聘书，省协会副秘书长何伯伟被评为浙江省农业厅中药材领域首席专家。

3月25日，英特集团——磐安中药材项目战略合作签约仪式在磐安举行，中化蓝天集团党委委员、英特集团党委书记、总经理姜巨舫出席。

4月1日，省农业厅制订实施了“全省铁皮石斛和杭白菊质量安全风险评估方案”，省协会积极配合做好现场调查、取样等工作。

4月10—11日，省协会三届五次理事会在常山召开，吸收会员19家，省农产品行业协会联席会议秘书处王良仟秘书长出席会议并讲话。

4月11日，省协会铁皮石斛分会在常山召开了一届三次理事会。

4月16日下午，厅工会和省协会联合举办“道地药材与养生保健”培训班，邀请省立同德医院施仁潮主任中医师为厅干部职工和离退休老干部讲解中医健康养生知识。

5日14日，浙江省种植业管理局、省协会联合下发“关于组织开展和配合做好浙江省中药资源普查（试点）工作的通知”，2014年，我省被列入全国第四次中药资源普查试点省份，其中临安市、桐庐县、淳安县等21个县（市）为试点县（市）。

6月19—22日，省协会组织15家企业参加2014台湾健康产业系列展，浙产药材在展会上深受客商的欢迎和青睐。黄旭明副省长批示要开通浙台两地中药材贸易直通车。

7月7日，浙江省农业厅、浙江省林业厅“关于公布浙江省农业产业技术创新与推广服务团队名单的通知”（浙农科发〔2014〕17号），成立浙江省中药材产业技术创新与推广服务团队。

7月11日，省农业厅及省协会赴鄞州调查了解浙贝母生产加工情况，落实省委书记夏宝龙在《浙江日报》记者在《内部参考》第98期刊发“鄞州章水镇硫磺熏贝母屡禁不止”批示精神，并起草了调查汇报材料。

9月4—5日，中国·丽水药用植物资源保护与发展暨华东药用植物园创建座谈会在丽水召开，中国中药协会房书亭会长参加，中国医学科学院药用植物研究所与丽水市人民政府签署了华东药用植物园共建战略协议，中国中药协会与丽水市人民政府签署中药产业合作战略协议，标志着华东药用植物园正式落户丽水，并将纳入国家药用植物园体系建设布局。

9月15日，磐安中药材产业协会制订《磐五味中药材联盟标准》。

9月19—21日，第八届中国·磐安中药材交易博览会在“浙八味”特产市场举行。省人大常委会副主任程渭山，金华市市长暨军民，中国医药保健品进出口商会会长刘张林，省农业厅党组成员楼洪志出席开幕式。

9月19日，“海峡两岸中药材产销信息对接会暨磐五味中药材联盟标准发布会”在磐安召开，台湾中药商业同业公会联合会27名代表在何伯伟副秘书长陪同下考察了杭州正大青春宝集团、杭州胡庆余堂中药博物馆、浙江康恩贝集团、浙江中医药大学饮片厂、浙江中医药博物馆、浙江英特医药药材有限公司等我省中药制药企业和磐安中药材生产企业及基地。

9月29日，庆元县举行3 000亩浙贝母GAP种植基地建设项目签约仪式。

10月8日，省中药材产业协会行文向国家食品药品监督管理总局和国家药典委提出修订浙贝母质量标准建议，同时建议修订浙江省中药饮片炮规标准。

11月4—5日，省农业厅联合省中药材产业协会在桐乡市举办全省杭白菊加工技术科企对接培训活动，搭建产学研技术交流平台。

11月15日，台湾新北市中药商业同业公会林春夏理事长率领35位中药商，在何伯伟副秘书长陪同下，参访建德市三都西红花专业合作社。

11月21—23日，由省协会承办的浙江省铁皮石斛精品馆首次亮相浙江省农业博览会并成为亮点。省委副书记王辉忠、全国政协文史和学习委员会副主任周国富、省人大常委会党组书记茅临生、省人大常委会副主任程渭山、省军区司令员王海涛、省委组织部长胡和平、省委秘书长赵一德、副省长黄旭明等领导到精品馆参观指导。在5天的展会期间，共接待参观嘉宾和市民近1万人次，发送《铁皮石斛100问》《浙江优质道地药材生产示范基地》及企业养生宣传资料5 000余份。

12月1日，浙江省食品药品监督管理局、浙江省农业厅联合下发了《关于进一步加强灵芝孢子粉类产品监管工作的通知》（浙食药监规〔2014〕19号）。

12月5—7日，乐清铁皮石斛产业协会在杭州世贸中心举办了第二届中国（乐清）雁荡山铁皮石斛文化节，农业厅副厅长王建跃出席开幕式。

12月20日，省中药材产业协会组织编印出版《铁皮石斛100问》。

12月28日，遂昌县邀请有关专家对遂昌县森林王中药材专业合作社于三仁大觉的仿野生人工种植三叶青进行测产，折合每亩196.6千克。

2015年

1月1日，浙江省新修订灵芝孢子粉炮制规范正式实施。

2月10日，省委王辉忠副书记在《把石斛培育成人参虫草那样的名特优产品》(浙江日报《内部参考》第13期)上的批示，省协会起草上报了“关于我省铁皮石斛产业发展有关情况的汇报”。3月30日，王辉忠副书记再作了批示“建议对有关建议意见予以协调落实”。

2月12日，省协会发出“关于切实做好我省中药材安全生产的通知”，要求各会员单位要牢固树立“质量安全”是产业发展生命线的意识，认真做好中药材安全生产和管理工作。

2月14日，省协会组织科技专家，在浙江自然博物馆举办了“浙江道地药材”专题宣传活动。

3月10日，省农产品行业协会联席会议在杭州召开，省协会完成的《铁皮石斛基地信息体系建设和产业标准制定研究》调研报告获二等奖。

4月3日，浙台两岸中药健康产业交流合作座谈会在浙江英特医药药材有限公司召开。台湾贸易中心、省协会、浙江省国际贸易促进会以及报名参展的中药材企业负责人参加了座谈会。

4月10日，全省(浙江)促进健康产业发展电视电话会议在杭召开，省长李强强调，健康产业是能支撑浙江未来发展的大产业，各级各部门要紧紧围绕打造万亿大产业的目标任务，推动健康产业大发展大提升，力争走在全国前列。

4月14日，国务院办公厅发布《国务院办公厅关于转发工业和信息化部等部门中药材保护和发展规划(2015—2020)的通知》(国办发〔2015〕27号)。

5月5—6日，省中药材产业协会三届六次理事会、铁皮石斛分会一届四次理事会在桐庐召开，省人大常委会原副主任、省中药材产业协会名誉会长孔祥有、省农产品行业协会联席会议秘书处秘书长王良仟应邀出席会议并讲话。

5月10—17日，省协会和浙江大学农业技术推广中心在杭州联合举办了全省中药材产业带头人知识更新(中药材安全生产)培训班。来自全省100

余名中药材产业技术带头人、生产基地负责人、协会会员单位技术人员参加了培训。

6月1日，磐安江南药镇入选全省第一批37个省级特色小镇创建名单，是全省唯一以中药材历史经典产业为主导的特色小镇。

6月6日，以“中华仙草　健康进万家”为主题的第二届中国·浙江铁皮石斛（杭州）文化节在杭州现代保健品城隆重开幕，国家中医药管理局原副局长李大宁、浙江省农业厅副厅长王建跃出席开幕式并致辞。

6月12日，省协会铁皮石斛分会组织相关行业专家在杭州召开了铁皮石斛产业提升发展座谈会，商议产业发展关键环节技术突破联合攻关事宜。

6月13日，“慢病防治健康行”国家示范项目浙江站在杭州启动。会议同时举行了“铁皮石斛、灵芝与慢病防治”专题研讨会。

6月17—21日，2015浙江健康产品（台湾）展览会在台北世贸中心举办，省中药材产业协会组织了30家企业的60位负责人参展。省协会何伯伟副秘书长介绍了浙江中药材产业发展情况及合作项目，向台湾中药商业同业公会客商赠送了《浙江优质道地药材示范基地》、《铁皮石斛100问》等宣传画册。

6月27日，浙江中医药大学在北京发布消息，中国抗癌中药康莱特获美国食品药品监督管理局（FDA）认可，进入Ⅲ期临床试验。

6月29日，全省基层农技推广人员中药材知识更新培训班在金华职业技术学院开班，来自全省各市、县中药材首席专家、乡镇农技人员、种植企业大户共85人参加了培训。

7月14日，黄旭明副省长专题听取省农业厅关于我省中药材产业提升发展情况汇报，厅长史济锡、副厅长王建跃及厅相关单位主要负责人参加汇报会。省中药材产业协会何伯伟秘书长作了专题汇报，黄旭明副省长充分肯定了近年来我省中药材产业取得的成效，并提出六点要求。

黄旭明指出，中药材是富民、健民、保障中医药持续健康发展的重要基础产业，是中华民族优秀传统文化的重要组成部分，是国粹，要保护和振兴浙江中药材，浙江在全国要占有一席之地。并对下一步我省中药材产业提升发展提出要求：

（1）巩固发展浙产优势药材品种，保持良好发展势头。

（2）确保质量安全，制订行业质量标准，起到引领保障作用，体现我省药材优质优价。

（3）加强技术指导服务，提高产量，提升品质。

（4）强化政策和工作支持力度，既要种植有效益、又要管理促规范。

（5）根据中药材全产业链发展要求，每年集中解决1~2个关键制约问题。

（6）强化体制机制创新，加大产品的精深加工开发力度，进一步强化科技队伍建设，充分发挥行业协会的公益性作用和政府服务功能，促进产业又好又快发展。

7月22日，省农业厅出台了《浙江省中药材产业提升发展三年行动计划（2015—2017）》。

8月6日，协会牵头主要修订了省级地方标准《铁皮石斛生产技术规程》DB33 T635—2015、《段木灵芝生产技术规程》DB33 T985—2015发布实施。

8月8日，省协会组织编印了《灵芝100问》《段木灵芝全程标准化操作手册》和《段木灵芝全程标准化生产模式图》。

8月9日，全省灵芝产业发展与监管座谈会在龙泉召开，来自全省的灵芝种植大户、加工企业、科研院校和生产管理等单位负责人共100多人参加了会议。

8月9—12日，首届中国灵芝大会在龙泉市召开，浙江省人大常委会副主任程渭山，国际著名蕈菌学家、国际药用菌学会名誉主席张树庭，中国工程院院士、国际药用菌学会主席李玉，中国食品土畜进出口商会副会长戎卫东，浙江省农业厅副厅长王建跃等领导和嘉宾出席。国际药用菌学会授予龙泉市“中国灵芝核心产区”称号。

9月18日，省协会三届七次理事会在磐安召开，会议由曹鉴清会长主持，按照协会章程，经省农业厅批准，决定召开协会第四届会员代表大会，协会换届。

同日，省协会第四届会员代表大会在磐安召开，来自全省各地的152名会员代表参加会议，浙江寿仙谷医药股份有限公司董事长李明焱当选会长，省农业厅中药材首席专家何伯伟当选秘书长（法人代表）。

9月19—21日，第九届中国·磐安中药材交易博览会在磐安“浙八味”特产市场举行。浙江省副省长黄旭明，中国中药协会会长房书亭，金华市委常委、常务副市长金中梁，省贸易促进会巡视员黄小杭，浙江省农业厅副厅长王建跃，省农产品行业协会联席会议秘书处秘书长王良仟等出席开幕式。

9月19日下午，海峡两岸中药材及健康产业发展论坛在磐安召开。

9月24日，2015中国·浙江铁皮石斛发展（西湖）论坛在杭州举办。第十届全国政协副主席李蒙，国家中医药管理局副局长余文明，国医大师石学敏、张大宁、唐祖宣、吕景山，浙江省政协副主席姚克，杭州市政协主席叶明参加了会议。

10月19日，浙江省人民政府办公厅出台了《关于加快推进中医药健康服务发展的意见》。

11月4日，王辉忠副书记、黄旭明副省长在新华社《浙江领导参考》一文“浙江铁皮石斛产业发展前景广阔　业界呼吁尽快出台标准规划”上的批示要求。

11月7—10日，第十三届中国国际农交会在福州海峡国际会展中心开幕，省协会组织了铁皮石斛、灵芝系列产品参展，在浙江中心展区安排了铁皮枫斗加工技艺表演（国家非物质文化遗产代表性项目）。

11月9日，省政府参事室邀请了省农业厅、省经信委、省科技厅、省林业厅、省卫计委、省食品药品监管局、省中药材产业协会铁皮石斛分会、省铁皮石斛产业技术创新联盟等单位负责人和专家，召开了做大做强我省铁皮石斛产业座谈会。

11月19—21日，2015（江山）浙江衢州—台湾健康产业投资贸易对接洽谈会在江山举行。

12月1日，2015版《中国药典》正式实施。

12月4日，省协会与浙江大学生物技术研究所联合召开了铁皮石斛安全生产座谈会。

11月26日，浙江省人民政府办公厅转发省经信委等11部门“关于浙江省中药材保护和发展规划（2015—2020年）的通知”。

2016年

1月10日，根据黄旭明副省长在浙江政协信息对“以‘浙八味’为先导打造中药材‘道地浙药’品牌”的批示要求，及时组织调研，起草专报了“关于‘浙八味’产业发展情况”。黄旭明副省长批示“农业厅对中药材生产已做工作成效和下一步举措很好”。

1月26日，省政协十一届四次会议举办了以“发展我省中医药产业”为主题的第十八次“浙江政协·民生论坛”，省政协主席乔传秀主持论坛，来自医药界的60多位政协委员踊跃建言献策。省政府副省长郑继伟到会并介绍了浙江省中医药产业发展情况，省农业厅厅长史济锡结合我厅工作职能做了积极回应发言。

1月27日，省协会组织调研的“浙江省灵芝产业提升发展的实践与对策措施”一文荣获省农产品行业协会联席会议秘书处组织的“2015年度省级农产品行业协会专题调研课题评审”二等奖，同时此调研建议刊登在浙江政务信息专报（第1114期）上，省政府朱从玖副省长作了批示“请省食药监局阅研”。

3月6—8日，国家中医药管理局、中药资源普查试点工作办公室在丽水市组织开展了全国中药资源动态监测信息和技术服务体系（监测站）建设工作交流会，会议由中国中医科学院常务副院长黄璐琦院士主持，国家中医药管理局原副局长李大宁、财政部社发司、中国中医科学院资源中心和来自全国各省级中医药管理部门相关负责人、中药原料质量监测技术服务中心主任、中药资源动态监测信息和技术服务站站长等180多人参加了会议。

3月16日，世界中医药学会联合会中药保健品专业委员会中药保健品中试基地建设暨产业发展高层论坛在湖州德清县千人计划产业园成功举办。

3月19日，省协会铁皮石斛分会组织召开了“联合申报人工种植铁皮石斛叶、花为新食品原料工作座谈会”，商议了申报主体、进行了任务分工。

4月13日，省协会向省政府办公厅上报“关于我省申报铁皮石斛叶、花列入国家新食品原料目录工作情况汇报”，黄旭明、郑继伟副省长批示，请食药监局、卫计委支持。

4月14日，省协会在杭州组织召开了全省灵芝安全生产座谈会，农产品行业协会联席会议秘书处王良仟秘书长到会指导。

4月28日，“江南药镇”投资洽谈会在磐安举行，省食品药品监督管理局朱志泉局长、省经信委丛培江副巡视员、省中医药管理局吴建锡副局长等领导到会指导。

4月29日，由省经信委主办的全省中药产业传承发展推进会在磐安县召开。

5月8日，《经济参考报》报道含硫浙贝母后，磐安当地部门快速形成响应，严厉打击使用硫磺熏蒸中药材（浙贝母）行为，保障中药材质量安全。

5月28日，以“雁荡仙草　宴迎百家”为主题的2016年乐清首届雁荡山铁皮石斛品赏节在大荆镇平园村开幕，吸引各地数千名游客到场。

6月6日，第三届中国·浙江（义乌）铁皮石斛文化节暨中医药健康产业发展高峰论坛在义乌举办，期间，举办了第二届中国森山文化节。中国科学院和工程院的陈子元、龚昌德、朱位秋、唐希灿、郑有炓、陈剑平等6位院士到会指导。

6月13—14日，省中药材产业协会四届一次理事会铁皮石斛分会一届五次理事会在遂昌召开。省人大常委会原副主任、省中药材产业协会名誉会长孔祥有、省农产品行业协会联席会议秘书处秘书长王良仟应邀到会指导。

6月14日，全省三叶青产业发展论坛在遂昌召开，遂昌县人民政府和浙江农林大学签订了“三叶青产业培育合作协议”，共同创建全国最大的三叶青产业基地。

6月27日，全省基层农技推广人员（中药材安全生产）知识更新培训班在金华职业技术学院开班，来自全省各市、县中药材首席专家、乡镇农技人员、种植企业大户共60多人参加了培训。

7月18日，由建德市三都西红花专业合作社主办的首届“中国·建德三都西红花种球销售节”在建德市三都镇和村举办，大力推进“中国西红花小镇”创建。

7月28—29日，第二届国际银杏叶学术研究高峰论坛暨银杏叶质量研究院年会在云南省昆明市召开，会议由浙江康恩贝制药股份有限公司主办。

9月9—12日，第二届中国灵芝大会、国际经济菌物大会暨中国工程院第229场中国工程科技论坛—经济菌物论坛在浙江省龙泉市召开。

9月19日，第十届中国·磐安中药材博览会暨2016“友强杯”中国　磐安中药寻宝越野公开赛在浙八味特产市场开幕。浙江省人大常委会副主任程渭山、副省长朱从玖、中国中医药协会会长房书亭、国家体育总局原副局长崔大林、省政府副秘书长陆建强、省食药监局局长朱志泉、省农业厅副厅长王建跃等出席开幕式。

9月22日，2016（柯城）浙江衢州—台湾健康产业投资贸易对接洽谈会在衢州柯城区举办，海峡两岸健康产业企业家共商合作、共谋发展。省贸促会副会长、巡视员黄小杭，衢州市副市长马梅芝到会指导。

9月28—29日，浙江省白及产业发展高峰论坛在江山召开，来自全省各地及福建、安徽、上海等科研院校、生产基地、中药加工企业的120多人参加了会议。

9月28日，江山市召开中药材行业协会成立大会，浙江御园珍稀植物开发有限公司董事长李潮当选为理事会会长。

10月19日，浙江省政策性农业保险协调小组办公室在磐安组织召开了浙贝母地方特色品种保险专家评审会，会议审议通过了磐安县中药材浙贝母种植保险试点工作方案和种植保险条款，我省将首次开展中药材农业特色保险试点工作。

10月24日，桑黄资源开发与产业化利用研讨会在淳安召开，2015年淳安千岛湖桑都食用菌专业合作社利用桑枝为基质栽培成功，栽培桑黄12万袋，单产10克/袋，产出干桑黄1 250千克。

10月28日，衢州市中药材产业协会成立大会在衢州召开，选举产生了第一届理事会，衢州南孔中药有限公司总经理胡建华当选首届会长，衢州市农业科学研究院朱卫东当选秘书长。

11月8日，浙江省贸促会（浙江省国际商会）五届二次代表大会在杭州举行。大会表彰了省协会等70家"一带一路"建设先进单位。

11月20日，国际标准化组织/中医药标准化技术委员会（ISO/TC249）中药材组第八次会议在上海召开，由寿仙谷提交的ISO中医药（灵芝/铁皮石斛）两个国际标准提案的立项申请获得通过。

11月22—23日，全省中药材产业提升发展现场推进会在天台召开，王建跃副厅长出席会议并讲话。

11月26日，浙江省农业博览会组委会办公室公布了2016浙江农博"十大区域公共品牌农产品"名单，"桐乡杭白菊""'磐五味'中药材"榜上有名。

11月28日，由杭州胡庆余堂集团有限公司和浙江省中药研究所共同发起的"浙江省中药产业传承发展战略联盟"在杭州成立，省经信委副主任徐焕明、省中医药管理局局长徐伟伟到会指导。

12月6日，国务院新闻办发表《中国的中医药》白皮书。

12月8日，由绿地城投集团全资子公司——绿地地铁投资发展有限公司牵头组成的联合体，成功中标华东药用植物园（丽水植物园）PPP项目，该项目总投资8.4亿元，项目由植物展示游览区、森林运动游憩区、智慧功能区、引种繁育区和医药养生体验谷等四大核心区组成。总用地面积7 500亩，其中核心区域用地2 911亩。该项目已被列入国家财政部第三批PPP示范项目。

12月9日，"浙八味·神农蝴蝶谷"项目签约暨开工仪式在衢州市柯城区华墅乡望江村举行，力争创建国家中医药健康旅游示范基地和国家中医药健康旅游示范区。

12月16日，胡庆余堂"再说戒欺"主题活动暨胡庆余堂美国花旗参开桶仪式在杭州举办，美国威斯康辛州花旗参农业总会总裁Ron Krautkamer罗恩先生宣布胡庆余堂成为目前中国内地唯一一家被授权使用美国威斯康辛

“花旗参”商标的经销商，也标志着中美两国在中药材健康产业上实现了知名品牌的强强联合。

12月26日，国家中医药局、国家发改委联合印发《中医药“一带一路”发展规划（2016—2020年）》国中医药国际发〔2016〕44号。

12月29日，磐安县中药材区域公用品牌“磐五味”证明商标被国家工商总局商标局认定为驰名商标。

2017年

3月15—16日，省中药材产业协会四届二次理事会、铁皮石斛分会一届六次理事会在淳安召开，吸纳新会员26家，增补理事13位，省人大常委会原副主任、省中药材产业协会名誉会长孔祥有到会指导。

3月16—18日，首届中国浙西（千岛湖）中药材交易博览会在淳安县临岐镇李时珍广场举行。国家中医药管理局原副局长李大宁、省人大常委会原副主任孔祥有、杭州市委副书记马晓晖、省中医药管理局局长徐伟伟、杭州市政协副主席何关新出席会议，省中药材产业协会组织了近40家会员单位参加，设立了省协会专展区。临岐中药材市场一期工程投入使用，成为杭州乃至浙西唯一的中药材交易集散地。

3月18日，全国中药材基地共建共享联盟在淳安临岐镇召开了道地药材保质发展交流研讨会，全国中药材基地共享联盟主席任德权到会指导。

3月20日，国家“十三五”现代农业产业技术体系首次设立中药材岗位科学家，浙江省中药研究所有限公司王志安教授级高工列为根及根茎类药材岗位科学家。

3月24日，中国中药协会国际合作基地第一次工作会议在北京召开。浙江省武义县、浙江寿仙谷医药股份有限公司等8家单位被授予为“中国中药协会国际合作（建设）基地”单位。

3月25日，全国第四次中药资源普查浙江第二批试点工作启动会在浙江中医药大学召开。此次普查由浙江中医药大学牵头，列入第二批试点县主要有富阳、建德、萧山、慈溪、永嘉、文成、泰顺、海宁、平湖、嘉善、海盐、德清、浦江、衢江、常山、龙游、龙泉、青田、缙云、庆元等20个县（市、区）。

5月4日，淳安县临岐镇政府赠送绣有“保护发展道地药材、助推临岐农民致富”的锦旗给省种植业局和省协会。

5月5日，“桑枝桑黄”中药材质量标准研究制订工作座谈会在省食品药品检验研究院召开。

5月8—9日，省协会组织省科技厅、省食品药品监督管理局、省食品药品检验研究院等单位有关领导和专家赴常山县开展“衢枳壳”产业发展调研。

5月10日，省协会会长单位寿仙谷药业寿仙谷股份（603896）在上交所鸣锣上市，成为灵芝、铁皮石斛行业第一股。

同日，2017年金华·宁波中药材（浙贝母）质量安全专项整治工作启动仪式在磐安县举行，浙江省、金华市、宁波市食品药品和市场监督管理局以及宁波市海曙区有关领导参加启动仪式。

同日，金华英特医药物流有限公司开业、英特药业电商分公司入驻、全国中药材物流基地授牌仪式活动在兰溪成功举行。

5月17日，省协会组织有关专家在台州三门县横渡镇，考察了由浙江省中药研究所有限公司、正大青春宝药业有限公司等单位选育的“浙麦冬1号”种质资源圃和生产示范区。

5月26—27日，全国中药材基地共建共享联盟在宁波召开道地药材浙贝母产品标准专题研讨会，全国中药材基地共享联盟主席任德权到会指导，推动国家《药典》委修订浙贝母药材外观性状描述的标准。

6月21日，浙江省政策性农业保险协调小组办公室在温州组织召开了铁皮石斛种植保险及附加大棚保险专家评审会，会议审议通过了乐清市铁皮石斛种植保险及附加大棚保险试点工作方案和保险条款。

6月26—30日，省协会在杭州联合举办了全省高层次新型职业农民知识更新（中药材安全生产）培训班，来自全省125名中药材产业技术带头人、生产基地负责人、协会会员单位技术人员参加了培训。

6月30日，磐安县中药材区域公用品牌“磐五味”被评为浙江省知名农产品区域公用品牌。

7月1日，《中华人民共和国中医药法》正式实施。

7月3—7日，全省基层农技人员知识更新（中药材安全生产）培训班在杭州举办，来自全省各市、县（区）、乡镇的中药材农技人员共81人参加了培训。

7月18日，磐安县新渥镇（磐五味中药材）被农业部认定为第七批全国一村一品示范村镇。

同日，第二届“中国·建德西红花种球销售节”在建德市三都镇和村村举办。

7月19日，第四届中国·乐清雁荡山铁皮石斛文化节在雁荡山灵峰景区开幕，国家林业局副局长彭有冬，浙江省政协副主席、省生态文化协会会长陈艳华，中国保健协会原理事长张凤楼，中国中药协会会长房书亭，国家林业局科技司司长胡章翠，浙江省林业厅厅长林云举、省林业厅巡视员吴鸿，省农业厅副巡视员吴金良等领导出席会议，期间举行了招商引资项目签约仪式，总投资额为20亿元，为打造铁皮石斛产业集聚区注入新的动能。

7月22—25日，省贸易促进会黄小杭副会长带队，省协会组织了英特医药、正大青春宝、磐五味药业、浙江星光等副会长单位赴青海省海东市、互助县、平安县开展中药材经贸考察。

8月1日，国家中医药管理局、国务院扶贫办、工业和信息化部、农业部、中国农业发展银行《关于印发中药材产业扶贫”行动计划（2017—2020年）的通知》。

8月16—22日，省协会组织会员单位及专家20余人，赴陕西秦巴地区的城固县、略阳县、铜川市、商洛市、杨凌区等考察中药材生产基地和企业，和当地政府、企业家召开了产业对接交流会，签订了20余项合作协议，现场订货优质中药材200多万元，浙江中药企业结对陕西秦巴地区初见成效。

8月23—25日，国家食品药品监督管理总局特食司王红司长一行来浙江调研铁皮石斛原料管理工作，省食药监局党组书记、局长朱志泉陪同调研并在天台县主持了座谈会。

9月12日，孙景淼副省长对《浙江政务信息》专报“淳安县以‘市场+’模式打造浙西中药材产业发展新高地”作了批示：“请农业厅注重总结并给予指导和支持”。

9月19—21日，第十一届中国·磐安中药材博览会暨2017中华药膳烹饪大赛在在磐安县“浙八味”特产市场成功举办，省政协副主席黄旭明、中国中药协会执行副会长王瑛、中国烹饪协会副会长边疆、省农业厅副厅长王建跃等领导出席开幕式。

9月21—25日，第五届中药材基地共建共享交流大会暨2017国际中药健康产业（成都）博览会在成都召开。协会组织浙江英特集团股份有限公司等40余家中药知名企业、生产基地和淳安县、磐安县、开化县等道地中药材产区参会，开化县、磐安县政府负责人参加了第三届道地药材县长论坛并作报告，省协会被授予首批全国中药材基地共建共享联盟省级联络站，何伯伟秘书长任浙江联络站主任。

9月25日，省农业厅林健东厅长亲自为首席专家颁发聘书，省协会秘书长何伯伟被评为浙江省农业厅中药材领域首席专家。

10月16日，杭州师范大学医学院谢恬博士申报的“浙产中药材资源开发与应用浙江省工程实验室”被认定为省级工程实验室。

10月25日，食品药品监管总局办公厅公开征求《中药材生产质量管理规范（修订稿）》意见。

11月12—13日，“天地良药万里行——浙江站”首站活动在磐安成功举办，原国家中医药管理局副局长李大宁到会指导，磐安县创新的“互联网＋道地中药材＋基地农户”的中药农业发展新模式得到与会代表肯定。

11月13日，浙江省质量技术监督局下发了《关于下达2017年标准化战略重大试点项目和省级标准化试点项目的通知》，由省协会组织申报的“铁皮石斛全产业链标准化生产示范”项目被列入省级标准化试点项目。

11月19日，第三届中国（杭州）铁皮石斛西湖论坛在杭州成功举办，第十届全国政协副主席李蒙到会指导，会上成立了杭州铁皮石斛研究院。

11月22—24日，第二届中国·千岛湖中药材产业发展暨临岐中药名镇携同推进高峰论坛在淳安成功举办，活动以“康美千岛湖中药富民路”为主题。浙西唯一的地产药材交易平台——千岛湖369地产药材市场也正式启用，省农产品行业协会联席会议秘书处秘书长王良仟到会指导。

11月27日，省经信委、省卫生计生委（省中医药管理局）、省农业厅等7部门联合发出“关于开展“新浙八味”遴选工作的通知”。

11月30日，衢江区中药材产业协会成立。

12月4日，由浙商总会主办的2017健康大会在杭州召开，全国人大常委会副委员长陈竺，世界卫生组织第七任总干事陈冯富珍，浙江省人大常委会党组书记、副主任王辉忠出席并讲话，大会现场，陈竺、陈冯富珍、王辉忠和浙商总会会长马云共同宣布，由31位大健康领域专家组成的大会智库成立。

12月13日，浙江省副省长孙景淼赴淳安县调研农业产业发展、农业园区建设、中药材产业等“三农”工作。

12月19日，全省中药材产业基地（县、乡）及道地优质中药材示范基地评定会在杭州召开，省农业厅副厅长王建跃、省农产品行业协会联席会议秘书处秘书长王良仟到会指导。通过评定，磐安县等8家单位为“浙江省中药材产业基地（县、乡）”，杭州三叶青农业科技有限公司等30家生产基地为“浙江省道地优质中药材示范基地”。

12月21日，柯城区中药材产业协会成立。

12月26日，磐安县中药材产业全产业链被获认定为2017年全省示范性全产业链。

12月28日，磐安县中药材获认定2017年度浙江省专业商标品牌基地。

2018年

1月1日，健康养生产业发展论坛在杭州召开，何伯伟秘书长提出打造“丽水康养”品牌建设。

1月4日，国家卫生计生委食品司发出征求意见，拟将我省作为铁皮石斛食药物质进行试生产的省份，试生产期为2年。

1月18日，省协会团体标准《浙贝母主要病虫害防治用药建议》发布，作为浙贝母生产者自律和协会会员自律规范的参考，是协会发布的第一个团体标准。

1月22日，中药材共建共享联盟在河南焦作召开“实现中药材无硫加工、无黄曲霉毒素、无高毒农药及全程可追溯，迎接新时代GAP推进会”。联盟主席任德权出席大会并提出“实现中药材‘三无一全’，是新时代的新要求”。

1月26日，生命信息资源药物研发座谈会在省食品药品检验研究院召开，GAPA会长、中国药科大学教授周荣汉作主旨发言。

2月1日，原国家食品药品监督管理局副局长任德权一行莅临英特集团开展中医药产业发展情况专题调研并进行座谈。

2月23日，省经信委、省卫生计生委（省中医药管理局）、省农业厅等部门联合公布“铁皮石斛、衢枳壳、乌药、三叶青、覆盆子、前胡、灵芝、西红花”为“新浙八味”中药材培育品种。

2月25日，国家中药材产业技术体系2017年度工作会议在北京召开。

3月14日，温岭市农林局、市科技局组织对浙江豆豆宝中药研究有限公司三叶青示范基地进行测产，三年生本地种（当地俗称小尖叶三叶青）产量达531.25千克/亩。

3月20—21日，根及根茎类药材品种创制技术高峰论坛、浙江省建立浙贝母产销共享平台启动会在宁波举办，浙江省科技厅党组成员曹新安副厅长到会指导。

3月29—30日，省协会四届三次理事会在江山市召开，全国中药材基地共建共享联盟主席任德权，省农产品行业协会联席会议秘书处秘书长王良仟，浙江省政协民宗委主任、浙江省药学会理事长朱志泉等应邀到会指导，会上对江山市等8个获得“浙江省中药材产业基地（县、乡）”的单位进行了授牌，吸纳新会员13家，增补理事16位，选举何伯伟秘书长兼任协会常务副会长。

3月30日，浙江农业信贷担保公司和省中药材产业协会签订战略合作协议，这是首次和省级产业协会的合作服务，公司将在规范化基地建设、全产业链提升、设施设备更新、科技创新、三产功能拓展等五个领域助推全省中药材产业提升和转型升级发展。

同日，浙江省中药材产业发展对接会在江山市召开，全省从事生产管理、科研院校、企业家80余人参加了会议。

4月23日，浙江省中药材产业技术团队项目中期总结会商会在杭州召开。

5月4—6日，中国中药协会灵芝专业委员会成立大会暨国际灵芝研究学会学术年会、灵芝产业发展论坛在浙江武义寿仙谷药业盛大召开，专委会聘请吉林农业大学李玉院士为顾问、北京大学林志彬教授为名誉主任委员，选举北京大学杨宝学教授担任专委会主任委员，寿仙谷药业担任常务副主任委员单位。

5月7日，省农业厅王建跃副厅长带队赴淳安调研中药材产业，和省人大代表陈汉康提出的《关于要求加大对淳安中药材产业发展扶持力度的建议》进行了面商，考察指导了淳安县临岐镇创建浙江省首批（中药材特色农业强镇）工作。

5月9日，省协会在杭州召开浙江省中药材产业基地（县、乡）评定会，认定江山市为“浙江葛根之乡”、武义县为“浙江省中药材产业基地”、淳安县临岐镇为“浙江覆盆子之乡”“浙江白花前胡之乡”。

5月11日，中国·千岛湖第二届中药材交易博览会暨第四届覆盆子节在淳安临岐镇李时珍广场成功举办，中国中药协会执行副会长王瑛、杭州市人大常委会主任于跃敏、浙江省政协民宗委主任朱志泉、浙江省农业厅副巡视员徐建华等领导出席开幕式。

同日，浙江省中药产业发展暨"新浙八味"培育工作推进会在淳安县召开，浙江省经信委副书记、副主任徐焕明、浙江省农业厅副巡视员徐建华等到会指导并讲话。

5月14日，中药材基地共建共享联盟秘书处扩大工作会议在北京召开。

5月15日，省人大常委会主任车俊在淳安参加接待人大代表活动日，省农业厅林健东厅长参加，由农业厅独办的《关于要求加大对淳安中药材产业发展扶持力度的建议》得到肯定。

5月18日，淳安县临岐镇党委镇政府向省协会赠送锦旗，感谢省协会对临岐中药材产业发展的大力支持。

5月31日，省协会专家委员会成立，110位国内和全省行业知名专家入选首批专家智库。

6月6日，第四届中国森山文化节在义乌开幕，以"中国森山铁皮石斛地理公园"为主体的森山健康小镇农业平台也在文化节上精彩亮相。

6月11日，省协会会长李明焱被聘为浙江省人民政府参事，袁家军省长亲自颁发证书。

6月19日，省协会以通讯形式召开四届二次会员代表大会，审议修改协会《章程》。

6月21日，国家卫计委新食品原料目录新增铁皮石斛花、铁皮石斛叶，这是省中药材产业协会牵头联合申报的成果。

6月28日，第三届中国建德西红花种球销售节在建德举办，对今年"种球王"（单个种球98.8克）、"花丝王"（单朵花丝达7根）、"产重王"（十个种球总重量最大）等进行了颁奖。

7月13日，省协会四届四次理事会在杭州召开，选举浙江英特医药药材有限公司董事长吴华庆为协会秘书长（兼法人代表），省协会脱钩工作顺利开展。

6月25日至7月6日，省协会联合浙江大学农技推广中心在杭州举办了"全省道地中药材提升发展培训班"（两期），来自全省130位中药材行业的新型职业农民参加了培训。

7月25—29日，省协会组织16名企业家、专家，由何伯伟副会长带队赴四川成都市、松潘县、若尔盖县、红原县等地进行考察交流，积极助力四川阿坝地区中药材产业扶贫工作。

8月8日，省种植业局何伯伟研究员主持实施的2018年省重点研发计划项目“浙产特色药材质量安全控制技术研究与示范”（计划编号2018C02034）通过省科技厅组织的中期检查。

8月10—12日，省协会组织相关企业家、专家等18人赴龙泉开展中药材产业调研，围绕助推中药材产业发展、创建中药材特色小镇等，在龙泉市政府召开了对接会。

8月21—22日，磐安新渥省级中药材特色农业强镇通过省级验收。

8月27日，“衢六味”中药材品种公布，分别是衢枳壳、白及、陈皮、猴头菇、白花蛇舌草、黄精。

8月28日，省协会组织申报的《铁皮石斛生产技术规程》系列标准项目，李明焱会长、何伯伟副会长参加由省评委会主任王文序副省长召集的评委会评审组会议现场答辩会，获2018年浙江省标准创新贡献奖优秀贡献奖授奖名单（公示中）。

同日，淳安临岐省级中药材特色农业强镇通过省级验收。

8月30日，农业农村部首次在兰州市组织召开了全国中药材生产形势分析会，会议提出中药材产业发展要重点推进“八化”建设，即法制化、道地化、良种化、生态化、机械化、信息化、品牌化、集约化。据会议不完全统计，2017年，全国中药材面积6 799.2万亩，总产量1 850.3万吨，产值3 563.3亿元。预计2018年我国中药材种植规模仍将保持较快增长，同比增长10%以上。

9月4日，浙江省农业厅印发《浙江省种植业“五园创建”实施方案》，提出“道地药园”创建方案和要求。

9月5日，浙江省卫生计生委关于公开征求2018年食品安全地方标准立项计划（征求意见稿）意见的函，铁皮石斛花、铁皮石斛叶列入计划，省协会将组织联合制定。

9月6日，浙江省农业厅印发《浙江省2018年农业重大技术协同推广计划试点实施方案》，中药材主要开展浙贝母、前胡、三叶青、杭白菊、灵芝等全链条式的技术研究、集成创新和提升技术水平。

9月13日，第三届2018健康文化大会暨中医药、民族医药科普创新论坛在北京举行。省协会副会长、会议特邀嘉宾何伯伟研究员作了“浙江省保护和发展道地药材举措和成效”专题报告，何伯伟同志获得中国民族医药学会授予的“科普贡献奖”。

9月14日，省协会组织召开制定《中华中医药学会团体标准》工作会议。由省协会承担的14个浙产道地药材系列团体标准列入了《中华中医药学会团体标准》总录。

9月18日，省协会和磐安县政府联合举办了“浙江道地药材保护和发展研讨会”，省农业厅中药材首席专家何伯伟研究员和省协会会长李明焱分别主持了工作交流会和专家报告会，工作交流会上，磐安县、丽水市、淳安县、乐清市农业局代表分别作了工作交流。专家报告会上，王文全研究员、吕圭源教授、龙兴超首席战略官、何伯伟研究员等分别作了专题辅导报告，指导全行业提升业务水平和综合服务能力。

9月19日，第十二届中国·磐安中药材博览会在磐安江南药镇萧统文化广场盛大开幕。本届药博会以“振兴中药产业、弘扬中药文化”为主题，中国中药协会会长房书亭、浙江省农业厅副厅长王建跃等领导出席并现场授牌，本届药博会共签订33个项目，其中战略合作项目6个，正式投资项目21个，投资额达83.79亿元，达成投资意向项目6个，签约额达76亿元。

9月30日，浙江寿仙谷医药股份有限公司主要起草的《破壁灵芝孢子粉》“浙江制造”团体标准正式发布。该标准规定了破壁灵芝孢子粉的术语和定义、基本要求、技术要求、检验方法、检验规则、标志、包装、运输、贮存、质量承诺与服务，适用于以去壁技术生产的破壁灵芝孢子粉全产业链的保健食品生产、质量控制。

10月21—25日，省协会组织参加第24届中国义乌国际小商品（标准）博览会，在浙江标准主题展区设立了“浙江铁皮石斛标准化精品区”，接待了来自美国、巴基斯坦、孟加拉等一批批国外客商咨询和洽谈。省政府副省长王文序等领导莅临展区考察指导。

10月22日，2018年浙江省标准创新贡献奖颁奖大会在杭州举行，省政府王文序副省长、国家市场监督管理总局陈钢党组成员等领导出席并讲话，由省农业厅中药材首席专家何伯伟研究员和浙江寿仙谷医药股份有限公司董事长李明焱研究员领衔、省协会主导制定的《铁皮石斛生产技术规程》系列标准项目荣获优秀贡献奖。

11月27日，浙江省食品安全地方标准《铁皮石斛花》、《铁皮石斛叶》项目制定启动会在杭州召开。

12月17日，浙江省农业农村厅公布了2018年度种植业“五园创建”省级示范基地名单，浙江寿仙谷医药股份有限公司等15家创建主体被评定为

“道地药园”。

12月18日，农业农村部、国家药品监督管理局、国家中医药管理局印发《全国道地药材生产基地建设规划（2018—2025年）》。

整理：何伯伟　马　蕾　徐丹彬